T0280975

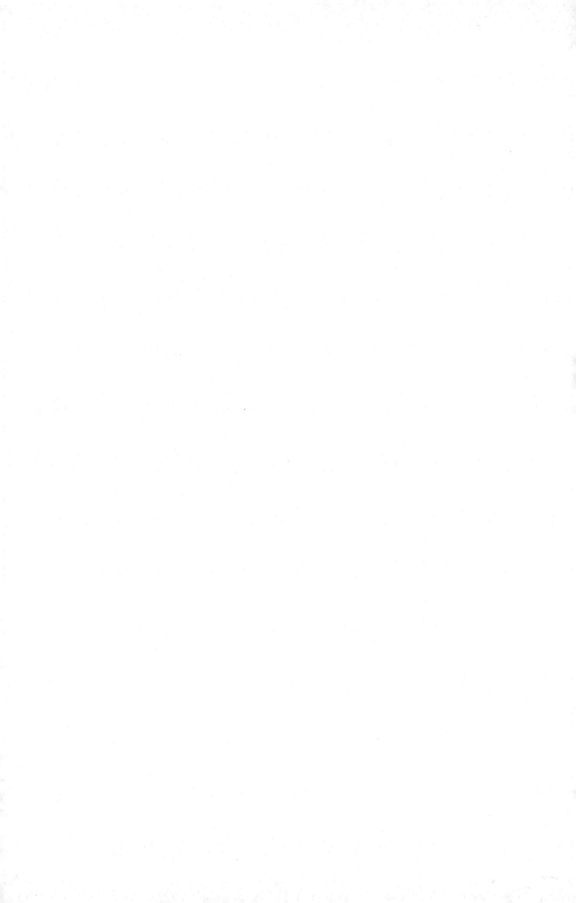

K. Niemier

W. Seidel

(Hrsg.)

Funktionelle Schmerztherapie des Bewegungssystems

2. Auflage

Kay Niemier
Wolfram Seidel
(Hrsg.)

Funktionelle Schmerztherapie des Bewegungssystems

2. aktualisierte und erweiterte Auflage

Mit 108 Abbildungen

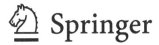

Dr. Kay Niemier
Chefarzt
Klinik für Manuelle Therapie
Ostenallee 83
59071 Hamm

Dr. Wolfram Seidel
Chefarzt
Klinik für Manuelle Medizin
Sana Kliniken Sommerfeld
Waldhausstraße
16766 Kremmen

ISBN   978-3-642-20575-0   2. Auflage Springer-Verlag Berlin Heidelberg New York
ISBN   978-3-540-88798-0   1. Auflage Springer-Verlag Berlin Heidelberg New York

Bibliografische Information der Deutschen Nationalbibliothek
Die Deutsche Nationalbibliothek verzeichnet diese Publikation in der Deutschen Nationalbibliografie;
detaillierte bibliografische Daten sind im Internet über http://dnb.d-nb.de abrufbar.

Springer Medizin
Springer-Verlag GmbH
ein Unternehmen von Springer Science+Business Media
springer.de

Planung: Dr. Anna Krätz, Heidelberg
Projektmanagement: Eva Schoeler, Heidelberg
Copy-Editing: Michaela Mallwitz, Tairnbach
Satz: Crest Premedia Solutions (P) Ltd., Pune, India

SPIN: 80061191

Gedruckt auf säurefreiem Papier   2122 – 5 4 3 2 1 0

Vorwort

Seit der 1. Auflage dieses Buches 2009 hat sich in der Diagnostik und Therapie von Schmerzerkrankungen des Bewegungssystems einiges getan. Dies und das Interesse, welches die »Funktionelle Schmerztherapie« hervorrief, hat uns bewogen, schon nach 2 Jahren eine neue überarbeitete Auflage des Buches herauszubringen.

An gesundheitspolitischer Bedeutung haben die Schmerzerkrankungen in dieser Zeit nichts eingebüßt. Die Prävalenz allein chronischer Rückenschmerzen wird zwischen 5 und 15% angegeben. Der Anteil der Rückenschmerzen an den krankheitsbedingten Ausfallzeiten liegt in Deutschland bei 11,3% mit einer durchschnittlichen Ausfallzeit von 20 Tagen pro Fall. Rund 18% der Patienten erleiden innerhalb eines Jahres ein Schmerzrezidiv. Die Ausfallzeit beim Schmerzrezidiv erhöht sich auf durchschnittlich 37 Tage pro Fall, und nach einem Jahr sind noch ca. 7% der Patienten arbeitsunfähig.

Grundsätzliche Entwicklungen vom rein biologistischen/biomechanischen Verständnis von Schmerzerkrankungen des Bewegungssystems hin zu einem biopsychosozialen Ansatz sind zwar allgemein anerkannt, spiegeln sich jedoch nicht in der alltäglichen Versorgungspraxis wider. Beispielhaft sei nur die deutliche Zunahme an Wirbelsäulenoperationen in den letzten Jahren erwähnt [http://www.gbe-bund.de/].

Funktionsstörungen des Bewegungssystems spielen nach unserer Auffassung eine zentrale Rolle in der Entstehung und Chronifizierung von Schmerzsyndromen. Grundlegende Funktionsstörungen wie z. B. die mangelnde Stabilisation von Haltung und Bewegung führen zu regelmäßigen Schmerzrezidiven und letztendlich zur Schmerzchronifizierung. Morphologische Veränderungen, aber auch psychische Belastungen machen sich körperlich durch schmerzhafte Funktionsstörungen (z. B. erhöhter Muskeltonus, Triggerpunkte) und/oder vegetative (autonome) Fehlregulationen (z. B. erhöhte Schmerzempfindlichkeit, Schlafstörungen) bemerkbar. Eine genaue interdisziplinäre und multimodale Diagnostik kann die Puzzleteile zusammenfügen und die Grundlage für ein gezieltes Therapieprogramm bilden.

Der Schwerpunkt dieses Buches liegt in der Beschreibung von grundlegenden funktionellen Pathomechanismen bei Schmerzerkrankungen des Bewegungssystems und der sich hieraus ergebenen Differenzialdiagnostik und funktionellen Therapie. Die Einordnung der Funktionsbehandlung in eine schmerzmedizinische Gesamtstrategie und deren Umsetzung im klinischen Alltag werden dargestellt. Das Buch soll ärztlichen Kollegen helfen, funktionelle Behandlungsmethoden (z. B. Physiotherapie) gezielt zu verschreiben und zusammen mit ihren Patienten Wege aus der Schmerzfalle zu finden.

Wir möchten uns bei den Mitautoren und dem Verlag, insbesondere bei Frau Krätz für ihre Unterstützung und engagierte Arbeit bedanken. Ohne sie wäre dieses Buch nie entstanden.

An dieser Stelle auch herzlichen Dank an die aktuellen und ehemaligen Kollegen und Mitarbeitern der Klinik für Manuelle Medizin der Sana Kliniken Sommerfeld und der Klinik für Manuelle Therapie in Hamm, der Deutschen Gesellschaft für Manuelle Medizin (DGMM) und der Arbeitsgemeinschaft nichtoperativ orthopädisch-manualmedizinischer

Akutkrankenhäuser (ANOA). Ohne den regelmäßigen Austausch, die Anpassung und Weiterentwicklung von Konzepten und Ideen über viele Jahre wäre die Einbeziehung funktioneller Aspekte in moderne schmerzmedizinische Konzepte nicht möglich gewesen.

Ein weiterer Dank noch an unsere Leserschaft, deren Anregungen Eingang in die Überarbeitung gefunden haben.

Kay Niemier, Wolfram Seidel
Hamm, Kremmen, im August 2011

Inhaltsverzeichnis

II   Diagnostik

III   Therapieverfahren und Praxis

VI Versorgungsstrategie

VII Abrechnungswesen

Autorenverzeichnis

Amelung, Peter, Dr.
Sana Kliniken Sommerfeld
Waldhausstr.
16766 Kremmen

Brenke, Rainer, PD Dr.
Akut-Abteilung Naturheil-
verfahren,
Hufeland-Klinik
Taunusallee 5
56130 Bad Ems

**Casser, Hans-Raimund,
Prof. Dr.**
DRK Schmerz-Zentrum
Mainz
Auf der Steig 16
55131 Mainz

Dries, Joachim
DRK Schmerz-Zentrum
Mainz
Auf der Steig 16
55131 Mainz

Emmerich, Jan, Dr.
Rheumaklinik Berlin-Buch
Karower Str. 11, Haus 201
13125 Berlin

Hamilton, Christine
Anna-Rosenthal Weg 41
91052 Erlangen

Harke, Gabriele, Dr.
Ueckermünder Str. 3
10439 Berlin

Hoffmann, Peter, Dr.
FA Anästhesie,
MEMOMED E.V.
Schlüterstrasse 75
20175 Hamburg

Kwiet, Ariane, Dr.
Zentrum für Muskel- und
Knochenforschung,
Charité – Universitätsme-
dizin Berlin Campus
Benjamin Franklin
Minerallabor
Hindenburgdamm 30
12200 Berlin

Liefring, Volker, Dr.
Rehabilitationsklinik für
Orthopädie
und Pneumologie
Waldhausstr.
16766 Kremmen

Niemier, Kay, Dr.
Klinik für Manuelle
Therapie
Ostenallee 83
59071 Hamm

Pioch, Erdmute, Dr.
MVZ Ärztehaus Friedrichs-
hain
Landsberger Allee 44
10249 Berlin

Ritz, Wolfgang, Dipl.psych.
Klinik für Manuelle
Medizin, Sana Kliniken
Sommerfeld
Waldhausstr.
16766 Kremmen

Seeger, Dagmar
Schmerzambulanz/BE
Physiotherapie,
Universitätsklinik der
Georg-August-Universität
Robert-Koch-Str. 40
37075 Göttingen

Seidel, Wolfram, Dr.
Klinik für Manuelle
Medizin,
Sana Kliniken Sommerfeld
Waldhausstr.
16766 Kremmen

**Steinmetz, Anke, Dr., Dipl.
Mus.**
Klinik für Manuelle
Medizin,
Sana Kliniken Sommerfeld
Waldhausstr.
16766 Kremmen

Aspekte der Schmerzentstehung und Chronifizierung

Funktionelle Einflussfaktoren

Kay Niemier und Wolfram Seidel

»Schmerz ist ein unangenehmes Sinnes- und Gefühlserlebnis, das mit aktueller oder potentieller Gewebeschädigung verknüpft ist oder mit Begriffen einer solchen Schädigung beschrieben wird.« [10]

Diese Definition beinhaltet unterschiedlichste Schmerzursachen von morphologischen Schäden bis zum psychosomatisch bedingten Schmerzerleben, von akut bis chronisch. Nicht enthalten sind die Störungen der muskuloskelettalen oder vegetativen Funktionen als Schmerzursache. Im Folgenden werden diese als Hauptangriffspunkt der funktionellen Schmerztherapie besonders behandelt.

Schmerzen erfüllen eine wichtige Schutzfunktion für das Leben. Sie sind Warnung vor Schädigung oder potentiellen Schäden und führen zur Schonung und Entlastung der betroffenen Strukturen. Chronische Schmerzen haben diesen Warncharakter oft verloren. Es treten Veränderungen in der Schmerzrezeption, Weiterleitung und Verarbeitung auf. Dabei ist nicht allein die Zeitdauer eines Schmerzreizes entscheidend. So können Patienten mit lange bestehenden Schmerzen, z. B. aufgrund einer Koxarthrose nach einer Hüftgelenkersatzoperation, komplett schmerzfrei sein, während andere Patienten innerhalb kürzester Zeit ein chronisches Schmerzsyndrom entwickeln. Bestimmte Schmerzsyndrome wie z. B. Rückenschmerzen chronifizieren häufiger als andere. Als Risikofaktoren für die Entwicklung chronischer Schmerzen gelten psychosoziale Einflüsse, kulturelle Besonderheiten und Funktionsstörungen des Bewegungssystems. Strukturveränderungen des Skeletts sind bei Patienten mit chronischen Schmerzen des Bewegungssystems häufig. Ihr Einfluss auf die Schmerzchronifizierung ist jedoch unklar. Wie sich die verschiedenen Faktoren auf die Entwicklung von chronischen Schmerzen genau auswirken, ist bisher nicht untersucht.

Bei Rückenschmerzen hat sich die Einteilung in spezifische und unspezifische Rückenschmerzen etabliert. Spezifische Rückenschmerzen haben eine eindeutig dem Schmerzsyndrom zuordenbare Pathomorphologie (z. B. ein Radikulärsyndrom mit passendem Bandscheibenvorfall). Dies betrifft ca. 5–10% der Patienten. Alle anderen Rückenschmerzen werden als unspezifisch bezeichnet. Diese zeichnen sich durch das Ineinandergreifen

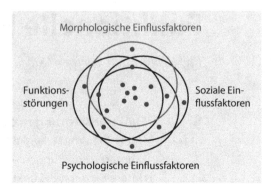

◘ Abb. 1.1.   Schematische Darstellung der verschiedenen Einflussfaktoren auf die Schmerzentwicklung. Die Punkte stellen Patienten dar, die den einzelnen Einflussfaktoren unterschiedlich ausgesetzt sind

verschiedener Einflussfaktoren aus (◘ Abb. 1.1). So können psychosoziale, funktionelle bzw. pathomorphologische Einflüsse dominieren oder einen jeweils ähnlichen Einfluss auf die Entwicklung und den Erhalt eines Schmerzsyndroms haben. Die Herausarbeitung des Einflusses der einzelnen Faktoren auf ein individuelles Schmerzsyndrom ist die Aufgabe der interdisziplinären multimodalen Diagnostik.

Bei der Beurteilung und Behandlung von funktionellen Einflussfaktoren können sekundäre schmerzhafte Funktionsstörungen von primären grundlegenden Störungen unterschieden werden (◘ Abb. 1.2).

Sekundäre Funktionsstörungen sind z. B. Triggerpunkte, Muskelverspannungen oder segmentale Dysfunktionen. Sie sind oft für den aktuellen Schmerz verantwortlich und lassen sich in der Regel gut beeinflussen. Grundlegende Funktionsstörungen wie z. B. eine mangelnde Stabilisation von Haltung und Bewegung oder Koordinationsstörungen sind ursächlich für die Entstehung schmerzhafter Funktionsstörung und langfristig auch für degenerative Veränderungen. Bei Nichtbeachtung der grundlegenden Pathologien kann es zu regelmäßigen Schmerzrezidiven und zur Schmerzchronifizierung kommen.

Funktionsstörungen haben in unserem Verständnis eine gleichberechtigte Bedeutung für die Entstehung und Chronifizierung von Schmerzerkrankungen des Bewegungssystems wie morphologische und psychosoziale Einflussfaktoren (◘ Abb. 1.1).

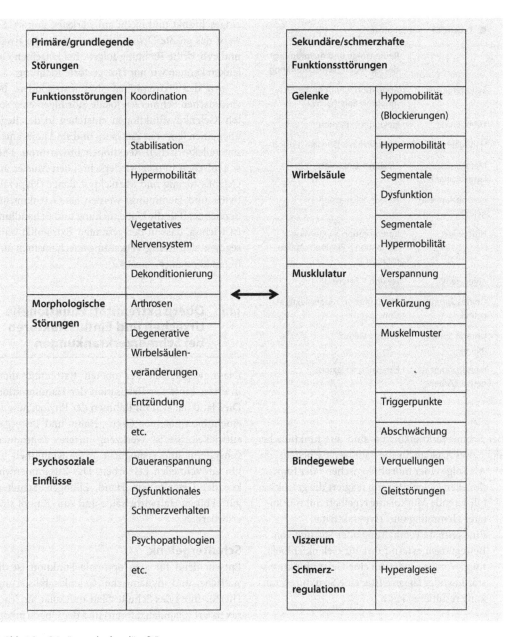

Primäre/grundlegende Störungen				Sekundäre/schmerzhafte Funktionsttörungen	
Funktionsstörungen	Koordination			Gelenke	Hypomobilität (Blockierungen)
	Stabilisation				Hypermobilität
	Hypermobilität			Wirbelsäule	Segmentale Dysfunktion
	Vegetatives Nervensystem				Segmentale Hypermobilität
	Dekonditionierung	←→		Musklulatur	Verspannung
Morphologische Störungen	Arthrosen				Verkürzung
	Degenerative Wirbelsäulen- veränderungen				Muskelmuster
	Entzündung				Triggerpunkte
	etc.				Abschwächung
Psychosoziale Einflüsse	Daueranspannung			Bindegewebe	Verquellungen
	Dysfunktionales Schmerzverhalten				Gleitstörungen
	Psychopathologien			Viszerum	
	etc.			Schmerz- regulationn	Hyperalgesie

☐ **Abb. 1.2.** Primäre und sekundäre Störungen

1.1 Funktionsstörungen der Gelenke

Als Modell für die funktionelle Betrachtung der peripheren Gelenke lässt sich der Begriff des Arthrons [73] gut nutzen. Die Funktionseinheit besteht aus:

— Anatomischer Gelenkstruktur
— Das Gelenk aktiv bewegende und stabilisierende Muskulatur
— Steuerung der Motorik durch das Zentralnervensystem

◻ Tabelle 1.1 Kapselmuster

	Reihenfolge und Ausprägung der Bewegungseinschränkung
Schultergelenk	Abduktion > Außenrotation > Innenrotation (nach [2])
Ellbogen	Flexion > Extension
Handgelenk	Volarflexion > Dorsalextension
Metakarpopha-langealgelenk	Flexion > Extension
Interphalangeal-gelenk	Flexion > Extension
Hüftgelenk	Innenrotation > Extension > Abduktion > Flexion > Außen-rotation
Kniegelenk	Flexion > Extension
Oberes Sprung-gelenk	Plantarflexion > Dorsalexten-sion
Unteres Sprung-gelenk	Varus > Valgus
Interphalangeal-gelenk (Zehen)	Extension > Flexion

Bei Schmerzerkrankungen sind aus funktioneller Sicht zwei Aspekte für die Pathogenese bedeutsam:

— Als Folge einer morphologischen oder funktionellen Gelenkstörung reagiert die gelenkstabilisierende Muskulatur regelhaft mit muskulärer Hemmung und Hyperaktivität.

— Eine primäre Fehlhaltung oder Störung von Bewegungsmustern führt zur Gelenkfehlbelastung, woraus wiederum eine Gelenkfunktionsstörung oder längerfristig eine Strukturerkrankung resultieren kann.

Für die Befunderhebung und gezielte Behandlung ist die Differenzierung der Gelenkstörung von Störungen der umliegenden Strukturen erforderlich. Gelenkfunktions- oder Strukturschädigungen gehen mit einer Beweglichkeitseinschränkung des betroffenen Gelenkes im sog. Kapselmuster einher. Cyriax hat 1975 die Kapselmuster als Bewegungsdefizite eines Gelenkes in bestimmter Bewegungsrichtungsreihenfolge beschrieben (◻ Tab. 1.1). Immer ist die gleiche Bewegungsrichtung zuerst

eingeschränkt und bleibt am stärksten gestört. Sie weist das größte Defizit auf, auch wenn die zweite und evtl. dritte Richtung folgen. Bei einzelnen Gelenken kennen wir nur eine gestörte Richtung.

An den Extremitäten sind insbesondere bei chronischen Schmerzen lokale Störungen eher selten. Gelenkdysfunktionen entstehen in der Regel über einen längeren Zeitraum und sind kombiniert mit reflektorischen Reaktionen im Arthron. Diese typischen immer wiederkehrenden Muster aus Gelenksstörung und Muskeldysbalance (Hyperaktivität und Hemmung) werden als Gelenkmuster bezeichnet. Für die Untersuchung und Behandlung ist wichtig, dass in der gesamten Extremität ohne segmentalen Bezug Verkettungsmechanismen auftreten können (▶ Kap. 1.4.2).

1.1.1 Obere Extremität: Funktionelle Ursachen und Einflussfaktoren bei Schmerzerkrankungen

Die Beweglichkeit der oberen Extremität dient in erster Linie der Realisation der Handfunktion. Die Hand hat sich im Rahmen der Phylogenese zu einem multipotenten Greif-, Halte- und Tastorgan entwickelt. Sie ist Werkzeug unseres Zentralnervensystems und ermöglicht grobe Kraftarbeit bis hin zur schnellen Feinarbeit. Das Zusammenwirken der Gelenke von Hand, Ellbogen, Schultergürtel bis zu Halswirbelsäule und zum Rumpf sind erforderlich.

Schultergelenk

Entscheidend für eine optimale Funktion ist die statische und dynamische Gelenkstabilisierung. Hierfür muss das Schulterblatt muskulär am Thorax fixiert (Slapulafixatoren) und der Oberarmkopf in der relativ kleinen Pfanne stabil zentriert werden (Rotatorenmanschette). Wie beim oberen gekreuzten Syndrom nach Janda beschrieben (▶ Kap. 1.4.3) sind die Skapulafixatoren häufig gehemmt bzw. abgeschwächt. Ihre Antagonisten oder kompensatorisch wirkende Muskeln führen zur Protraktion des Schultergelenkes mit Skapula und zur Kranialisierung des Humeruskopfes.

Folgen sind:
- Muskuläre Überlastung (M. trapezius, Mm. pectorales, M. levator scapulae, M. scaleni)
- Fehlbelastung von Gelenkstrukturen einschließlich Gelenkkapsel und Bursae
- Fehlbelastung im Bereich der Halswirbelsäule

Typische klinische Bilder sind die Bursitis subacromialis, die Tendopathie der Supraspinatussehne und zervikale Schmerzsyndrome.

Obere Thoraxapertur

Ein häufiges klinisches Problem stellen die Engpasssyndrome der oberen Thoraxapertur dar. Unter dem Thoracic-throughlet-Syndrom werden alle funktionell bedingten Kompressionssyndrome an der oberen Thoraxapertur zusammengefasst:
- Skalenus anterior-Syndrom
  Die Enge zwischen M. scalenus anterior, der ersten Rippe und der Klavicula führt zur Kompression der V. subclavia und der Lymphgefäße. Ursachen sind Verspannungen/Verkürzungen der Mm. scaleni. Als Folge wird vom Patienten eine diffuse Handschwellung angegeben.

> Eine Halsrippe ist selten die Ursache für das Skalenus-anterior-Syndrom, weniger als 5% der Menschen weisen diese Strukturvariante auf.

- Skalenuslückensyndrom
  - Die Tonuserhöhung im M. scalenus kann zur Kompression der A. subclavia und des Armplexus führen. Der Patient gibt eine pseudoradikuläre Schmerzausstrahlung und Parästhesien bis in die Hand reichend an.
- Kostoklavikuläres Syndrom bzw. Pektoralisminor-Syndrom
  - Die Enge zwischen Klavikula und 1. Rippe bzw. M. pectoralis minor, M. subclavius und Klavikula führt zur Kompression von A. und V. subclavia und des Armplexus. Der Patient empfindet neben dem pseudoradikulären Schmerz Parästhesien und eine diffuse Handschwellung.

Die funktionellen Kompressionssyndrome sind sehr häufig. Sie treten insbesondere in Kombination mit Störungen der Wirbelsäulenstabilisation, z. B. beim Rundrücken, schlaffer Sitzhaltung bei Schreibtischtätigkeit oder der Kopfvorhalte (▶ Kap. 1.5) auf.

Ellbogen

Funktionsstörungen der Ellbogenregion treten im Zusammenhang mit Verkettungen und bei Strukturerkrankungen des Ellbogens auf. Die Schmerzen sind meist durch Muskelbefunde bedingt oder werden aus Halswirbelsäule, Schulter oder Handgelenk übertragen (»referred pain«, ▶ Kap. 1.4.1). Eine über längere Zeit bestehende Überbeanspruchung der Finger- und Handbeuger ist Ursache für Ansatztendinosen (Epikondylalgie humeri ulnaris). Kompensatorisch kommt es oft zur vermehrten Aktivierung von Finger- und Handstrecker mit Triggerpunkten und einem Reizzustand am Ansatz der Strecker (Epikondylalgie humeri radialis). Gekoppelt an die muskulären Störungen sind Einschränkungen der Gelenkbeweglichkeit zwischen Radius und Ulna. Über diesen Mechanismus werden Fehlbelastungen auf das Handgelenk übertragen und ein schmerzhafter Processus styloideus radii sowie Tendovaginitiden können die Folge sein.

Hand

Schmerzen im Bereich der Hand sind meist Folge von Über- bzw. Fehlbelastung z. B. bei lang anhaltender statischer Arbeit oder einseitigen automatisierten Bewegungsabläufen (»repetitive strain injury«).

Ein typisches Beispiel für die pathogenetische Bedeutung von Funktionsstörungen in der Entstehung einer Erkrankung ist das Karpaltunnelsyndrom. Die Anpassung an Belastungen wie der Bewegung des Handgelenks ist bei Funktionsstörungen der Handknöchelchen im Karpaltunnel nicht gegeben. Es kann eine Reizung (Nozizeption) und später Nervenkompression mit neurologischer Defizitsymptomatik entstehen. Die Behandlung der Funktionsstörungen ist in der Frühphase kausal, in der Spätphase eine Möglichkeit Kompensation zu erreichen und in der postoperativen Nachbehandlung Rezidivprophylaxe.

1

1.1.2 Untere Extremität: Funktionelle Ursachen und Einflussfaktoren bei Schmerzerkrankungen

Hüftgelenk

Besonderheiten des Hüftgelenkes sind die Fähigkeit zur Extension über 0 Grad hinaus (M. glutaeus maximus), die hohe Bedeutung der Abduktoren (M. glutaeus medius und minimus) für den sicheren Einbeinstand und die hohe Störanfälligkeit von Hüftbeugern, Adduktoren und Glutäalmuskulatur bei Fehl- und Überbelastung sowie bei Schmerzen aus der gesamten Beckenregion und dem Abdomen.

Bewegungsstörungen des Hüftgelenks sind mit einem typischem Gelenkmuster (Hüftmuster) verbunden:

- Gelenk: typische Kapselmuster (◘ Tab. 1.1), gestörtes Gelenkspiel (► Kap. 11)
- Muskulatur
  - Hemmung, Abschwächung der Mm. glutaeus maximus und glutaeus medius
  - Verspannung/Verkürzung der Mm. iliopsoas, tensor fasciae latae, piriformis, rectus femoris, biceps femoris und der Adduktoren
  - Triggerpunkte können in der gesamten Hüftmuskulatur gefunden werden

Kniegelenk

Die Bewegungsabläufe im Knie werden durch mehrere Gelenkanteile umgesetzt (femorotibial, femoropatellar und tibiofibular). Die Inkongruenz des eigentlichen Kniegelenkes wird durch Menisci ausgeglichen. Die Gelenkstabilisierung ist nur durch eine ausreichende Koordination der gelenkstabilisierenden Muskulatur (M. quadriceps femoris, ischiocrurale Muskulatur, M. tensor fasciae latae) und zusätzlich passiv über die Kollateralbänder und Kreuzbänder möglich. Eine gute Stabilität wird durch die normal verlaufende Beinachse vom Hüftkopf zum Sprunggelenk durch die Eminentia intercondylaris angezeigt (im Stand). Eine Abweichung in Richtung Varisierung (O-Bein) zeugt von einem übermäßig aktiven Vastus medialis (z. B. Fußballspieler), während die Valgisierung (X-Bein) meist Hinweis für eher geringe Stabilität des Kniegelenkes ist.

Das typische Kniegelenksmuster beinhaltet:

- Gelenk: Kapselmuster (◘ Tab. 1.1), gestörtes Gelenkspiel (► Kap. 11), Frühzeichen einer Störung ist die vermehrte Spannung bei der passiven Extension (insbesondere am Ende der Bewegung)
- Muskulatur
  - Hemmung, Abschwächung des M. quadriceps caput vastus medialis
  - Verspannungen und verminderter Dehnfähigkeit der Mm. vastus lateralis, popliteus, rectus femoris, ischiocrural und insbesondere biceps femoris
  - Triggerpunkte können in der gesamten Kniemuskulatur gefunden werden

Fehlstellungen der Kniescheibe im Sinne einer Lateralisierung und Kranialisierung sind Folge der Hemmung des Vastus medialis und Verspannung/Verkürzung M. rectus femoris.

Fuß- und Sprunggelenk

In der Entwicklung des zweibeinigen Ganges passte sich der Fuß den Aufgaben die Körperlast zu tragen, Stöße abzufedern und das harmonische Gehen zu ermöglichen an. Funktionell entscheidend ist, dass die Gewölbekonstruktion des Fußskelettes muskulär stabilisiert wird. Die normale Gelenk- und Muskelfunktion des Fußes ist Voraussetzung für die Sicherung der aufrechten Haltung und Stabilisierung der unteren Extremität, der Lenden-Becken-Region und des Rumpfes. Dies ist durch eine sehr hohe Dichte von propriozeptiven, exterozeptiven und nozizeptiven Rezeptoren gewährleistet.

Das Längsgewölbe wird gesichert durch:

- M. tibialis anterior et posterior
- M. soleus
- M. flexor digitorum und hallucis longus
- M. extensor hallucis longus
- Plantare Bänder, Plantaraponeurose, u. a. mit M. quadratus plantae

Der häufige Senk- und Knickfuß ist durch Hemmung und Abschwächung dieser Muskelgruppen bedingt.

Das Quergewölbe wird gesichert durch:

- M. peroneus longus
- M. tibialis posterior
- M. adductor hallucis
- Plantar und quer verlaufende Bänder

Eine Insuffizienz dieser Muskeln führt zum Spreizfuß und ist die funktionelle Ursache des Hallux valgus. Der M. abductor hallucis verlagert sich im Verhältnis zur Abduktionsachse nach lateral und wird
dadurch zum Adduktor. Die Flexoren- und Exten-
sorensehnen verlegen sich ebenfalls nach lateral
und unterstützen damit die laterale Abweichung.

Muskel- und Gelenkfunktionsstörungen ein-
schließlich der Störung der propriozeptiven Funk-
tion des Fußes führen zu:
- Lokalen Schmerzbefunden: plantarer/dorsaler
  Fersenschmerz, Achillessehnenschmerz
- Verkettung von muskulären und gelenkigen
  Funktionsstörungen
- Störung der Stabilisation (▶ Kap. 1.5)

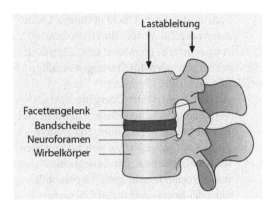

☐ **Abb. 1.3.** Lastableitung im Wirbelsegment

1.2 Funktionsstörungen der Wirbelsäule

Die Wirbelsäule ist segmental aus den einzelnen
Wirbeln, verbunden durch Bänder, Zwischenwirbelgelenke und Bandscheiben, aufgebaut. Die
Lastableitung erfolgt ventral über die Wirbelkörper und die Bandscheiben und dorsal über die
Zwischenwirbelgelenke. Funktionelle und degenerative Veränderungen der Wirbelsäule finden
sich deshalb besonders häufig in diesen Strukturen
(☐ Abb. 1.3). Funktionsstörungen der Wirbelsäule
sind besonders häufig. Dies liegt an den konträren
Aufgaben wie dem Schutz der nervalen Strukturen des Rückenmarkes bei gleichzeitiger Ermög-
lichung maximaler Beweglichkeit. Zusätzlich ist
die Wirbelsäule die zentrale Bewegungsachse und
das Verbindungsglied zwischen den Extremitäten.
Klinisch zeigen sich Funktionsstörungen durch
segmentale Bewegungseinschränkungen mit kompensatorischen Hypermobilitäten in Nachbarsegmenten sowie Schmerzen. Besonders häufig finden
sich Funktionsstörungen in den Schlüsselregionen.
Diese Regionen sind aufgrund ihrer Funktion oder
anatomischen Lage besonders vulnerabel und bedürfen in der Diagnostik und Therapie besondere
Aufmerksamkeit.

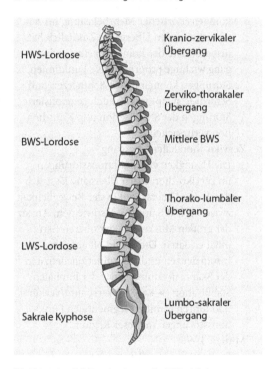

☐ **Abb. 1.4.** Schlüsselregionen der Wirbelsäule

1.2.1 Schlüsselregionen (☐ Abb. 1.4)

- Orofasziale System
  - Das orofasziale System besteht aus den
    Kiefergelenken und der Kaumuskulatur. Es
    steht in enger Beziehung zur HWS, insbe-
    sondere zum kranio-zervikalen Übergang.
    Störungen können sich daher über die
    Kopfgelenke generalisieren. Das orofasziale

System ist aufgrund nicht optimaler Okklusionen der Zähne oder durch psychische Anspannungen (verbissen sein, Zähneknirschen) besonders für Störungen anfällig.

- Kranio-zervikaler Übergang
  - Als kranio-zervikaler Übergang wird die Verbindung zwischen Hinterhauptbein und Halswirbelsäule bezeichnet. Der relative große Kopf balanciert auf den zarten ersten beiden Halswirbeln. Die Beweglichkeit dieser Region ist sehr groß. Hypomobilitäten des kranio-zervikalen Übergangs führen insbesondere zur Einschränkung der Rotation der Halswirbelsäule mit kompensatorischer Mehrbelastung im zerviko-thorakalen Übergang. Zusätzlich hat insbesondere der kranio-zervikale Übergang wichtige propriozeptive Funktionen. Störungen können neben Schmerzen und Schwindelsymptomatik auch generalisierte Störungen der Stabilisation und Koordination verursachen.
- Zerviko-thorakaler Übergang
  - Die Häufigkeit von Funktionsstörungen im zerviko-thorakalen Übergang lässt sich durch den Unterschied in der Beweglichkeit zwischen HWS und BWS sowie dem Ansatz der großen Muskulatur der oberen Extremität erklären. Diese sind oft aufgrund von Insuffizienzen und Koordinationsdefiziten der Skapulafixatoren sowie der lumbalen Stabilisation (▶ Kap. 1.5) verspannt/verkürzt und führen somit zu segmentalen Funktionsstörungen in dieser Region.
- Mittlere BWS
  - Im Bereich des 5. Brustwirbels liegt der Gipfel der thorakalen Kyphose. Hier ist aufgrund des Überganges von der lumbalen zur zervikalen Rückenstreckmuskulatur ein muskulärer Schwachpunkt. Eine Fixierung der mittleren Brustwirbelsäule führt zur Überlastung der unteren Halswirbelsäule insbesondere der Segmente C5–C7 mit häufigen sekundären Bandscheibenschäden.
- Thorako-lumbaler Übergang
  - Der obere Gelenkfortsatz des 12. Brustwirbels hat die gleiche Form wie die der anderen Brustwirbel, während der untere die Charakteristik der Lendenwirbelsäule

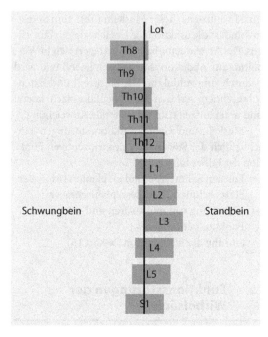

☐ **Abb. 1.5.**   Verhalten der Wirbelsäule beim Gehen

zeigt. Hier findet der Wechsel der Hauptbewegungsrichtung von Rotation (BWS) zur Flexion-Extension (LWS) statt. Im thorakolumbalen Übergang liegt auch der Neutralpunkt der normalen Seitwärtsschwingung der Wirbelsäule beim Gang (☐ Abb. 1.5). Gangasymmetrien führen hier zu Funktionsstörungen.

- Lumbo-sakraler Übergang
  - In diesem Bereich trifft die bewegliche Lendenwirbelsäule auf das nicht bewegliche Os sacrum. Die mechanische Belastung ist aufgrund der zu tragenden Gesamtlast groß. Die Last wird über die Sakroiliakalgelenke (SIG) auf die untere Extremität abgeleitet.

1.2.2   Wirbelsäulenstatik

Ursachen einer alterierten Wirbelsäulenstatik sind:
- Eine insuffiziente Wirbelsäulenstabilisation (▶ Kap. 1.5)
- Schiefebenen (Beckenschiefstand bei Beinlängendifferenz oder einer Beckenverwringung (▶ Kap. 1.3)

— Muskuläre Dysbalancen (z. B. juvenile Skoliosen)
— Anatomische Fehlbildungen (z. B. Wirbelfehlbildungen)
— Erworbene Fehlbildungen (z. B. Wirbelkörperfrakturen)
— Schmerzen (z. B. Ischiasskoliose)

Um statische Belastungen optimal kompensieren zu können, sollten obere und untere Wirbel senkrecht übereinander liegen. Abweichungen aus diesem Gleichgewicht müssen durch Muskelaktivität kompensiert werden (◘ Abb. 1.6).
— Statik in der Frontalebene (◘ Abb. 1.7)
  — Die Frontalebene ist im Vergleich zur Saggitalebene stabiler. Im Idealfall stehen die Wirbelsäule und das Becken gerade. In den meisten Fällen gibt es z. B. aufgrund asymmetrischer Belastung (z. B. Mehrbelastung des bevorzugten Standbeins) leichte Seitenasymmetrien mit einer Schiefebene im Beckenbereich. Kompensierte Asymmetrien sind charakterisiert durch:
    – Seitabweichung des Beckens und der Lendenwirbelsäule zur höheren Beckenseite
    – Rotation der Lendenwirbelseite in Richtung der Seitabweichung
    – 12. Brustwirbel steht senkrecht über dem Promontorium
    – Leichte Gegenschwingung in der BWS
Schiefebenen mit nichtkompensierten Seitenasymmetrien bedürfen eines Ausgleiches (z. B. Absatzerhöhung). Nach dem Ausgleich sollte die Statik kompensiert sein.

❯ **Schiefebenen sollten bei nicht kompensierter Wirbelsäulenreaktion ausgeglichen werden.**

— Statik in der Saggitalebene
  Die Saggitalebene der Wirbelsäule ist durch die typischen Schwingungen gekennzeichnet (◘ Abb. 1.4). Diese sind Ausdruck einer feinen muskulären Abstimmung. Die Winkelgrade der einzelnen Schwingungen spielen dabei eine untergeordnete Rolle. Entscheidend ist die Relation der Schwingungen in den einzel-

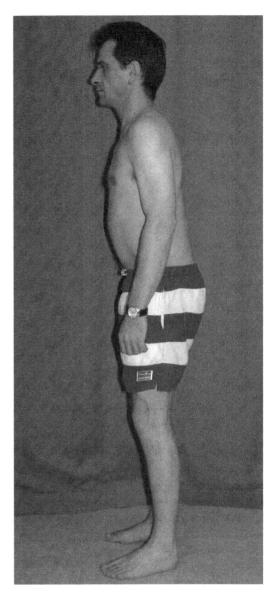

◘ **Abb. 1.6.** Statische Abweichung der Wirbelsäule, hier am Beispiel der Vorhaltung, Patient in der Saggitalebene deutlich aus dem Lot

nen Wirbelsäulenabschnitten. Wichtige Parameter für eine gute Statik in der Saggitalebene sind (◘ Abb. 1.8):
— Kopflot:
  Lot gefällt vom äußeren Gehörgang fällt auf das Os navikulare (klinische Untersuchung)

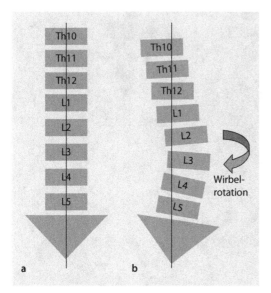

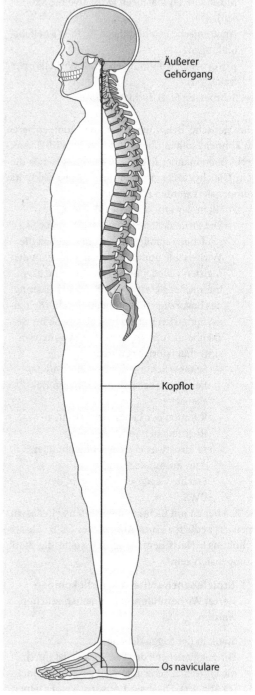

◨ **Abb. 1.7.** Wirbelsäule in der Frontalebene; **a**. ohne
Beckenschiefstand; **b**. mit statisch gut kompensiertem
Beckenschiefstand

— Der thorako-lumbale Übergang liegt dorsal
  vom lumbo-sakralen Übergang (Röntgendiagnostik, LWS im Stand)

Abweichungen nach ventral werden nach Lewit als
Vorhaltung bezeichnet (◨ Abb. 1.6). Funktionell
finden sich Verspannung sowie Triggerpunkte der
kurzen Nackenstrecker, des Rectus abdominis, der
Glutäalmuskulatur, des Biceps femoris, der Fuß-
muskulatur, Blockierungen der Fibula und der
Fußknöchelchen. Abweichungen nach dorsal haben nach Lewit ihre Ursache in funktionellen Dysbalancen der Beckenmuskulatur.

Typische Abweichung aus der normalen Statik
in der Saggitalebene sind die flache Wirbelsäule
und die lumbale bzw. die lumbosakrale Hyperlordose. Flache Wirbelsäulen sind beweglicher und
instabiler, während ausgeprägte Schwingungen die
Beweglichkeit vermindern und die Stabilität erhöhen (◨ Abb. 1.9). Hyperlordosen führen zur lumba-
len/lumbosakralen Überlastungen mit sekundären
degenerativen Veränderungen (Zwischenwirbelgelenke, Bandscheiben). Weiterhin finden sich aufgrund der kompensatorischen Schwingungen der
BWS und HWS generalisierte Funktionsstörungen.

◨ **Abb. 1.8.** Wirbelsäulenstatik in der Saggitalebene

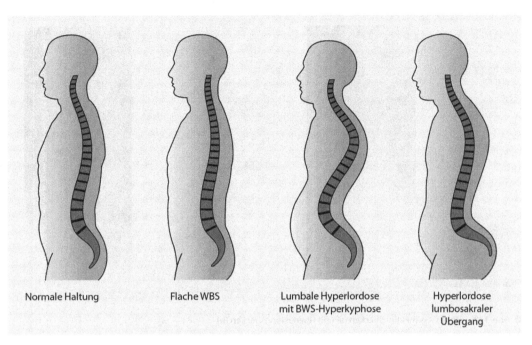

| Normale Haltung | Flache WBS | Lumbale Hyperlordose mit BWS-Hyperkyphose | Hyperlordose lumbosakraler Übergang |

◘ Abb. 1.9. Typische Abweichungen aus der normalen Wirbelsäulenstatik

> ❯ Ursächlich für Veränderungen der Statik ist meist eine mangelnde Stabilisation der Wirbelsäule mit sekundären muskulären Dysbalancen. Neben der Behandlung der muskulären Dysbalancen sollte ein Trainingsprogramm zur Verbesserung der Stabilisation und Koordination begonnen werden (Behandlung der grundlegenden Funktionsstörung ▶ Kap. 15.1 und ▶ Kap. 21).

1.3 Funktionsstörungen des Beckens und der Sakroiliakalgelenke (SIG)

1.3.1 Becken

Das Becken ist ein aus drei Knochen zusammengefügter Ring, der in einer Gewölbekonstruktion die Last von der Wirbelsäule auf die untere Extremität überträgt. Die Knochen sind gelenkig in der Schambeinfuge und in den SIG verbunden. Muskeln und Bänder gewährleisten unter physiologischen Bedingungen die Stabilität des Beckens. Funktionell bilden Wirbelsäule und Becken eine

Einheit. Die Beckenstellung ist entscheidend für die gesamte Körperstatik. Schiefstellungen in der Frontalebene (◘ Abb. 1.7) wurden in ▶ Kap. 1.2.2 beschrieben. In der saggitalen Ebene werden in Abhängigkeit vom Neigungswinkel des Beckens nach Gutmann in 3 Typen unterschieden:

- Das hohe Assimilationsbecken ist durch ein steil gestelltes Kreuzbein gekennzeichnet. Es geht mit einer steil gestellten Wirbelsäule und einer Neigung zur Instabilität einher (◘ Abb. 1.10a).
- Das Überlastungsbecken ist durch ein nahezu horizontal gestelltes Kreuzbein gekennzeichnet. Im lumbosakralen Übergang findet sich eine kurzstreckige Hyperlordose mit Überlastung der unteren LWS-Segmente (◘ Abb. 1.10b).
- Normalbecken.

Eine Besonderheit ist die sog. Beckenverwringung, bei der durch eine muskuläre Dysbalance die Beckenknocken ineinander verdreht sind. Häufige Ursachen sind Funktionsstörungen der Kopfgelenke, des thorakolumbalen oder des lumbosakralen Überganges.

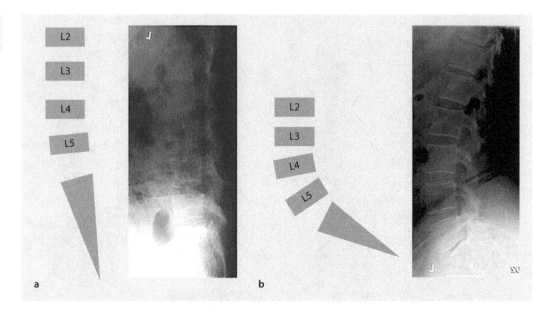

◘ Abb. 1.10.   Hohes Assimilationsbecken (**a**) und Überlastungsbecken (**b**)

1.3.2   Sakroiliakalgelenke

Die SIG verbinden das Kreuzbein mit den Darmbeinen. Sie sind echte Synovialgelenke mit einer nur geringen Beweglichkeit (Rotation um das Darmbein mit einer Achse in Höhe S2). Funktionell leiten sie die Last auf die untere Extremität ab und haben dabei eine Stoßdämpferfunktion. Funktionsstörungen der SIG sind häufig und meist Folge von anderen Funktionsstörungen insbesondere der unteren Extremität oder der Stabilisation.

> ❯ Rezidive nach Therapie der SIG sind häufig. Die Behandlung der Primärpathologie ist entscheidend für den langfristigen Erfolg.

1.4   Funktionsstörung der Muskulatur

Der menschliche Körper besitzt 696 Muskeln, die rund 40% unseres Körpergewichtes ausmachen [1]. Somit ist die Muskulatur gewichtmäßig das größte Organ des menschlichen Körpers und als Motor von (willkürlichen) Bewegungen besonders anfällig für Funktionsstörungen.

Die Nozizeption erfolgt über freie Nervenendigungen in den Wänden der Arteriolen und im Bindegewebe. Die Nozizeptoren sind sensibel gegenüber chemischen Reizen, Druck und Ischämie. Bei Ischämien werden Adenosin, Laktat und Kalium freigesetzt. Diese Stoffe führen zu einer Sensibilisierung der Nozizeptoren in der Muskulatur [3].

In verspannter Muskulatur kommt es aufgrund eines erhöhten intramuskulären Drucks insbesondere bei Steigerung des Sauerstoffbedarfs (Kontraktion) zu einer Minderdurchblutung und damit zu Schmerzen. Neben der verspannten/verkürzten Muskulatur sind insbesondere Triggerpunkte als muskuläre Schmerzauslöser bekannt. In Triggerpunkten finden sich eine ausgeprägte zentrale Hypoxie [4], erniedrigte pH-Werte und eine Erhöhung von Entzündungsmediatoren [5].

Ein typisches Phänomen bei muskulären Schmerzen ist der weitergeleitete Schmerz (»referred pain«). Als »referred pain« [3] werden Schmerzphänomene entfernt von der schmerzauslösenden Störung beschrieben. Fortgeleiteter Schmerz und auslösende Störung liegen nicht zwangsläufig im selben Rückenmarksegment. Charakteristisch ist ein tief sitzender Schmerz, der erst mit Verzögerung auftritt. Häufig finden sich im Bereich des »referred pain« keine Pathologien, obwohl sekundäre Funktionsstörungen möglich sind. Periphere Nervenblockaden im Bereich des »referred pain« haben keine oder nur eine geringe Wirkung. Ursächlich für dieses Phänomen ist eine Aktivierung sog. inaktiver Synapsen auf Rückenmarkebene durch einen dauerhaften nozizeptiven Einstrom aus Nachbarsegmenten [6]. Die Behandlung der Primärstörung löscht auch den »referred pain«.

⊕ **Die Interpretation von Ergebnissen diagnostischer Blockaden ist durch den »referred pain« eingeschränkt.**

1.4.1 Muskuläre Dysfunktionen

Ursachen für Dysfunktionen der Muskulatur sind:
- Koordinationsstörung
- Insuffizienz der Stabilisation von WBS und Gelenken
- Kompensationsmechanismen
- Zwangshaltungen (▸ Kap. 4)
- Monoton wiederholte Bewegungen (»repetitive strain injury«, ▸ Kap. 3.2)
- Ungewohnt schwere Tätigkeiten
- Muskuläre Dauerspannung bei psychischer Anspannung (▸ Kap. 3.1)

Die Muskulatur reagiert zusätzlich auf Pathologien [6] in anderen Strukturen wie Gelenken, inneren Organen und Knochen. Diese sekundären Funktionsstörungen rezidivieren nach Behandlungen und zeigen nicht die typischen Muster.

⊕ **Rezidivierende Funktionsstörungen, insbesondere wenn keine typischen Muster vorliegen, bedürfen einer weiteren diagnostischen Abklärung.**

Muskuläre Dysfunktionen sind:
- Nicht ausreichend verlängerbare Muskulatur
- Abgeschwächte oder gehemmte Muskulatur
- Triggerpunkte

Nicht ausreichend verlängerbare Muskulatur

Grundvoraussetzung für eine physiologische Gelenks- und Wirbelsäulenbeweglichkeit ist neben der Intaktheit der Gelenke/Wirbelsäulensegmente auch die ausreichende Verlängerbarkeit der Muskulatur. Unterschieden werden die verspannte und die verkürzte Muskulatur sowie die Muskelkontraktur. Während die Muskelkontraktur (◘ Abb. 1.11d) ein struktureller Schaden und weitgehend irreversibel ist, stellen die Muskelverspannung und Verkürzung Funktionsstörungen dar und können mit funktionellen Behandlungen aufgelöst werden.

- Die Muskelverspannung (◘ Abb. 1.11b) ist durch die nicht komplette Trennung von Aktin- und Myosinfilamenten nach einer Muskelkontraktion gekennzeichnet. Die Muskelverspannung kann durch eine Muskelrelaxationstechnik z. B. die postisometrische Relaxation (PIR-Technik, ▸ Kap. 5.3.1) gelöst werden.
- Bei der Muskelverkürzung (◘ Abb. 1.11c) treten zusätzlich zur inkompletten Lösung der Aktin- und Myosinfilamente Bindegewebsbrücken auf. Eine Muskelrelaxationstechnik führt nicht zur Auflösung der Muskelverkürzung. Muskelverkürzungen werden durch Dehnungsbehandlungen therapiert.

⊗ **Die Muskelrelaxation dient der Behandlung von Muskelverspannungen und zur Differentialdiagnostik zwischen Verkürzung und Verspannung.**

Abgeschwächte Muskulatur

Ursächlich für Abschwächungen von Muskulatur können neben strukturellen Schäden wie Nerven- oder Muskelpathologien auch Funktionsstörungen sein. Die Unterscheidung ist für das Therapiekonzept von Bedeutung.

Funktionelle Ursachen für eine abgeschwächte Muskulatur sind:
- Nicht optimale Überlappung der Aktin-Myosin-Filamente
  - Nicht ausreichend verlängerbare Muskulatur
  - Überdehnte Muskulatur
- Hemmung durch
  - Schmerz
  - Nicht ausreichende Verlängerbarkeit des/der Antagonisten
  - Triggerpunkte

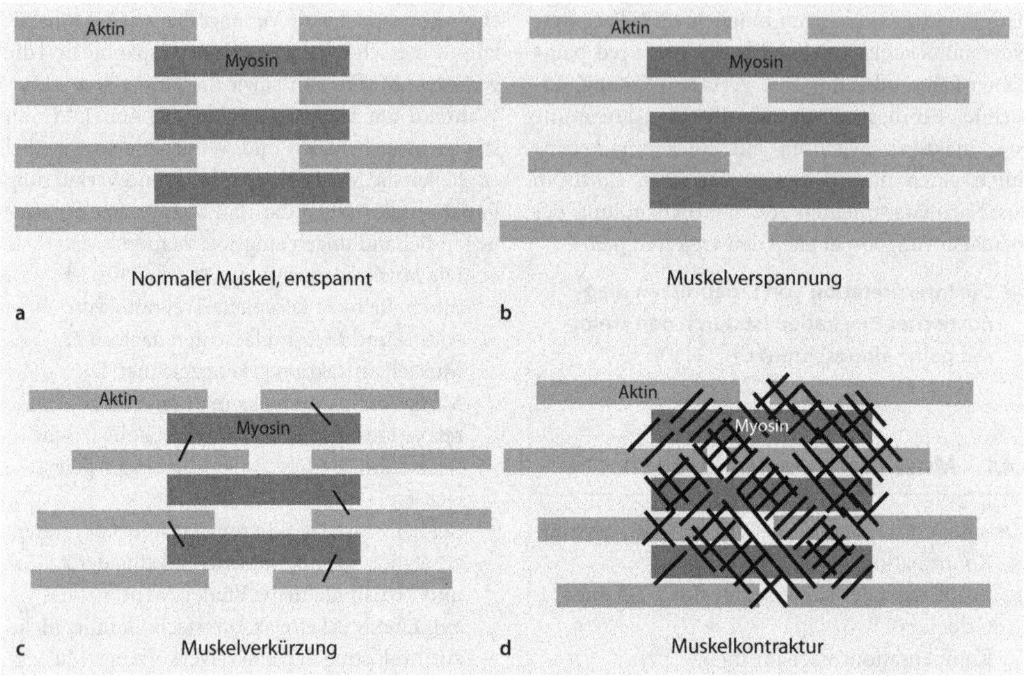

Abb. 1.11a–d. Muskelfasern in entspanntem Zustand: **a.** normaler Muskel, **b.** verspannter Muskel, **c.** verkürzter Muskel, **d.** Muskelkontraktur (schwarze Linien entsprechen Bindegewebsbrücken)

- Dekonditionierung
  - Muskulatur nicht im Bewegungsmuster (Koordination) integriert
  - Mangelndes Training, Disuse
  - Ruhigstellung der Muskulatur

> **Nach Behandlung der funktionellen Ursache der Muskelabschwächung ist häufig eine normale Kraftentfaltung möglich. Bei veränderten Bewegungsmustern (▶ Kap. 1.5.3) ist die Korrektur der Bewegungsmuster wichtiger als ein isoliertes Krafttraining.**

Die Muskelkraft wird nach Janda in 6 Stufen unterteilt (Tab. 1.2, [7]). Abschwächungen der Stufe 3 und 4 können eine funktionelle Ursache haben. Grundsätzlich sollte insbesondere bei stärkeren Abschwächungen und frustranen funktionellen Behandlungsversuchen nach strukturellen Ursachen gesucht werden.

Triggerpunkte

Triggerpunkte sind gut lokalisierbare Schmerzpunkte innerhalb einer verspannten Muskelfaser. Sie sind häufig und können in jedem Muskel und Alter auftreten. Bei jüngeren Patienten steht der Schmerz, bei älteren Patienten die Bewegungseinschränkung im Mittelpunkt. Aktive Triggerpunkte sind durch einen Spontanschmerz definiert, während latente Triggerpunkte nicht spontan schmerzhaft sind. Durch Palpation kann jedoch der typische Schmerz inklusive der Schmerzausstrahlung ausgelöst werden [8]. Triggerpunkte persistieren oft nach aktiven Schmerzphasen und können bei entsprechenden Auslösern reaktiviert werden.

Die Diagnostikkriterien für Triggerpunkte sind:

- Gut lokalisierbarer und palpierbarer Schmerzpunkt
- Palpierbare verspannte Muskelfaser in welcher der Triggerpunkt liegt (»taut band«)
- Bei Palpation des Triggerpunktes kommt es zu einer sichtbaren oder palpablen Kontraktion der betroffenen Muskelfasern (»twich responce«)
- Charakteristische Schmerzausstrahlung (»referred pain«)

Kraftstufe	Bezeichnung	Ungefähre prozentuale Muskelkraft [%]	Definition
5	Normale Muskelkraft	100	Bewegung gegen kräftigen Widerstand möglich
4	Gute Muskelkraft	75	Bewegung gegen mäßigen Widerstand möglich
3	Schwache Muskelkraft	50	Bewegung gegen Gravitation möglich
2	Sehr schwache Muskelkraft	25	Bewegung nur unter Ausschaltung der Gravitation möglich
1	Spur Muskelkraft	10	Muskelanspannung möglich, aktive Bewegungen nicht möglich
0	Keine Muskelaktivität	0	Keine Kontraktion sichtbar

◘ Tabelle 1.2 Kraftstufen nach Janda

1.4.2 Muskelmuster und Verkettungsreaktionen

Die Betrachtung von muskulären Einzelpathologien reicht für eine funktionelle Analyse und Therapie nicht aus. Innerhalb von unterschiedlichen Bewegungsabläufen sind einzelne Muskeln zum Teil agonistisch, synergistisch als auch antagonistisch tätig. Nach Janda werden die an einem Bewegungsablauf beteiligten Muskeln wie folgt unterschieden [7]:

- Hauptmuskel/n (Agonist): Muskeln welche eine Bewegung hauptsächlich ausführen
- Hilfsmuskeln (Synergist): unterstützen Hauptmuskeln und können die Hauptmuskulatur teilweise ersetzen
- Antagonisten: Gegenspieler der Agonisten
- Stabilisationsmuskeln: Bewegungsstabilisation
- Neutralisationsmuskel: hebt die potentielle zweite Bewegungsrichtung des Hauptmuskels auf

Störungen der Muskulatur sind selten singulär, sondern treten in typischen Mustern auf. Die Kenntnis dieser stetig wiederkehrenden Muskelmuster und Verkettungsreaktionen vereinfacht die funktionelle Diagnostik, da nicht jeder der 696 Einzelmuskeln untersucht werden muss.

> **▶** Funktionelle Störungen treten häufig in den Funktionsketten auf. Die stetig wiederkehrenden Befundmuster vereinfachen die funktionelle Diagnostik.

Muskelmuster

Muskulatur wird nach ihrer vorwiegenden Aufgabe in phasische und tonische Muskeln unterschieden. Während die phasische Muskulatur vorwiegend stabilisierende, Muskelausdauer erfordernde Aufgaben hat, ist die tonische Muskulatur vorwiegend für die Bewegungsausführung verantwortlich. Phasische Muskeln neigen zur Abschwächung und tonische Muskeln zur Verspannung (◘ Tab. 1.3).

Aus diesem Verhalten ergeben sich typische, diagnostisch gut nutzbare Muskelmuster. Janda hat die nach ihm benannten gekreuzten Syndrome beschrieben [5]. Diese stellen im engeren Sinn keine Syndrome, sondern Muskelmuster dar.

- Oberes gekreuztes Syndrom nach Janda (◘ Tab. 1.4, ◘ Abb. 1.12)
  Das obere gekreuzte Syndrom ist gekennzeichnet durch eine Kopfvorhalte, Schulterprotraktion und häufig eine Hyperkyphose der Brustwirbelsäule.

> **▶** Beim oberen gekreuzten Syndrom dominieren sekundäre Funktionsstörungen im Hals-Nacken-Bereich und damit Schmerz-

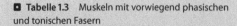

Tabelle 1.3 Muskeln mit vorwiegend phasischen und tonischen Fasern

Tonische Muskeln	Phasische Muskeln
M. trapezius pars descendens	M. trapezius pars ascendens
M. levator scapulae	M. serratus anterior
Mm. pectoralis major et minor	Mm. rhomboidei
Oberflächlicher Rückenstrecker	Schräge und quere Bauchmuskulatur
M. quadratus lumborum	Glutäalmuskulatur
M. iliopsoas	M. vastus medialis
M. tensor fascia lata	
Oberschenkeladduktoren	
Ischiokrurale Muskulatur	
M. rectus femoris	
M. gastrocnemius, M. soleus	

syndrome der Halswirbelsäule, der oberen Extremität und des Kopfes. Durch Störungen der Kopfgelenke kann es zu vertebragenem Schwindel kommen.

— Unteres gekreuztes Syndrom 1 nach Janda (◘ Abb. 1.12)
  — Das untere gekreuzte Syndrom 1 ist gekennzeichnet durch eine lumbale Hyperlordose. Es bestehen muskulär Dysbalancen zwischen lumbalem M. errector spinae (nicht ausreichend verlängerbar) und abgeschwächter Bauchmuskulatur (Transversus abdominis)
— Unteres gekreuztes Syndrom 2 nach Janda (◘ Abb. 1.13)
  — Das untere gekreuzte Syndrom 2 ist gekennzeichnet durch eine lumbosakrale Hyperlordose. Es bestehen muskuläre Dysbalancen zwischen Hüftbeugern (nicht ausreichend verlängerbar) und Glutäalmuskulatur (abgeschwächt)

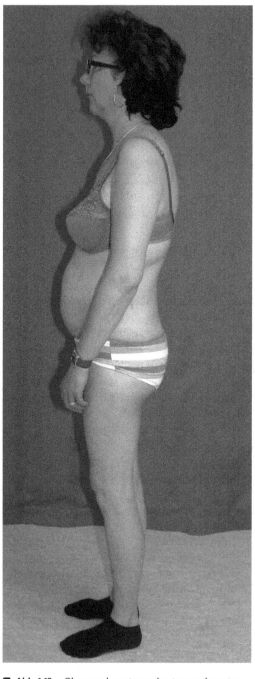

◘ Abb. 1.12. Oberes gekreuztes und unteres gekreuztes Syndrom 1 bei einer Patientin mit einem generalisierten Schmerzsyndrom

Tabelle 1.4 Muskuläre Dysbalance beim oberen gekreuzten Syndrom nach Janda	
Nicht ausreichend verlängerungsfähige Muskulatur	**Abgeschwächte Muskulatur**
M. levator scapulae	Mm. rhomboidei
Mm. pectoralis major und minor	Mm. rhomboidei
Nackenstrecker	Tiefe Halsbeuger

> Die unteren gekreuzten Syndrome gehen mit Funktionsstörungen und Schmerzen im Bereich der Lendenwirbelsäule, des lumbosakralen Übergangs und des Beckens einher. Aufgrund der statischen Veränderungen finden sich häufig generalisierte Funktionsbefunde.

Stetig wiederkehrende Befundmuster finden sich auch bei Gelenkproblemen (▶ Kap. 1.1 und 15.2).

Verkettungsreaktionen

Komplexe Störungsmuster finden sich nicht nur zwischen tonischer und phasischer Muskulatur, sondern auch innerhalb der an einer Bewegung beteiligten Muskulatur (Bewegungskette). Meist ist eine Vielzahl der am Bewegungsablauf beteiligten Muskulatur betroffen. Neben den muskulären Störungen treten innerhalb der Verkettungsmuster auch Funktionsstörungen der Gelenke und des Bindegewebes auf. Zur optimalen Therapieplanung ist es entscheidend die Primärpathologie zu behandeln. Diese ist nach Lewit [9] häufig die am weitesten distal liegende Störung. Nach Behandlung der Primärstörung weist die Analyse der Koordination und Stabilisation den Weg zur weiteren krankengymnastischen Therapie.

◻ Tab. 1.5 zeigt häufige Verkettungsmuster. Die Liste der Befunde ist nicht vollständig und es liegen nicht immer alle Störungen innerhalb einer Kette vor [9].

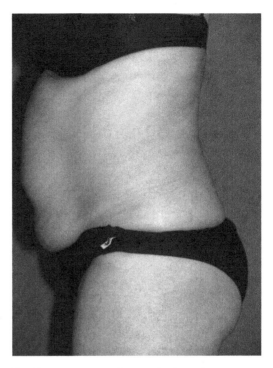

◻ **Abb. 1.13.**   Unteres gekreuztes Syndrom 2 bei einer Patientin mit Facettensyndrom im lumbosakralen Übergang

1.5   Funktionsstörung der Stabilisation und Koordination

Das Bewegungssystem ist ständig unterschiedlichsten Beanspruchungen ausgesetzt. Neben Belastungen wie dem Tragen von Lasten, ist insbesondere die aufrechte Haltung des Menschen eine Herausforderung an das Bewegungssystem. Die notwendige Stabilität wird durch die Muskulatur gewährleistet, wobei eine bewegungsrichtungsunabhängige (Tiefenstabilisation) und eine bewegungsrichtungsabhängige Stabilisierung unterschieden wird. Nach Lewit [9] ist die Tiefenstabilisation ein System eingelenkiger Muskeln, welche die Stabilität der Wirbelsäulensegmente, des Schulterblattes und der Fußknochen absichert. Die richtungsabhängige Stabilisierung erfolgt über die oberflächliche Muskulatur. Im Gegensatz zur Tiefenstabilisation werden die oberflächlichen Muskeln nur zur Neutralisation von Bewegungen entgegen ihrer eigenen Bewegungsrichtung aktiviert.

Neben der Muskulatur spielen »passive Strukturen« wie Bänder, Gelenke, Kapseln und Sehnen

◘ Tabelle 1.5   Verkettungsreaktionen nach Lewit

Gestörte Funktionsbewegung	Funktionsstörungen der Muskulatur (nicht ausreichend verlängerungsfähig, TRP)	Funktionsstörungen der Gelenke (Hypomobilitäten)	Funktionsstörungen des Bindegewebes (Insertionstendopathien, Druckpunkte)
Dorsale Kette Bein			
Gangstörung (Beinstreckung)	– Fußmuskulatur plantar – Wadenmuskulatur – Ischiokrurale Muskulatur – Gesäßmuskulatur – Rückenstrecker – Untere LWS	– Kleine Fußgelenke – Sprunggelenk – Fibulaköpfchen – Ileosakralgelenk – Untere LWS	– Fersensporn – Achillodynie – Tuber ossis isschii (Schmerz beim Sitzen) – Trochanter major
Ventrale Kette Bein			
Gangstörung (Beinbeugung)	– Zehen- und Fußheber – Hüftbeuger – Hüftadduktoren – M. rectus abdominis – M. errector spinae (thorakolumbaler Übergang)	– Knie – Hüfte – SIG – Thorakolumbaler Übergang	– Pes anserinus – Patella – Symphyse – Trochanter minor – Schwertfortsatz Sternum
Atemkette			
Atmung (thorakale Hochatmung)	– Mm. pectoralis – M. sternocleidomastoideus – Mm. scaleni – Kurze Nackenstrecker – M. levator scapulae – M. trapezius	– Kopfgelenke – Zervikothorakaler Übergang – Obere Rippen – BWS	– Okzipital/obere Kopfgelenke – Oberrand Schulterblatt – Sternokostale Übergänge
Extensorenkette Arm			
Greiffunktion Hand (Flexion Hand und Finger)	– Hand- und Fingerstrecker – M. biceps – M. triceps – Rotatorenmanschette – Skapulafixatoren	– Ellbogen – Mittlere HWS – Zervikothorakaler Übergang – Obere Rippen	– Epicondylus radialis (Golferellbogen) – Processus styloideus radialis – Oberer medialer Schulterblattwinkel
Flexorenkette Arm			
Greiffunktion Hand (Extension hand und Finger)	– Hand- und Fingerbeuger – M. subscapularis – M. pectoralis – M. sternocleidomastoideus – Mm. scaleni	– Handwurzel – Ellbogen – Schultergelenk – Zervikothorakaler Übergang	– Ulnarer Epicondylus (Tennisellbogen) – Sternokostale Übergänge
Orofasziale Kette			
Kau- und Sprachfunktion	– Kaumuskeln – Mundboden – M. sternocleidomastoideus – Kurze Nackenstrecker – M. trapezius – Mm. pectoralis	– Kiefergelenk – Kopfgelenke – Zervikothorakaler Übergang – Obere Rippen	– Okzipital/obere Kopfgelenke – Zungenbein

eine wichtige Rolle. Zusammen mit der Muskulatur sind sie Informationsgeber für das zentrale Nervensystem (ZNS). Muskuläre Spannungen und Dehnungszustände, Gelenkstellungen und Informationen über die Oberflächenbeschaffenheit werden aufgenommen (Propriozeption) und als Grundlage für Bewegungsplanung, Reflexantworten und Bewegungsstabilisation verarbeitet. Störungen der propriozeptiven Rezeptoren können traumatischer, degenerativer oder funktioneller Natur sein [13, 14, 15] und führen über die Veränderung der Afferenz zur Alteration von Koordination und Stabilisation. Die Steuerung von Stabilisation und Bewegung erfolgt im Zentralnervensystem und wird über die efferenten Nerven an die Muskulatur vermittelt. Die Stabilisation der Wirbelsäule und Gelenke hat Vorrang vor der eigentlichen Bewegungsausführung.

Patienten mit chronischen Schmerzen des Bewegungssystems zeigen spezifische und unspezifische Veränderungen von Koordination und Stabilisation. Spezifische Veränderungen sind z. B. die Verzögerungen der segmentalen Wirbelsäulenstabilisation bei Patienten mit Rückenschmerzen, während allgemein verlängerte Reaktionszeiten bei Patienten mit chronischen Schmerzen eher unspezifische Veränderungen darstellen [16, 17, 18, 19, 20]. Die insuffiziente Tiefenstabilisation und/oder Koordination sind wichtige Ursachen für Entwicklung und Unterhaltung von schmerzhaften Funktionsstörungen des Bewegungssystems und sind Risikofaktoren für die Schmerzchronifizierung (◘ Abb. 1.2) [21, 1]. Auf der anderen Seite führen Funktionsstörungen, morphologische Veränderungen, Schmerzen, Traumata und Störfaktoren wie soziale Anforderungen oder psychische Anspannung zu nachhaltigen Veränderungen der Koordination und Stabilisation (◘ Abb. 1.14).

1.5.1 Stabilisierung der Lendenwirbelsäule

Die nur ligamentär gestützte Lendenwirbelsäule verformt sich schon unter einer Last von ca. 90 N (ca. 10 kg) [22]. Allein das Gewicht des Oberkörpers wäre ohne muskuläre Stabilisierung von der Lendenwirbelsäule nicht zu tragen. Hinzu kommen muskulär erzeugte Kräfte, welche die des Körper-

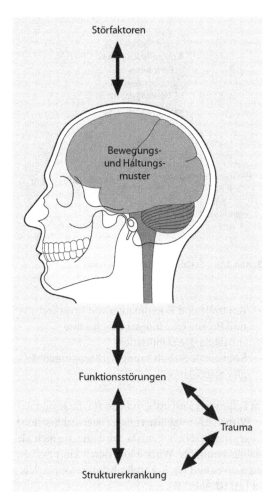

◘ **Abb. 1.14.** Wechselwirkung von verschiedenen Einflussfaktoren und der Steuerung von Tiefenstabilisation und Bewegung

gewichtes um ein Vielfaches übertreffen. Zusätzlich zur notwendigen Stabilität muss die Wirbelsäule eine ausreichende Beweglichkeit sowie den Schutz des Rückenmarks und der Nervenwurzeln gewährleisten. Um diese unterschiedlichen Aufgaben miteinander zu vereinbaren ist neben der ausreichenden Muskelkraft auch die exakte Koordination der unterschiedlichen Muskelgruppen wichtig.

Bei der Stabilisierung der Wirbelsäule kann man 3 Ebenen unterscheiden (► Kap. 24):
− Kontrolle des Körperschwerpunkts (richtungsabhängige Stabilisation)

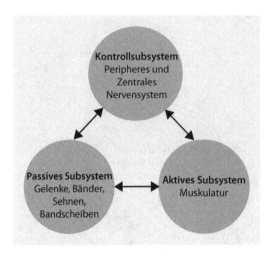

◘ **Abb. 1.15.** Stabilisierung der Wirbelsäule

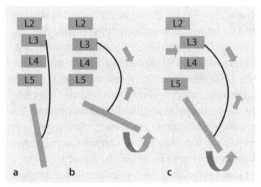

◘ **Abb. 1.16.** Vereinfachte Darstellung der Hüftbeugung; **a.** Hüftbeuger (schwarze Linie) entspannt, **b.** Hüftbeuger kontrahiert bei guter Wirbelsäulenstabilisation, **c.** Hüftbeuger kontrahiert mit insuffizienter Wirbelsäulenstabilisation – vermehrte Lordose der Lendenwirbelsäule

— Kontrolle und Koordination von Brustkorb und Becken (richtungsabhängige und -unabhängige Stabilisation)
— Segmentale Stabilisierung (richtungsunabhängige Stabilsiation)

Im Folgenden wird insbesondere auf die segmentale Wirbelsäulenstabilisierung (Tiefenstabilisation) eingegangen. Nach Panjabi wird die segmentale Stabilisierung der Wirbelsäule durch ein passives, ein aktives und ein Kontrollsubsystem gewährleistet [23] (◘ Abb. 1.15).

Passives Subsystem

Die passiven Strukturelemente werden durch Wirbelkörper, Bandscheiben, Zwischenwirbelgelenke, Gelenkkapseln und Bänder der Wirbelsäule gebildet. In-vitro-Untersuchungen der Wirbelsäulenbeweglichkeit zeigen, dass die passive Stabilität der Wirbelsäule positionsabhängig ist. Geringe Abweichungen aus der Neutralstellung werden durch die passiven Strukturelemente nur gering behindert. In diesem von Panjabi Neutralzone genannten Bereich wird die segmentale Stabilität fast ausschließlich muskulär gesichert. Bewegungsausschläge über die Neutralzone hinaus werden von den passiven Strukturelementen gebremst. Um den gleichen Bewegungsausschlag wie in der Neutralzone zu erreichen, muss eine größere Kraft aufgewendet werden. Diese Zone nennt Panjabi Elastizitätszone.

In der Neutralzone spielt die passive Stabilität eine untergeordnete Rolle, während ihre Bedeutung bei Bewegungen über die Neutralzone hinaus steigt. Auch die propriozeptiven Funktion der passiven Strukturelemente nimmt erst mit steigender Entfernung von der Neutralzone zu.

Die segmentale Stabilität ist weniger vom Bewegungsausschlag der Wirbelsäule, sondern von der Größe der Neutralzone abhängig. Verletzungen der Wirbelsäule und degenerative Veränderungen der passiven Strukturelemente führen zur Erweiterung der Neutralzone und damit zur Instabilität. Die Neutralzone kann durch die aktive Stabilisierung (Muskulatur) und passive Stabilisierung (Spondylodese) wieder verkleinert werden [24].

❯ **Die segmentale Instabilität ist durch eine Vergrößerung der Neutralzone definiert.**

Aktives Subsystem

In einer statisch gut ausbalancierten Position ist die stabilisierende Muskulatur der Wirbelsäule nur geringfügig aktiviert [22]. Doch schon kleine Bewegungen sind eine statische Herausforderung an das Stabilisationssystem. So führt z. B. eine unzureichende Stabilisierung der Lendenwirbelsäule bei der Kontraktion der Hüftbeuger nicht nur zur Beugung der Hüfte, sondern auch zur Hyperlordosierung der Lendenwirbelsäule (◘ Abb. 1.16).

> **Hyperlordosierung der LWS führt zur Überlastung der unteren Wirbelsegmente.**

Die Kontrolle des Körperschwerpunkts wird durch die der jeweiligen Bewegungsrichtung antagonistische oberflächliche Muskulatur gewährleistet (richtungsabhängige Stabilisierung, z. B. Aktivierung der Rückenstrecker bei Vorbeuge), während die segmentale Stabilisierung (Tiefenstabilisation) bei jedweder statischen oder dynamischen Belastung aktiviert wird. Sie erfolgt über eine Steigerung des intraabdominalen Drucks und die Kompression einzelner Wirbelsegmente. Hiefür sind der M. transversus abdominis, das Zwerchfell, der Beckenboden und der tiefe Anteil der Mm. multifidi entscheidend.

― M. transversus abdominis
Der Muskel entspringt von den unteren Rippen, via Fascia thorakolumbalis, von den Querfortsätzen der LWS, dem Leistenband und dem Darmbeinkamm. Er läuft gürtelförmig um das Abdomen und umschließt den Bauch wie ein inneres Korsett. Der Muskel inseriert an der Rektusscheide.

― Zwerchfell
Das Zwerchfell entspringt dorsal von der Lendenwirbelsäule (L1 / 2 links und L3 rechts), lateral von den Rippen 6–12, ventral vom Sternum und der Aponeurose des M. rectus abdominis. Es inseriert zentral an einer großen Sehnenplatte. Die stabilisierende Funktion des Zwerchfells erfolgt zusätzlich zur Atemfunktion.

― Beckenboden
Der Beckenboden schließt die Bauchhöhle nach unten ab. Entscheidend für die statische Funktion ist vor allem das Diaphragma pelvis bestehend aus dem M. levator ani und dem M. coccygeus. Der Beckenboden ist im Stehen und Sitzen tonisch aktiv und stützt so die Becken- und Bauchorgane.

― Intraabdominaler Druck
Die Erhöhung des intraabdominalen Drucks wird durch eine koordinierte Aktivierung des M. transversus abdominis, des Beckenbodens und des Zwerchfelles realisiert. Eine Steigerung des intraabdominalen Drucks reduziert die Flexibilität des Rumpfes und erhöht die segmentale Stabilität der Lendenwirbelsäule. Zusätzlich verhindert der erhöhte intraab-dominale Druck die Verkürzung der Rumpfmuskulatur und unterstützt damit deren isometrische Kontraktion. Es kommt zu einer korsettähnlichen Wirkung der Abdominalmuskulatur. Die Erhöhung des intraabdominalen Drucks ist proportional zur Belastung [5, 6, 1] und wird durch die Aktivität der 3 genannten Muskeln moduliert. Bei der Inspiration kommt es zusätzlich zur posturalen auch zur atemabhängigen Aktivierung des Zwerchfells. Da durch die Kaudalbewegung des Zwerchfells der intraabdominale Druck steigen würde, wird dieser Druckanstieg durch eine verminderte Aktivierung des M. transversus abdominis und des Beckenbodens kompensiert. Bei der Expiration kommt es zur umgekehrten Reaktion und ermöglicht so die Aufrechterhaltung des für die jeweilige posturale Belastung benötigten intraabdominalen Druckes. Die Atemfunktion ist unter normalen Bedingungen nicht durch die statische Funktion des Zwerchfells beeinträchtigt (◘ Abb. 1.17) [1].

Beim Heben extremer Lasten (z. B. Gewichtheber) kann die Stabilität der Wirbelsäule durch das Anhalten der Atmung (pressen) gesteigert werden. Patienten mit einer insuffizienten segmentalen Stabilisation benutzen diesen Mechanismus schon bei geringen statischen Belastungen. Atem- und/oder Beckenbodendysfunktion sind größere Risikofaktoren für Rückenschmerzen als Übergewicht und körperliche Inaktivität [25, 33].

> **Atem- und Beckenbodendysfunktionen sind Risikofaktoren für die Entwicklung chronischer Rückenschmerzen.**

― Mm. multifidi
Die Multifidusmuskulatur wird in die oberflächlichen und tiefen Mm. multifidi unterschieden. Die oberflächliche Muskulatur zieht von den Wirbelbögen bzw. den Dornfortsätzen über mehrere Wirbelsäulensegmente (4–5) zu den Querfortsätzen der kaudal gelegenen Wirbel bzw. zum Sakrum und Ileum. Aufgrund dieser Lage sind sie Strecker der Wirbelsäule. Die tiefen Mm. multifidi überspringen vom selben Ursprung nur zwei Segmente und in-

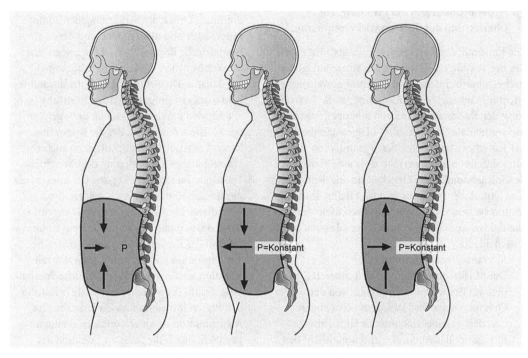

◘ **Abb. 1.17.** Intraabdominaler Druck während des Atemzyklus bei gleichbleibender statischer Belastung

serieren am Processus mamillaris bzw. an der Kapsel der Zwischenwirbelgelenke. Diese anatomisch zentrale Lage ermöglicht den tiefen Mm. multifidi die Wirbelsegmente in der Neutralzone über eine kompressorische Wirkung zu kontrollieren und eine Feinabstimmung der Wirbelsäulensegmente vorzunehmen [26]. Die tiefen Mm. multifidi sind für die segmentale richtungsunabhängige Stabilisierung und die oberflächlichen Mm. multifidi für die richtungsabhängige Stabilisierung (Kontrolle des Körperschwerpunktes) verantwortlich [27].

Patienten mit akuten Rückenschmerzen zeigen sehr schnell eine Atrophie des M. multifidus im schmerzhaften Segment [18], während Patienten mit einer chronischen Rückenschmerzerkrankung eher generalisierte Atrophien und Umbauerscheinungen in der Multifidusmuskulatur entwickeln [29, 30, 31]. Wahrscheinlich sind die beobachteten strukturellen Veränderungen eher Folge als Ursache des Rückenschmerzes, wobei sie jedoch ein erhöhtes Risiko für Rückenschmerzrezidive bzw. die Schmerzchronifizierung darstellen.

Kontrollsubsystem

Die Stabilisation der Wirbelsäule ist im Wesentlichen von der exakten Abstimmung der Muskulatur abhängig. Grundvoraussetzung für eine ausreichende Stabilisierung und eine gute Bewegungssteuerung sind die intakte:

- Propriozeption
- afferente und efferente Nervenleitung
- Verarbeitung der Informationen durch das ZNS

Geplante Bewegungen führen zu einer Aktivierung der segmentalen richtungsunabhängigen stabilisierenden und der Bewegungsrichtung der antagonistischen oberflächlichen Rumpfmuskulatur vor der eigentlichen Effektormuskulatur [17]. Die Stabilisierung ist somit ein zentraler Bestandteil der Bewegungsmuster. Neben diesen geplanten Belastungen sind plötzliche Anforderungen an die Stabilisation hervorgerufen z. B. durch Fehltritte eine Herausforderung. Hier erfolgt die Stabilisation primär reflektorisch (Rückenmarkebene) und nachfolgend durch die zentrale Aktivierung der segmentalen und richtungsabhängigen Muskulatur.

Die genauen Mechanismen der Bewegungssteuerung sind momentan nicht bekannt. Man geht jedoch davon aus, dass Neuronenkluster (Neuronenhaufen) für die Aktivierung kleiner muskulärer Bereiche (z. B. Beugemuskulatur eines kleinen Fingergelenkes) verantwortlich sind. Für komplexe Bewegungsabläufe (z. B. Greifen) werden die benötigten Neuronenkluster zusammen aktiviert (neuronales Netzwerk). Werden neue Bewegungen gelernt, bilden sich neue Verschaltungen/Netzwerke aus. Die neuen Netzwerke, sind durch eine Zunahme an Synapsen charakterisiert. Dieses System ist hochflexibel und kann sich innerhalb kürzester Zeit an veränderte Situationen anpassen [35, 36].

> Veränderte Bewegungsabläufe, z. B. durch einen peripheren Schmerzreiz, können zentrale Bewegungsmuster nachhaltig verändern. Diese veränderten Bewegungsmuster sind bei Patienten mit chronischen Schmerzen nachweisbar [16, 17].

Praktische Bedeutung

Bei Patienten mit chronischen Schmerzen im Bewegungssystem ist die Aktivierung der wirbelsäulenstabilisierenden Muskulatur verzögert, vermindert oder ganz aufgehoben [16, 17]. Auch die Reaktionen auf unerwartete Belastungen sind verändert [34]. Kompensatorische Stabilisationsstrategien und Koordinationsstörungen (Fehlmuster) führen zu rezidivierenden Funktionsstörungen und langfristig degenerativen Veränderungen der Wirbelsäule und der Muskulatur. Das Bewegungssystem ist jedoch in der Lage, Fehlmuster lange zu kompensieren. Besondere Belastungen (Ausrutschen, Unfälle, körperlich schwere Arbeit etc.) können jedoch zur funktionellen und/oder strukturellen Dekompensation führen. Entscheidend für die therapeutische und prophylaktische Strategie ist neben der Behandlung der sekundären, Schmerz auslösenden Pathologien die Therapie der primären Defizite in der Stabilisation und Koordination. Grundsätzlich sind diese Störungen therapeutisch gut beeinflussbar [38]. Spezifische Trainingsprogramme für die Tiefenstabilisation sind in der Behandlung von chronischen Rückenschmerzen erfolgreich [38]. Ein fortgeschrittenes Lebensalter, geringe Motivation zum regelmäßigen Üben und

psychosoziale Einflussfaktoren können jedoch das Therapieergebnis negativ beeinflussen. Auch über Jahre fest eingeschliffene Fehlmuster sind therapeutisch nur schwer zugänglich. Strukturelle Schäden im peripheren oder zentralen Nervensystem ermöglichen häufig nur eine eingeschränkte medizinische Rehabilitation und erfordern das Training von Kompensationsmechanismen.

1.5.2 Stabilisierung anderer Körperregionen

Die wesentlichen Grundsätze der Stabilisierung wurden bereits ausführlich besprochen. Im Folgenden soll nur noch auf Besonderheiten der einzelnen Regionen eingegangen werden.

Stabilisierung des Beckens

Die Stabilisierung der Sakroiliakalgelenke (SIG) ist für die Übertragung von Lasten vom Oberkörper auf die untere Extremität entscheidend. Die SIG stehen in der Saggitalebene fast senkrecht. Die Kontaktflächen der Gelenke werden durch Erhebungen und Vertiefungen in den Gelenkflächen vergrößert (»form closure«). Transversal verlaufende Muskeln sind in Kooperation mit den Beckenbändern in der Lage, durch Kompression die Stabilität des Gelenkes zu erhöhen (»force closure«). Hierzu gehören der M. transversus abdominis, der Beckenboden und der M. piriformis [40, 41]. Über Nutationsbewegungen kann das SIG durch die Mm. multifidi (L4 und L5), den M. glutaeus und den M. latissimus dorsi stabilisiert werden. Insuffizienzen des M. transversus abdominis führen also neben der Verminderung der Stabilität der Lendenwirbelsäule auch zu einer Beckeninstabilität. Die häufigen Funktionsstörungen des Beckenbodens, der Mm. multifidi, des M. glutaeus maximus und des M. piriformis sind Folge des Versuchs diese verminderte Stabilität zu kompensieren.

> Dysfunktionen des Beckens beruhen häufig auf der Insuffizienz der SIG-Stabilisierung durch den M. transversus abdominis.

Beim aufrechten Gang muss das gesamte Becken durch die Hüftabduktoren (M. glutaeus medius und minimus) stabilisiert werden. Bei Insuffizien-

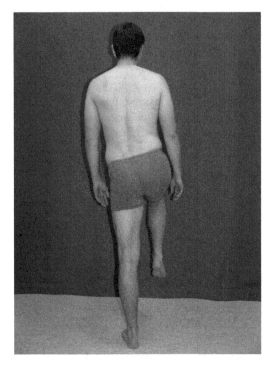

Abb. 1.18. Beckeninstabilität im Einbeinstand wird durch den M. quadratus lumborum rechts Kompensiert

zen dieser Muskeln bzw. koordinativen Defiziten, kommt es zu einem Absinken der Schwungbeinseite (Trendelenburg-Zeichen) oder zur einer kompensatorischen Seitneige des Oberkörpers zur Standbeinseite (Duchenne-Zeichen). Beides führt zu Fehlbelastungen der Wirbelsäule. Häufig werden die Defizite der Beckenstabilisation vom M. quadratus lumborum (**o** Abb. 1.18) oder den M. tensor fascia lata kompensiert.

> Eine mangelnde Stabilisierung des Beckens beim Gang führt zu Überlastungen und sekundär zu Funktionsstörungen im M. quadratus lumborum und M. tensor fascia lata. Triggerpunkte in diesen Muskeln sind häufig für lokale und pseudoradikuläre Schmerzen der LWS verantwortlich.

Stabilisierung der Halswirbelsäule

Die relativ schlanke und bewegliche Halswirbelsäule (HWS) kann ohne muskuläre Unterstützung maximal eine Belastung von 20 N (ca. 2,3 kg) tragen [26]. Neben den tiefen Anteilen der Mm. multifidi

spielen die tiefen Halsbeuger und die subokzipitalen Nackenmuskeln eine zentrale Rolle bei der Stabilisierung der HWS und des Kopfes [41, 42]. Bei Patienten mit chronischen Schmerzen im Bereich der HWS ist die Aktivierung dieser Muskeln verändert [43, 44, 45]. Klinisch finden sich Überaktivitäten in den folgenden Muskeln:

- M. sternocleidomastoideus
- Mm. scaleni
- Subokzipitale Muskeln
- M. trapezius
- M. levator scapulae

Hier kommt es zu entsprechenden Überlastungen und Schmerzen [43].

Stabilisierung der peripheren Gelenke und Füße

► Kap. 1.1.2

1.5.3   Koordinationsstörungen

Bei koordinativen Defiziten werden bestimmte Muskeln bzw. Muskelgruppen innerhalb eines Bewegungsablaufes vermindert, verspätet oder gar nicht aktiviert. Ein häufiges Problem ist z. B. die verminderte oder aufgehobene Aktivierung der Hüftstrecker beim aufrechten Gang. Da die Überstreckung der Hüfte für einen normalen Gang unabdingbar ist, muss diese mangelnde Hüftstreckung kompensiert werden. Dies geschieht über die Hyperlordosierung der Lendenwirbelsäule (LWS) mit Überlastung der unteren Bandscheibensegmente, der Zwischenwirbelgelenke und der oberflächlichen Extensoren der LWS.

Störungen von Bewegungsabläufen haben verschiedene Ursachen:

- Insuffiziente Stabilisation
- Umlernen von Bewegungen
- Schmerzreize
- Soziale Anforderungen (Zwangshaltungen auf Arbeit)
- Psychische Anspannung
- Einseitige Trainingsreize (Leistungssport)
- Allgemeine Ungeschicklichkeit

Koordinationsstörungen sind ein Risikofaktor für die Schmerzchronifizierung [34], führen zur Überlastung und können durch Verkettungsmechanismen Ursache für die Generalisierung von Schmerzen sein.

1.6 Funktionsstörungen des Bindegewebes

Obwohl Bindegewebe im menschlichen Körper ubiquitär vorhanden ist, wird es im klinischen Alltag bei Patienten mit Schmerzen des Bewegungssystems eher wenig berücksichtigt. Bindegewebe besteht aus den Fibroblasten, aus einer amorphen Grundsubstanz sowie kollagenen Fasern. In jüngerer Zeit hat man kontraktile Zellen (Fibromyoblasten) im Bindegewebe gefunden [46].

In der Diagnostik und Therapie von Schmerzen des Bewegungssystems ist das Bindegewebe in den folgenden Strukturen interessant:
- Haut/Unterhautgewebe
- Kapseln, Sehnen und Bänder
- Faszien

1.6.1 Haut und Unterhautgewebe

Funktionelle Veränderungen in der Haut und im Unterhautgewebe finden sich bei Erkrankungen und Funktionsstörungen der inneren Organe sowie bei pathomorphologischen und funktionellen Veränderungen im Bewegungssystem. Es treten folgende Veränderungen auf:
- Sensibilitätsstörungen bis hin zur Hyperalgesie und Allodynie (Brennschmerz!)
- Spannungsverlust oder –erhöhung
- Verminderte Verschieblichkeit des Gewebes, Verdickung der Kiblerfalte (■ Abb. 1.19)
- Eindellungen oder flächige Einziehungen des Gewebes (■ Abb. 1.20)
- Verquellungen
- Vegetative Veränderungen
  - Vermehrte Schweißsekretion
  - Veränderungen in der Durchblutung (roter und weißer Dermographismus)

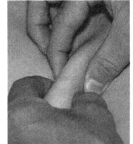
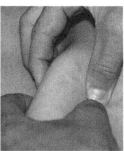

■ **Abb. 1.19.** Verdickte Kiblerfalte rechts

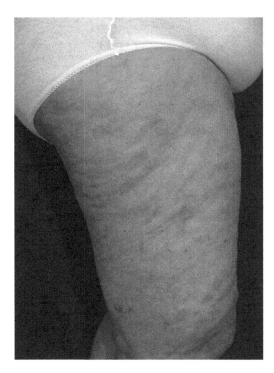

■ **Abb. 1.20.** Bindegewebige Eindellungen und Einziehungen am Bein einer Patientin mit einem Brennschmerz im Oberschenkel

Diese Veränderungen sind segmental zuordenbar. Anhand der Head-Zonen und der Dermatome kann man die Störungen einem Wirbelsäulensegment bzw. dem jeweiligen inneren Organ zuordnen (■ Abb. 1.21).

Klinisch wichtig ist die Differenzialdiagnose zum neuropatischen Schmerz. Viele Symptome wie die Veränderungen der Sensibilität und der Schmerzcharakter sind ähnlich. Die genannten Bindegewebsbefunde weisen jedoch auf eine funk-

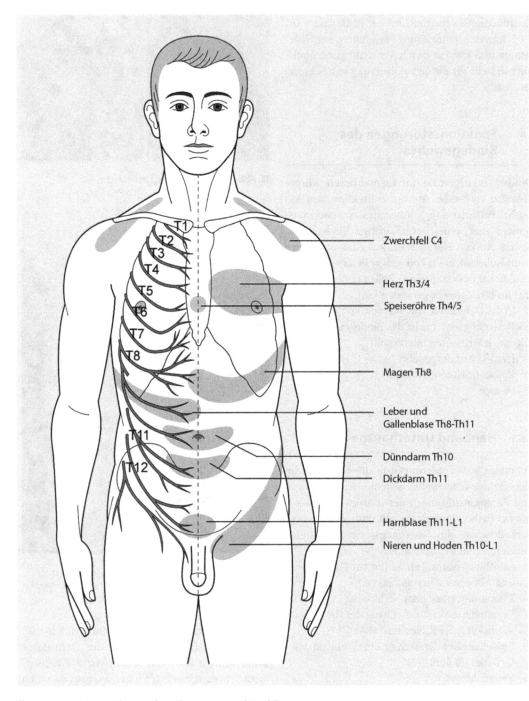

Zwerchfell C4

Herz Th3/4

Speiseröhre Th4/5

Magen Th8

Leber und
Gallenblase Th8-Th11

Dünndarm Th10

Dickdarm Th11

Harnblase Th11-L1

Nieren und Hoden Th10-L1

◘ **Abb. 1.21.**   Segmental zugeordnete Dermatome und Head-Zonen

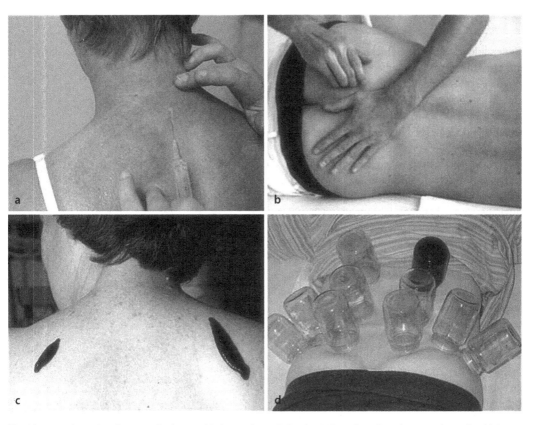

◘ **Abb. 1.22a–d.** Behandlungsmethoden von bindegewebigen Befunden in Haut- bzw. Unterhautgewebe. **a.** Quaddeln, **b.** Bindegewebsmassage, **c.** Blutegel, **d.** Schröpfen

tionelle Genese des Schmerzes hin. Ein erfolgreicher Behandlungsversuch bestätigt die Diagnose. Behandlungsmethoden sind beispielhaft in ◘ Abb. 1.22 gezeigt. Insbesondere bei rezidivierenden Störungen ist eine Differenzialdiagnostik hinsichtlich der primären Ursache der Bindegewebsbefunde wichtig.

Einen wichtigen Aspekt stellen Narben dar. Feste, unelastische Vernarbungen können die Funktion des Bewegungssystems stören und so ein funktionelles Schmerzsyndrom mit unterhalten.

1.6.2 Kapseln, Sehnen und Bänder

Kapseln und Bänder haben insbesondere außerhalb der Neutralzone eine wichtige Rolle bei der Stabilisierung von Gelenken und Wirbelsäule. Die Sehnen sind entscheidend für die Übertragung von Muskelkraft auf die Bewegungssegmente bzw. Gelenke.

Bei Störungen der Stabilisation und Koordination finden sich häufig Überlastungsreaktionen (z. B. Bänderschmerz, Kapselreizung). Eine nicht ausreichend verlängerungsfähige Muskulatur führt durch Dauerzug an den Sehnen zu den sog. Insertionstendopathien (z. B. Golfer- und Tennisellbogen) oder Schmerzen in den Sehnen direkt (z. B. Achillodynie). Koordinationsstörungen können über direkten Druck knöcherner Strukturen auf Sehen und Schleimbeutel zu Reizungen und letztendlich Rupturen führen (z. B. Impingementsyndrom der Schulter). Der therapeutische Ansatz liegt neben der lokalen Schmerzbehandlung in der Therapie der Grundstörung.

1.6.3 Faszien

Faszien bilden Verschiebeschichten zwischen Haut und Muskulatur sowie zwischen den Muskeln. Störungen der Verschieblichkeit von Faszien führen zur Einschränkung der Gesamtbeweglichkeit und zu einer veränderten Neutralstellungen von Wirbelsäule und Gelenken. Bisher wurde davon ausgegangen, dass die Verminderung der Verschieblichkeit mit Verklebungen zu erklären sei. Die aktuellen Hinweise auf kontraktile Elemente in den Faszien eröffnen hier neue Erklärungsmodelle [47]. Möglicherweise können Fibromyoblasten über eine Dauerkontraktion die Verschieblichkeit der Faszien vermindern. Als klinisches Korrelat findet sich ein Release-Phänomen (Entspannung) beim Aufbau einer faszialen Spannung.

Weitere Untersuchungen geben Hinweise, dass Faszien möglicherweise nicht nur passiv, sondern auch aktiv an der Kraftübertragung beteiligt sind [47, 48]. Die thorakolumbale Faszie scheint eine aktive Rolle beim Laufen zu spielen. Kinetische Energie aus der Armbewegung wird beim Gehen über den M. latissimus dorsi auf die Faszie übertragen und wie in einer Feder gespeichert. Die Weiterübertragung erfolgt über den kontralateralen M. glutaeus maximus auf die untere Extremität (◘ Abb. 1.23). Klinisch sind insbesondere bei Gangstörungen gekreuzte Verkettungsreaktionen häufig.

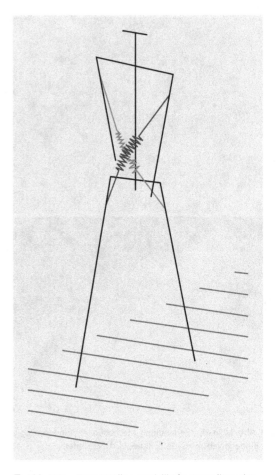

◘ **Abb. 1.23.** Spring Walker; modellhafte Darstellung der Übertragung kinetischer Energie aus dem Armschwung auf das kontralaterale Bein (Graphik mit freundlicher Genehmigung durch Dr. Adjo Zorn, Certified Advanced Rolfer, Mehringdamm 35, 10961 Berlin [47])

1.7   Konstitutionelle Hypermobilität

Hypermobilität ist definiert als gegenüber der Norm vergrößerte Beweglichkeit (◘ Abb. 1.24). Die konstitutionelle Überbeweglichkeit wird heute als Risikofaktor für die Entstehung und Chronifizierung von Schmerzen am Bewegungssystem angesehen [49, 50, 51].

Es werden mehrere Formen der Hypermobilität differenziert:

- Die lokale pathologische Hypermobilität ist auf ein Gelenk- oder ein Wirbelsäulensegment beschränkt. An peripheren Gelenken ist sie meist Traumafolge, an der Wirbelsäule meist kompensatorisch [52]. Überbewegliche Wirbelsäulensegmente werden in Nachbarschaft von hypomobilen segmentalen Dysfunktionen (Blockierung) aber auch strukturellen Veränderung (Blockwirbelbildung, Spondylodesen) gesehen. Im Vergleich zu einer Instabilität ist bei der Überbeweglichkeit die Führung oder Stabilisierung eines Gelenkes unter Belastungssituation weiterhin gegeben.
- Die generalisierte pathologische Hypermobilität findet sich bei kongenitalen Erkrankungen des Bindegewebes z. B. dem Marfan-Syndrom oder Ehlers-Danloss-Syndrom.
- Die konstitutionelle Hypermobilität führt zu verminderter Belastbarkeit für statische und ausdauernde Alltagsbelastungen im Beruf, bei Freizeitaktivitäten und im Sport. Diese Form

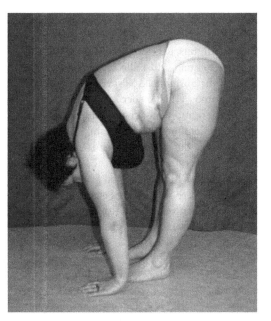

◻ Abb. 1.24. Patientin mit generalisierten Schmerzen bei einer konstitutionellen Hypermobilität

der Hypermobilität hat keinen pathomorphologischen Hintergrund, weder neurologische noch orthopädische Erkrankungen haben einen kausalen Bezug. Vieles spricht dafür, dass eine zentralbedingte Hypotonie der Muskulatur und damit ein ungenügender Schutz der Gelenke bzw. Bewegungssegmente grundlegende Faktoren sind [53]. Es bestehen familiäre Häufungen wie es bei körperlichen Konstitutionsmerkmalen oft der Fall ist. Die Prävalenz ist bevölkerungs- und geschlechtsabhängig, Frauen sind 3- bis 5-mal häufiger betroffen, die Morbidität wird zwischen 3% und 5% angegeben [54, 55, 56].

Die Bedeutung der konstitutionellen Hypermobilität wurde im Zusammenhang mit einer Reihe von klinischen Auffälligkeiten belegt. Bei der konstitutionellen Hypermobilität kommt es zu einer:
- Schnelleren Ermüdbarkeit vor allem für statische und Ausdauerleistungen [57]
- Erhöhten Risiko für
  - muskuloskelettale Traumata [58]
  - morphologische Schäden [59, 60, 61]
  - die Entwicklung chronischer Schmerzerkrankungen [62, 63]

Als klinische Auswirkungen sind drei Aspekte vordergründig:
- Schmerz aufgrund von sekundären Muskeldysfunktionen – Überlastung durch Kompensationsmechanismen
- Nozizeption aus überlasteten hypermobilen Gelenken bzw. Wirbelsäulensegmenten
- Förderung von Strukturschäden (Arthrose, Osteochondrose)

Lokale Hypermobilitäten sind in der Lumbosakralregion, der Halswirbelsäule, insbesondere dem zervikothorakalen Übergang und den Gelenken der unteren Extremität besonders häufig. Die Chronifizierungsgefahr ergibt sich aus der erhöhten Rezidivanfälligkeit von akuten Schmerzsyndromen durch Überlastung, Ermüdung und Traumatisierung.

⊘ Die konstitutionelle Hypermobilität ist ein wichtiger pathogenetischer Faktor in der Entwicklung von chronischen Schmerzen des Bewegungssystems und sollte in der Diagnostik und Therapie unbedingt berücksichtigt werden.

1.8   Vegetatives/Autonomes Nervensystem

Eine große Zahl an Schmerzpatienten leidet neben dem Schmerz auch an vegetativen Symptomen wie Erschöpftheit, Schlafproblemen, Schwindel und Verdauungsstörungen. Erkrankungen mit einer Vielzahl dieser Symptome werden auch als »chronic multisymptom illness« zusammengefasst. Hierzu gehören z. B. die Fibromyalgie und das »chronic fatigue syndrome«. Gemeinsame Grundlage für die Entwicklung der körperlichen Symptomatik scheinen Funktionsstörungen des vegetativen Nervensystems zu sein. In der physiotherapeutischen Praxis spielt das vegetative Nervensystem in der Diagnostik und Behandlung von chronischen Erkrankungen schon lange eine zentrale Rolle. Im Folgenden sollen wichtige Aspekte für die Diagnostik und die Therapie des vegetativen Nervensystems sowie die Zusammenhänge zu Schmerzerkrankungen dargestellt werden.

1.8.1 Grundlagen

Die Funktion des vegetativen/autonomen Nervensystems ist die neuronale Kontrolle des inneren Milieus. Es ermöglicht dem Organismus sich unterschiedlichsten äußeren und inneren Anforderungen anzupassen. Der Aufbau des vegetativen Nervensystems ist hierarchisch. Je höher die Regulationsstufe, umso flexibler die Reaktionsmöglichkeiten. Die niedrigen Regulationsstufen werden von den jeweils höher liegenden Strukturen kontrolliert.

Peripheres vegetatives Nervensystem

Das periphere vegetative Nervensystem wird in einen sympathischen und parasympathischen Anteil unterteilt. Der Sympathikus entspringt dem thorakolumbalen Rückenmark und wird in den paaren Ganglien des Grenzstranges bzw. in den unpaaren prävertebralen Ganglien umgeschaltet. Im Bereich der HWS sind mehrere Grenzstrangganglien miteinander verschmolzen. Der Parasympathikus entspringt dem Hirnstamm und dem Sakralmark. Sympathikus und Parasympathikus haben an den meisten Organen eine antagonistische Wirkung, wirken aber bezüglich der Körperhomöostase synergistisch.

Eine Besonderheit stellt das Nebennierenmark dar. Es kann als umgewandeltes sympathisches Ganglion angesehen werden. Die Aktivierung durch präganglionäre Neurone führt zur Ausschüttung von Katecholaminen. Unter Ruhebedingungen ist die Ausschüttung von Katecholaminen sehr gering, kann aber in Notfallsituationen und bei schwerer körperlicher Arbeit als Teil des Stresssystems massiv gesteigert werden. Gesteuert wird diese Ausschüttung zentral durch den Hypothalamus.

Zentrales vegetatives Nervensystem

Auf Rückenmarkebene ist das vegetative Nervensystem segmental organisiert. Die Afferenzen stammen sowohl aus den inneren Organen als auch aus den somatischen Nervenbahnen. In den vegetativen Zentren des Hirnstamms findet die Kontrolle über die inneren Organe bzw. Organsysteme statt.

Der Hypothalamus ist das für die Regulierung des inneren Milieus verantwortliche Hirngebiet. Er ist dem vegetativem Nervensystem übergeordnet und Integrationsort für somatische, vegetative und hormonelle Funktionen. Seine wesentlichen Aufgaben sind die Thermoregulation, der Schlaf-Wach-Rhythmus, Regelung von Hunger, Durst und sexueller Reifung. Über die Hypophyse greift er direkt in die hormonelle Körperregelung ein. Der Hypothalamus erhält neben den Afferenzen aus dem inneren und dem äußeren Milieu auch Afferenzen aus dem limbischen System. Das limbische System prägt die Bedeutung von Informationen aus der Innen- und Außenwelt. Es bestimmt somit Emotionen, Motivation und Handlungsbereitschaft. Seine Verbindung zum Hypothalamus führt zu den typischen vegetativen Reaktionen auf Emotionen (z. B. Herzrasen, Schwitzen bei Angst).

Rhythmus

Alle Lebewesen weisen einen Rhythmus in der vegetativen Regulation auf. Neben dem täglichen Rhythmuswechsel (zirkadianer Rhythmus) gibt es Rhythmen z. B. im Monats- und Jahresverlauf.

Der interne zirkadiane Rhythmus wird durch den Nucleus suprachiasmaticus im Hypothalamus gesteuert. Normalerweise ist dieser etwas länger als 24 h, wird aber durch den Einfluss von Licht auf den 24-h-Tag synchronisiert [64]. Der offensichtlichste zirkadiane Rhythmus ist der Schlaf-Wach-Rhythmus. Dieser wird auch beim völligen Ausschalten aller Umweltfaktoren aufrechterhalten, jedoch etwas verlängert. Die Temperaturregulation verläuft ebenfalls im 24-h-Rhythmus mit einem Temperaturminimum am Morgen und Maximum am späten Nachmittag. Diese Rhythmen passen sich nur verzögert äußeren Einflüssen an. Wechsel von Rhythmen, z. B. durch den Eintritt ins Rentenalter, durch Arbeitslosigkeit oder verletzungsbedingte Immobilisation, können bei sensiblen Personen vegetative Symptome auslösen und möglicherweise eine Krankheitsentwicklung fördern [64].

Stresssystem

Neben der rhythmischen Änderung des vegetativen Tonus ermöglicht die vegetative Steuerung auch Anpassungen an akute Belastungssituationen. Diese können emotionaler oder somatischer Natur sein. Neben der allgemeinen sympathischen Aktivierung hat die Hypothalamus-Hypophysen-Nebennierenrindenachse eine entschei-

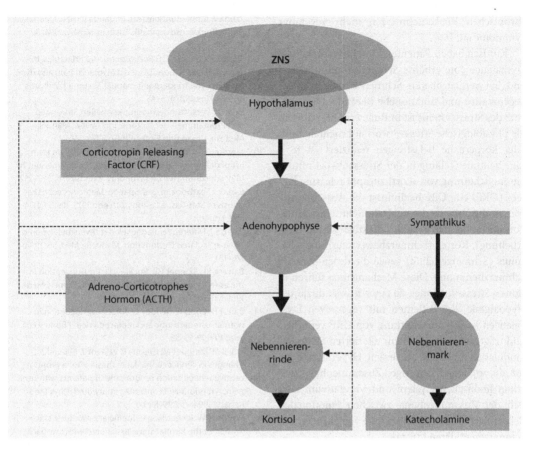

◘ Abb. 1.25. Vereinfachte Darstellung des Stresssystems; gepunktete Linien entsprechen Inhibition, durchgezogene Linien Stimulation

dende Funktion in der vegetativen Stressantwort (◘ Abb. 1.25).

1.8.2 Vegetatives Nervensystem und Schmerz

Das vegetative Nervensystem spielt über seine komplexen Steuerungsaufgaben bei lokalen, regionalen und generalisierten Schmerzsyndromen eine zentrale Rolle.

Einfluss des vegetativen Nervensystems auf lokale Schmerzsyndrome

Die periphere vegetative Regulation führt über vegetative Reflexe zu segmentalen Veränderungen in der Schmerzempfindlichkeit, der Durchblutung und der Schweißsekretion in den betroffenen Ab-

schnitten. Störungen der inneren Organe aber auch Blockierungen der Wirbelsäule zeigen sich durch vegetative und somatische Störungen im jeweiligen Segment.

Einfluss des vegetativen Nervensystems auf regionale Schmerzsyndrome

► Kap. 16

Einfluss des vegetativen Nervensystems auf generalisierte Schmerzsyndrome

Patienten mit Schmerzsyndromen des Bewegungssystems leiden oft unter vegetativen Symptomen. Insbesondere trifft dies für Patienten mit einer Fibromylagie zu [65, 66]. Das Ausmaß der vegetativen Störung ist jedoch zwischen den einzelnen Schmerzsyndromen unterschiedlich. So weisen Fibromylagiepatienten im Vergleich zu Patienten mit chronischen Rückenschmerzen mehr vegetative Symptome auf [66].

Klinisch haben Patienten mit einer vegetativen Dysbalance eine erhöhte Schmerzempfindlichkeit und bei vergleichbaren Schmerzstärken weniger degenerative und funktionelle Befunde. Die Aktivität des Stresssystems ist in Ruhe erhöht, während die physiologische Stressantwort auf mentale und/oder körperliche Belastungen reduziert ist [67]. Eine zentrale Stellung in der Stressantwort nimmt die Ausschüttung von »corticotropin releasing factor« (CRF) ein. CRF beeinflusst die Ausschüttung von Endorphinen, die zentrale Schmerzmodulation im limbischen System (affektive Schmerzverarbeitung), Kortex (Schmerzbewertung) und Thalamus (Schmerzqualität) sowie die dezendierende Schmerzhemmung. Diese Mechanismen führen in akuten Stresssituationen zu einer stressinduzierten Hypoalgesie. Bei Patienten mit vegetativen Dysbalancen ist die Ausschüttung von CRF verändert und trägt wahrscheinlich zur alterierten Schmerzmodulation und generalisierten Hyperalgesie bei [68, 69, 70]. Durch den engen Zusammenhang zwischen limbischem System und Vegetativum lässt sich der Zusammenhang zwischen emotionalen Belastungen und der Entwicklung von chronischen Schmerzen erklären [71, 72].

Literatur

1 Niemier K, Seidel W. Der Einfluss von muskulo-skeletaler Funktionsstörung auf chronische Schmerzsyndrome des Bewegungssystems. Schmerz 2007;21:139–145

2 Bardeen C. The Muscularture. In Morris´s Human Anatomy. Ed. Jackson C, Blakiston´s Son and Co. 1921; 5:355

3 Graven-Nielsen. Fundamentals of muscle pain, referred pain, and deep tissue hyperalgesia. Scand J Rheumatol 2006; 35: 1–43

4 Brückle W, Suckfüll M, Fleckstein W, Weiss C, Müller W Gewebe-pO$_2$-Messungen in der verspannten Rückenmuskulatur (M. erector spinae). Z Rheumatol 1990; 49:208–216

5 Shah JP, Phillips TM, Danoff JV, Gerber LH. An in vivo microanalytical technique for measuring the local biochemical milieu of human skeletal muscle.J Appl Physiol. 2005; 99(5):1977–1984

6 Mense S. Neurobiologische Grundlagen der Chronifizierung vonMuskelschmerz. In: Mense S, Pongratz D (Hrsg) Chronischer Muskelschmerz. Steinkopf, Darmstadt 2003; 1: 1–22

7 Janda V. Muskelfuntionstest. In: Janda V (Hrsg) Manuelle Muskelfunktionsdiagnostik. Ullstein-Mosby, 1994; 3: 11–248

8 Travell JG, Simons DG Background and Principles. In: Travell JG and Simons DG (eds) Myofacial pain and dysfunktion. The triggerpoint manual. Volume 1. Williams and Wilkins, 1983;1: 5–45

9 Lewit K. Verkettungen vonfunktionellen Störungen und Programmen der Motorik. In: Lewit K. Manuelle Medizin. Urban und Fischer 2007; 8:174–181

10 Merskey H, Albe-Fessard D, Bonica JJ et al. Pain terms: a list of definitions and notes on usage. Recommendet by IASP subcommittee on taxonomy. Pain 1979; 6: 249–252

11 Cyriax J. Textbook of Orthopaedic Medicine, vol I. Diagnosis of Soft Tissue Lesions, 6th edn,1975. BailliereTindall, London

12 Sachse J. Differentialdiagnostik der reversibel hypomobilen artikulären Dysfunktion. Manuelle Med. 36. 1998: 176–181

13 Barrack RL, Skinner HB, Buckley. SL Proprioception in the anterior cruciate deficient knee. Am J Sports Med 1989;17:1–6

14 Barret D, Cobb A, Bentley G. Joint proprioception in normal, osteoarthritic and replaced knee. J Bone Joint Surg 1991;73:53–56

15 Revel M, Minguet M, Gregoy P, Valliant J, Manuel JL. Changes in cervicocephal kinesthesia after a proprioceptive rehabilitation programme in patients with neck pain: A randomized controlled study: Arch Phys Med Rehabil 1994; 75:895–899

16 Hodges PW, Richardson C. Inefficient muscular stabilization of the lumbar spine associated with low back pain. A motor control evaluation of the transverses abdominis. Spine 1996; 21(22): 2640–2650

17 Hodges PW, Richardson CA. Delayed postural contraction of the transverses abdominis in low back pain associated with movement of the lower limb. J Spinal Disord 1998;11(1):46–56

18 Byl N, Sinnott P. Variation in balance and body sway in middle aged addults. Spine 1991;16:325–330

19 Venna S, Hurri H, Alaranta H. Correlation between neurological leg deficit and reaction time of upper limbs among low back pain patients. Svand J Rehabil Med 1994; 26: 87–90

20 Taimela S, Osterman K, Alantara H, Soukka A, Kujala U. Long psychomotor reaction time in patients with chronic low back pain: Prelimanary report. Arch Phys Med Rehabil 1993;74:1161–1164

21 Videman T, Rauhala H, Asp S, Lindstrom K, Cedercreutz G, Kamppi M, Tola S. Patient handeling skill, back injuries and back pain: An intervention study in nursing. Spine 1989; 14:148–155

22 Cholewicki J, Panjabi MM, Khachatryan A. Stabilizing function of trunk flexor-extensor muscles around a neutral spine posture. Spine 1997; 22(19):2207–2212

23 Panjabi MM. The stabilizing system of the spine. Part I. Function, dysfunction, adaptation and enhancement. J. spine diso. 1992;5(4):383–389

24 Panjabi MM. The stabilizing system of the spine. Part II. Neutral zone and instability hypothesis. J. spine diso. 1992;5(4):390–397

25 Smith MD, Coppieters MW, Hodges PW. Postural activity of the pelvic floor muscles is delayed during rapid arm movements in women with stress urinary incontinence. Int Urogynecol J Pelvic Floor Dysfunct 2007;18(8):901–911

26 Panjabi M, Abumi K, Duranceau J, Oxland T. Spinal stability and intersegmental forces. A biomechanical model. Spine 1989;14(2):194–200

27 Moseley GL, Hodges PW, Gandevia SC. Deep and superficial fibers of the lumbar multifidus muscle are differentially active during voluntary arm movements. Spine 2002; 27(2): E29–36

28 Hides JA. Stokes MJ, Saide M, Jull GA, Cooper DH. Evidence of lumbar multifidus muscle waisting ispilateral to symptoms in patients with acute/subacute low back pain. Spine 1994; 19(2): 165–172

29 Parkola R, Rytökoski U, Kormano M. Magnetic resonance imaging of discs and trunk muscles in patients with chronic low back pain and healthy control subjects. Spine 1993;18(7):830–836

30 Mattila M, Hurme M, Alaranta H, Paljärvi L, Kalimo H, Falck B, Letho M, Einola S, Järvinen M. The multifidus muscle in patients with lumbar disc herniation. A histochemical and morphometric analysis of intraoperative biopsies. Spine 1986; 11(7): 732–738

31 Zhao WP, Kawaguchi Y, Matsui H, Kanamori M, Kimura. Histochemestry and morphology of the multifidus muscle in lumbar disk herniation. Spine 2000; 25(17):2191–2199

32 Hodges PW, Eriksson AEM, Shirley D, Gandevia SC. Intraabdominal pressure increases the stiffness of the spine. J Biomech 2005; 38: 1873–1880

33 Smith MD, Russel A, Hodges PW. Disorders of breathing and continence have a stronger association with back pain than obesity and physical activity. Aust J Physiother 2006; 52(1):11–16

34 Radebold A, Cholewicki J, Panjabi M, Patel TC. Muscle responce pattern to sudden trunk loading in healthy individuals and in patients with chronic low back pain. Spine 2000;25(8):947–957

35 Adkins DL, Boychuk J, Remple MS, Kleim JA. Motor training induces experience-specific patterns of plasticity across motor cortex and spinal cord. J Appl Physiol 2006; 101:1776–1782

36 Sanes JN, Donoghue JP. Plasticity and primary motor cortex. Annu Rev Neurosci 2000; 23:393–415

37 Tsao H, Hodges PW. Immediate changes in feedforward postural adjustments following voluntary motor training. Exp. Brain Res 2007;181:537–546

38 O´Sullivan PB, Twomey LT, Allison GT. Evaluation of specific stabilizing exercise in the tratment of chronic low back pain with radiologic diagnosis of spondylolysis or spondylolisthesis. Spine 1997;22: 2959–2967

39 10. Pool-Goudzwaard A, van Dijke GH, van Gurp M, Mulder P, Snijders C, Stoeckart R. Contribution of pelvic floor muscles to the stiffness of the pelvic ring. Clin Biomech 2004;19(6):564–571

40 Richardson CA, Snijders CJ, Hides JA, Damen L, Pas MS, Storm J. The relation between the transversus abdominis muscles, sacroiliac joint mechanics and low back pain. Spine 2002; 27(4): 399–405

41 Vitti M, Fujiwara M, Basmajian J, Iida M. The integrated roles of longus colli and sternoclaidomastoideus muscles: An electromyographic study. Anat Rec 1973;177:471–484

42 Conley MS, Meyer RA, Bloomberg JJ, Feeback DL, Dudley GA. Noninvasive analysis of human neck muscle function. Spine 1995; 20:2505–2512

43 Falla DL, Jull GA, Hodges PW. Patients with neck pain demonstrate reduced electromyographic activity of the deep cervical flexor muscles during performance of the craniocervical flexion test. Spine., 2004. 29(19): p. 2108–2114

44 Falla DL, Jull GA, Hodges PW. Feedforward activity of the cervical flexor muscles during voluntary arm movements is delayed in chronic neck pain. Exp Brain Res., 2004. 157(1): p. 43–8. Epub 2004, Feb 5

45 Jull GA. Deep cervical flexor muscle dysfunction in whiplash. J Musculoskeletal Pain 2000;8:143–154

46 Schleip R, Zorn A, Lehmann-Horn F, Klinger W. Active fascial contractibility: An in vitro mechanographic investigation. In: Findley TW, Schleip R (eds) Fascia Research-Basic science and implications for conventional and complementary health care. Elsevier Science Munich 2007

47 Zorn A, Schmitt FJ, Hodeck KF, Schleip R, Klingler W. The spring-like function of the lumbar fascia in human walking. In: Findley TW, Schleip R (eds) Fascia Research-Basic science and implications for conventional and complementary health care. Elsevier Science Munich 2007

48 Vleeming A, Pool-Goudzwaard AL, Stoeckart R, van Wingerden JP, Snijders CJ. The posterior layer of the thoracolumbar fascia. Ist function in load transfer from spine to legs. Spine 1995; 290(7):753–758

49 Sachse J (1983) Die konstitutionelle Hypermobilität als Problem in der Rehabilitation von »vertebragenen« Schmerzsyndromen. Psychiatr Neurol Med Psychol 35 / 10:629–633

50 Sachse J, Lewit K, Berger M (2004) Die lokale pathologische Hypermobilität. Man Med 42:17–26

51 Schlling F (2007) Das familiäre systematisierte Hypermobilitätssyndrom bei generalisierter Bindegewebsschwäche. Akt Rheumat 32 / 6:341–348

52 Jirout J (1966) Neuroradiologie. Volk und Gesundheit, Berlin 703

53   Sachse J (1984) Konstitutionelle Hypermobilität als Zeichen einer zentralen motorischen Koordinationsstörung. Man Med 22:116–121

54   Beighton PH, Grahame R, Bird HA (1983) Hypermobility of joints. Springer, Berlin Heidelberg New York

55   Hinzmann J (1989) Untersuchung der Beweglichkeit an jungen Erwachsenen im Alter von 18 bis unter 23 Jahren -- Messungen von Gelenk- und Wirbelsäulenbewgungen mit Lot- bzw. Kompasswinkelmesser. Med Diss, Med Fakultät Humboldt-Universität zu Berlin

56   Sachse J, Janda V (2002) Normuntersuchung der Beweglichkeit junger Erwachsener. Phys Med Rehab Med Kurort Med, 12:325–329

57   Barron DF, Cohen BA, Geraghty MT, Violand R, Rowe PC (2002) Joint hypermobility is more common in children with chronic fatigue syndrome than in healthy controls. J Pediatr 141/3:421–425

58   Acasuso-Diaz M, Collantes-Estevez E, Sanches-Guijo P (1993) Joint hyperlaxity and musculoligamentous lesions: study of a population of homogenous age, sex and physical exertion. Br J Rheumatol 32/2:120–122

59   Scott D, Bird H, Wright V (1979) Joint Laxity leading to osteoarthrosis. Rheumatol Rehabil 18:167–169

60   Otte P. Der Arthrose-Prozess I. Rheumatologie/Orthopädie 2000; 11:41

61   Al-Rawi Z, Nessan AH (1997) Joint hypermobility in patients with chondromalacia patellae. Br J Rheumatol 36 /12;1324–1327

62   Karaaslan Y, Haznedaroglu S, Ozturk M (2000) Joint hypermobility and primary fibromyalgia: a clinical enigma. J Rheumatol 27/7:1774–1776

63   Travell JG, Simons D G (1999) Myofascial pain and dysfunction. The trigger point manual. Vol 1: The upper half, 2nd edn. William Wilkins, Baltimore London

64   Sack RL, Auckley D, Auger R, Carskadon MA, Wright KP, Vitiello MV, Zhdanova IV. Circadian sleep disorder: Part I, Basic principles, shift work and jet lag disorders. An American Academie of sleep medicine review. Sleep 2007;30(11) :1460–1483

65   Martinez-Lavin M, Hermosillo AG, Rosas M, Soto ME. Circadian studies of autonomic nervous balance in patients with fibromyalgia. A heart rate variability analysis. Arthritis Rheumathism 1998;41(11):1966–1971

66   Samborski W, Stratz T, Kretzman WM, Mennet P, Müller W. Vergleichende Untersuchung über das Vorkommen vegetativer und funktioneller Beschwerden bei Lumbalgien und generalisierten Tendomyopathien. Z Rheumatol 1991;50:378–381

67   Friedrich HC, Schellberg D, Mueller K, Bieber C, Zipfel S, Eich W. Stress and autonome Dysregulation bei Patienten mit einem Fibromyalgiesyndrom. Schmerz 2005; 19:184–194

68   McLean SA, Williams DA, Stein PK et al. Cerebrospinal fluid corticotropin-releasing factor concentration is associated with pain but not fatigue symptoms in patients with fibromyalgia. Neuropharmacology 2006;31:2776–2782

69   Baraniuk JN, Whalen G, Cunningham J, Clauw DJ. Cerebrospinal fluid levels of opioid peptides in fibromyalgia and chronic low back pain. J Muscularskeletal disorders 2004; 5:48–58

70   Laviriere WR, Melzack R The role of corticotropin releasing factor in pain and analgesia. Pain 2000;84:1–12

71   Cohen H, Benjamin J, Geva AB, Matar MA, Kaplan Z, Kotler M. Autonomic dysregulation in panic disorder and in post-traumatic stress disorder: application of power spectrum analysis of heart rate variability at rest and in responce to recollection of trauma or panic attacks. Psychiatry Res 2000; 96:1–13

72   Udupa K, Sathyaprabha TN, Thirthalli J, Kishore KR, Lavekar GS, Raju TR, Gangadhar BN. Alteration of cardiac autonomic functions in patients with major depression: A study using heart rate variability measures J Affect Disord 2007;100:137–141

73   Wolff HD. Bemerkungen zum Begriff »Das Arthron«. 1981. Man. Medizin

Morphologische Einflussfaktoren

Hans-Raimund Casser und Jan Emmerich

2.1 Degenerative Veränderungen der Gelenke und Wirbelsäule

Bei allen hier aufgeführten Gelenken ist die Arthrose die häufigste und weit verbreiteteste Erkrankung, die Beschwerden auslöst. Die Grundprinzipien der Arthrosis deformans gelten für sämtliche Gelenke und werden deshalb für alle Lokalisationen hier allgemein dargestellt.

Die Arthrosis deformans stellt eine chronische, schmerzhafte, mono-, oligo- oder auch multilokuläre, progrediente funktionsbehindernde Gelenkveränderung dar. Sie tritt überwiegend im hohen Lebensalter auf und ist in der Regel durch belastungsabhängige Beschwerden, insbesondere mit morgendlichem Anlaufschmerz sowie Bewegungseinschränkungen, charakterisiert. Die Ursache der primären Knorpelläsion ist heterogen und nur zum Teil bekannt. Es ist von einem Missverhältnis zwischen Belastbarkeit und tatsächlicher Belastung des Gelenkes auszugehen (primäre Arthrose). Bei der Sekundär-Arthrose ist die ursprünglich zugrunde liegende Schädigung bekannt, z. B. eine posttraumatische Arthrose nach einer Gelenkfraktur oder eine kongenitale Deformität. Im Gegensatz zur Arthritis, deren Verlauf durch entzündliche Vorgänge, insbesondere auch Schübe, charakterisiert ist (▶ Kap. 2.2), verläuft die Arthrose entweder stumm, schmerzhaft aktiviert, d. h. mit entzündlichen Veränderungen, oder dekompensiert im Endstadium.

Die Arthrose ist eine weltweit verbreitete Erkrankung der Gelenke und weist in allen ethnischen Gruppen eine hohe Prävalenz auf, bei 20-Jährigen etwa 9%, bei 34-Jährigen bis 17% und bei 65-Jährigen über 90%. Klinische Beschwerden sind dagegen nur bei 3% der 45- bis 54-Jährigen und bei 15% im Alter von 65–74 Jahren festzustellen [7].

Die Arthrose wird in erster Linie über röntgenologische Befunde definiert, wie der subchondralen Sklerose von stärker belasteten Gelenkarealen bis hin zu Gelenkspaltverschmälerungen durch Knorpelverlust sowie osteophytären Randanbauten und Gelenkzysten.

❯ Bei der klinischen Beurteilung der Arthrose sind bezüglich der Behandlungsindikation weniger die röntgenologischen Veränderungen von Bedeutung als vielmehr das klinische Bild und die Beschwerdesymptomatik des Patienten.

Die Schmerzen sind in erster Linie durch die Folgeerscheinung der Arthrose, d. h. die Entzündung der Gelenkschleimhaut (Synovialitis), die Veränderungen der periartikulären Muskulatur (Muskelverkürzung, Atrophie, Kraftverlust, Triggerpunkte) und den infolge der Fehlhaltung auftretenden Tendinosen, geprägt.

Als präarthrotische Deformität sind Fehlstellungen in den Gelenken anzusehen, z. B. eine Varus- oder Valgusdeformität im Kniegelenk, die zu einer ungleichmäßigen Belastung der Gelenkflächen führen und infolge der einseitigen Überlastung die Entwicklung einer Arthrose fördern.

Aber auch Stoffwechselerkrankungen wie Kristallarthropathien, z. B. die Gicht mit Ausfällung von Harnsäurekristallen in den Gelenken, Diabetes durch neuropathische Veränderungen im Sinne einer diabetischen Polyneuropathie und auch Störungen im Eisenstoffwechsel (Hämochromatose), sind Faktoren für die Entstehung einer Sekundärarthrose.

2.1.1 Obere Extremität: Morphologische Ursachen und Einflussfaktoren bei Schmerzerkrankungen

Schulter

Schmerzen im Schulterbereich sind in erster Linie auf Veränderungen im Subakromialraum zurückzuführen. Hier ist am häufigsten eine Bursitis subacromialis anzutreffen, die anhand des schmerzhaften Bogens, schmerzhafte Abduktion zwischen 80 und 120 Grad, auffällig wird. Der einfachste Nachweis gelingt durch die sonographische Untersuchung. Besteht gleichzeitig eine Kraftminderung bei Außenrotaton und Abduktion des Armes auch ohne direktes traumatisches Ereignis ist der Verdacht auf eine Rotatorenmanschettenruptur sonographisch oder kernspintomographisch abzuklären. Bei den häufig inapparent verlaufenden, chronischen Rupturen fällt zudem eine Atrophie des M. supra- und infraspinatus über oder bzw. unterhalb der Spina scapulae auf (▶ Kap. 15.2.2).

Begleitend zu den entzündlichen Vorgängen im Subakromialraum wie aber auch intraartikulär im Humeroscapular-Gelenk kommt es zu Einschränkungen der Beweglichkeit (Schultersteife), die im Anfangsstadium, oder auch bei zunehmender Mobilisierung, sehr schmerzhaft ist. Die Schultersteife ist charakterisiert durch das typische Kapselmuster (▶ Kap. 1.1, ◻ Tab. 1.1).

Eine Besonderheit stellt die Capsulitis fibrosa (»frozen shoulder«) dar, eine möglicherweise immunologisch bedingte entzündliche Kapselschrumpfung, die sich nach anfangs heftigem Kapselschmerz zu einer multidirektionalen ausgeprägten aktiven wie auch passiven Schultersteife entwickelt. Diese Art der Schultersteife erweist sich als äußerst therapieresistent und ist in der Regel durch einen spontanen Rückgang der Steife nach 1–2 Jahren charakterisiert [5].

Weitere Schmerzen können durch Kalkdepots (Tendinosis calcarea) ausgelöst werden, die in der Regel klinisch stumm in der Rotatorenmanschette liegen, aber gelegentlich durch Entzündung eine Zahnpasta-ähnliche Konsistenz annehmen und mit Durchbruch in die Bursa eine heftige Schmerzreaktion auslösen, die als schmerztherapeutischer Notfall anzusehen ist.

Ebenfalls führt das arthrotisch veränderte Akromioklavikulargelenk (AC-Gelenk) im aktivierten Zustand zu Schmerzen, insbesondere ab 120-Grad-Elevation bei Endrotation der Klavikula mit einem sog. oberen schmerzhaften Bogen, d. h. zwischen 120 und 180 Grad. Neben einem typischen Druckschmerz über dem AC-Gelenk fällt eine charakteristische Verhärtung des angrenzenden M. trapezius auf.

Schultergelenksarthrosen (Omarthrosen) sind relativ selten, nicht zuletzt aufgrund der relativ geringen knöchernen Gelenkfläche und der im Gegensatz zur unteren Extremität geringeren statischen Belastung. Sie finden sich häufig nach traumatischen Schulterluxationen oder auch infolge von Osteonekrosen, der sog. idiopathischen Humeruskopfnekrose, z. B. nach länger andauernden Kortikoidbehandlungen.

Hauptbeschwerden im Schulter-Arm-Bereich resultieren aus dem Muskel-Sehnen-System, das sowohl für die Bewegung als auch für die Stabilisation entscheidend ist (▶ Kap. 1.1 und ▶ Kap. 15.2.2).

Ein häufig unterschätzter, aber hartnäckiger Schulterschmerz resultiert aus Schultergelenksinstabilitäten, wie sie nach Schulterluxationen, aber auch infolge rezidivierender Mikrotraumata durch Verletzungen des Labrum-Kapsel-Komplexes vorkommen. Charakteristisch hierfür ist die ängstliche Erwartungshaltung des Patienten bei kombinierter Abduktions- und Außenrotationsbewegung im Schultergelenk, die schon frühzeitig zu reflektorischen Anspannungen der ventral stabilisierenden Muskulatur, insbesondere des M. subscapularis, führt (Apprehension-Test). Neben der Klinik ist hier die arthroskopische Diagnostik entscheidend. Bildgebende Verfahren können hier den Nachweis insbesondere bei älteren diskreten Veränderungen aufgrund ihrer statischen Aufnahmetechnik nicht immer zuverlässig erbringen.

Ellbogen und Unterarm

Schmerzen im Ellbogen- und Unterarmbereich sind in der Regel auf Sehnen- und Nervenkompressions-Syndrome zurückzuführen. Der bekannten Epicondylitis radialis oder ulnaris mit Schmerzprovokation bei Unterarmstreckung und Dorsalflektion bzw. Palmar-, Ellbogen- und Unterarmflexion der Hand mit Myogelosen der Unterarmmuskulatur liegt eine funktionelle Überanstrengung beim Sport oder Beruf zugrunde mit häufiger Tendenz zu anhaltenden bzw. auch rezidivierenden, therapieresistenten Tendopathien (▶ Kap. 1.1.1 und ▶ Kap. 15.2). Differentialdiagnostisch sollte eine zervikogene Ursache im Sinne eines C6- oder C7-Syndroms neurologisch ausgeschlossen werden.

Relativ selten dann jedoch häufig übersehen ist das sog. Supinator-Syndrom, ein Engpass-Syndrom des R. profundus des N. radialis bei Eintritt in den M. supinator mit entsprechend distal und beugeseitig am proximalen Unterarm auszulösenden Druckschmerz. Während die Epikondylitiden in der Regel durch typische Bewegungen provoziert werden, ist es hier die aktive Supinationsbewegung gegen Widerstand schmerzauslösend.

Eine Arthrose des Ellbogengelenkes ist abgesehen von posttraumatischen Folgeerscheinungen selten. Als Präarthrose gilt die Osteochondrosis dissecans, die in der Regel die Artikulationsfähigkeit des Radiusköpfchens mit möglicherweise schmerzhaften Einklemmungserscheinungen im

Gelenk nach Abstoßen einer sog. »Gelenkmaus« betrifft. In der Regel ist hier eine arthroskopische Abklärung und Therapie erforderlich.

Selten aber sehr charakteristisch ist die Chondromatose des Ellbogengelenkes, eine Bildung zahlreicher freier knorpeliger Gelenkkörper durch eine metaplastisch umgewandelte Gelenkkapsel, die klinisch als Gelenkschwellung mit messerstichartigen Schmerzen bei Ellbogengelenksbewegungen und entsprechenden Bewegungseinschränkungen mit zeitweiligen Blockierungserscheinungen imponiert.

Nicht selten finden sich auch Verknöcherungen der Muskulatur (Myositis ossificans) mit entsprechenden Reizerscheinungen im Unterarmbereich nach Ellbogenverletzung (Luxationen).

Hand und Handgelenke

Viele röntgenologisch diagnostizierbare Arthrosesn der Hand sind klinisch stumm.

Schmerzen im Handgelenksbereich beruhen häufig auf aktivierten Arthrosen zwischen Radius- und proximaler Karpalreihe, überwiegend posttraumatisch nach einer distalen Radiusfraktur, nach Kahnbeinfrakturen sowie postinfektiösen Zuständen. Schäden des Diskus triangularis als Teil der proximalen Gelenkfläche des Handgelenkes mit auffälliger Schmerzhaftigkeit bei Drehbewegungen werden oft unterschätzt. Die degenerativen Veränderungen des Diskus mit Spaltbildung und Rissen lassen sich magnetresonanztomographisch mit Kontrastmittel, arthrographisch oder arthroskopisch nachweisen.

Ein weiterer Grund für eine Arthrose der Handwurzel stellt die Lunatummalazie dar, eine aseptische Nekrose des Mondbeins, die bei Pressluftarbeitern gehäuft als Folge einer Mikrotraumatisierung gesehen wird. Sie kann auch Folge einer perilunären Luxation des Mondbeins mit posttraumatischer Nekrose sein. Sämtliche Bewegungen des Handgelenkes sind schmerzhaft eingeschränkt. Proximal lässt sich in Fortsetzung des Mittelfingers distal vom Handgelenk ein typischer Druckschmerz auslösen. Im fortgeschrittenen Stadium sind dann röntgenologisch die zunächst verwaschenen Konturen des Mondbeins, später der Kollaps zu erkennen.

Die Handgelenksarthrose kann auch Folge einer Madelung-Deformität sein, eine Ossifikationsstörung im Alter von 8–13 Jahren, die zu einer Verkürzung und Deformierung des Radiusschaftes und damit zu einer Präarthrose im Handwurzelbereich führt.

Am bekanntesten ist die Rhizarthrose, die Arthrose des Daumensattelgelenkes, welche die häufigste Arthrose im Handbereich darstellt. Besonders Frauen ab dem 40. Lebensjahr sind betroffen. Schmerzen zeigen sich insbesondere bei Greif- und Drehbewegungen. Am störendsten wird neben den Schmerzen der Kraftverlust empfunden. Es handelt sich in der Regel um eine primäre Arthrose, häufig auch im Rahmen einer Polyarthrose, selten posttraumatisch nach Luxationsfrakturen im Daumensattelgelenk. Gemeinsam mit der Rizarthrose oder auch isoliert kann die sog. STT-Arthrose auftreten, an der das Os scaphoideum (Os naviculare), das Trapezium und Trapezoideum beteiligt sind.

Differentialdiagnostisch abzugrenzen von den rheumatischen Veränderungen der Hand- und Fingergelenke (▶ Kap. 2.2) sind die wesentlich häufigeren Arthrosen der Fingerend- (Heberden-Arthrose) und Mittelgelenke (Bouchard-Arthrose), die familiär gehäuft überwiegend bei Frauen jenseits des 65. Lebensjahres auftreten und zu schweren Deformierungen und Fehlstellungen führen können. Schmerzhaft werden sie in der Regel nur im aktivierten Zustand und können zu erheblichen Funktionseinschränkungen führen.

Häufiger als knöcherne Veränderungen sind Sehnenentzündungen, insbesondere chronische Sehnenscheidenentzündungen, wie die Tendovaginitis stenosans (De Quervain), die das erste Strecksehnenfach, d. h. die Sehnen des M. abductor pollicis longus und des M. extensor pollicis brevis betrifft. Charakteristisch ist die Schmerzauslösung durch forcierte Ulnarbewegung im Handgelenk bei in der Hohlhand eingeschlagenem Daumen. Grundsätzlich können sich natürlich alle Beuge- und Strecksehnen akut und auch chronisch schmerzhaft aufgrund von Überlastung oder auch rheumatischen Erkrankungen entzünden (▶ Kap. 2.2).

Schmerzen in den Fingern wie auch in den Mittelhandknochen können in seltenen Fällen auf gutartige Knochentumore wie Enchondrome oder auch Ekchondrome hinweisen, während bösartige Tumoren wie das Osteo- oder Chondrosarkom im Handbereich eine Rarität darstellen.

Infektionen der Hand entstehen in der Regel nach Verletzungen und bieten in der Regel eine typische Entzündungssymptomatik.

Bei zunächst wenig schmerzhafter, spontan zunehmender Beugekontrakturstellung einzelner Finger ist an die Dupuytren-Kontraktur zu denken, einer narbenartigen Schrumpfung der Palmaraponeurose. Primär entwickeln sich derbe Knötchen in der Hohlhandfaszie, die zunächst tastbar sind, ohne dass es schon zu einer manifesten Fingerbeugekontraktur kommt. In der Regel sind zunächst der 4. und 5. Finger betroffen, häufig auch beidseits, vorzugsweise bei Diabetikern.

Differentialdiagnostisch ist die Algodystrophie der Hand (Morbus Sudeck bzw. CRPS I) mit brennendem Spontan- und Bewegungsschmerz und den typischen Entzündungs- und späteren Dystrophieerscheinungen zu erwähnen, sowie die Engpass-Syndrome im Handgelenk, insbesondere das Karpaltunnelsyndrom, im Ausbreitungsgebiet des N. medianus, sowie das Kompressions-Syndrom in der Guyon-Loge im Ausbreitungsgebiet des N. ulnaris (▶ Kap. 16). Gesichert wird die nicht immer ganz eindeutige Symptomatik durch eine neurophysiologische Untersuchung.

Zu berücksichtigen ist noch der Morbus Raynaud, der mit einem anfallsartigen Ischämieschmerz der Finger einhergeht, der auf einer vasomotorischen Reaktion der Fingerarterien beruht, meist ausgelöst durch Kälte. Differentialdiagnostisch ist eine arterielle Verschlusskrankheit oder auch eine Sklerodermie zu erwägen.

2.1.2 Untere Extremität: Morphologische Ursachen und Einflussfaktoren bei Schmerzerkrankungen

Hüftgelenke

Bei Affektionen der Hüftgelenke wird in erster Linie der Schmerz in der Leistenregion und an der Innenseite des Oberschenkels angegeben.

Hüfterkrankungen im Kindes- und Jugendalter äußern sich häufig als Oberschenkel- und Knie-beschwerden. Die kongenitale Hüftdysplasie bzw. -luxation im Säuglings- und Kleinkindalter, die durch eine Ossifikationsstörung der Hüftpfanne mit zunehmender Diskongruenz von Hüftpfanne und -kopf gekennzeichnet ist, kann zu einer vorzeitigen schmerzhaften Coxarthrose führen. Damit verbunden ist eine Aufrichtung der Schenkelhälse im Sinne einer Coxa valga antetorta und Imbalance der Becken-Bein-Muskulatur. Diese häufigste Skeletterkrankung des Neugeborenen wird heute durch das Ultraschall-Hüftscreening in der Regel frühzeitig erkannt und behandelt. Auffällige Schmerzzustände bilden sich erst in fortgeschrittenem Stadium der Erkrankung aus und sind selten geworden.

Veränderungen des Hüftkopfes im Sinne einer Nekrose mit Einbrechen der Kopfkalotte können Folgeerscheinungen einer Hüftluxation sein, oder auch eines Morbus Perthes, der ischämischen Nekrose des Hüftkopfes im Kindesalter (3.–12. Lebensjahr), mit unterschiedlicher Hüftkopfzerstörung und Reparation. Charakteristisch sind Schmerz- und Schonhinken der betroffenen Seite mit Innenrotations- und Abduktionseinschränkung. Eine frühzeitige röntgenologische und magnetresonanztomographische Abklärung ist dringend indiziert.

Eine weitere Hüfterkrankung vor dem Erwachsenenalter ist die Epiphyseolysis capitis femoris, eine Dislokalisation des Hüftkopfes gegenüber dem Schenkelhals bedingt durch eine Lockerung der Wachstumsfuge im Pubertätsalter. Es handelt sich um einen orthopädischen Notfall, der einer schnellen operativen Versorgung bedarf, um ein weiteres Abrutschen des Kopfes mit der Gefahr einer präarthrotischen Deformität zu vermeiden. Klinisch dominiert die Funktionseinschränkung vor der Schmerzsymptomatik.

Alle diese Erkrankungen im Kindes- und Jugendalter gelten als Präarthrosen, d. h. bei verspäteter Diagnostik und im fortgeschrittenen Stadium der Erkrankung kommt es häufig bereits im jungen Erwachsenenalter zu Funktionsstörungen der Gelenke und Muskulatur und entsprechenden Beschwerden im Becken-Bein-Bereich.

Dies gilt auch für Entzündungen des Hüftgelenkes, wie der Coxitis im Säuglings- und Kindesalter, die zu schweren Gelenkveränderungen führen kann, wie auch Kopfnekrosen als Folge von Stoffwechselerkrankungen, Embolien (Caisson-Krankheit), einer andauernden Cortison-Therapie, Alkoholabusus oder auch Blutkrankheiten (Sichelzellanämie), die gehäuft zwischen dem 30. und 60. Lebensjahr auftreten und einer operativen Versorgung, in der Regel eines Gelenkersatzes, bedürfen.

Im jugendlichen Alter ist im Zusammenhang mit grippalen Infekten häufig eine flüchtige Hüftentzündung zu beobachten, die Coxitis fugax, die zu starken Beschwerden führen kann, aber in der Regel innerhalb von 2–3 Wochen bei entsprechender Schonung folgenlos ausheilt. Der Verlauf muss engmaschig orthopädisch-differentialdiagnostisch überwacht werden.

Schenkelhalsdeformierungen im Rahmen der Hüftdysplasie, aber auch isoliert als Coxa vara, valga oder anteforta können zu schmerzhaften Muskeldysbalancen (▸ Kap. 15.2.3, ◘ Tab. 15.12) und Arthrosen führen und Beschwerden bereiten.

Weitere Schmerzphänomene in der Becken-Bein-Region werden durch die »schnappende Hüfte« (Coxa saltans) ausgelöst, einer mechanischen Reizung durch Verkürzung und Tonuserhöhung des Tractus iliotibialis, der über den Trochanter major wie eine gespannte Saite hinweggleitet und eine schmerzhafte, entzündliche Bursa hervorrufen kann.

Hüftbeschwerden können auch durch »echte« oder »funktionelle« Beinlängendifferenzen ausgelöst werden. Schmerzen treten primär auf der Seite des längeren Beines mit zusätzlicher Schmerzprovokation im SIG und in der LWS auf. Im Oberschenkelbereich ist bei brennenden Beschwerden an der Vorder- und Außenseite des Oberschenkels an eine Meralgia paraesthetica (Reizung des N. cutuneo femoralis) zu denken.

Differentialdiagnostisch zur Lumboischialgie ist das M. Piriformis-Syndrom (▸ Kap. 15.1) zu berücksichtigen, wo es infolge muskulärer Verspannung neben dem Muskelschmerz zu einer Irritation des N. ischiadicus kommen kann. Charakteristisch ist eine schmerzhafte Innenrotation bzw. Außenrotation und Abduktion gegen Widerstand.

Kniegelenke

Beschwerden im Kniegelenk sind häufig auf entzündliche Veränderungen mit Kniegelenkserguss zurückzuführen. Neben dem relativ seltenen Kniegelenksempyem als eitrige Arthritis mit akuter Schmerzsymptomatik und Funktionsverlust können seröse Ergüsse (Hydrops) auf Überbelastung, Verletzungen und Verschleißerscheinungen hinweisen. Der blutige Gelenkerguss (Hämarthros) muss als ernst zu nehmender Hinweis auf eine Kniebinnenverletzung gewertet werden (DD: Blutung bei Antikoagulanzientherapie).

Häufige Kniegelenksbeschwerden bei Jugendlichen wie auch Erwachsenen sind auf ein retropatellares Syndrom bzw. femuropatellares Schmerzsyndrom zurückzuführen. Die Schmerzen im Bereich der Patella sind häufig mit Knorpelveränderungen im Retropatellargelenk (Chondromalacia patellae) verbunden. Neben Überlastungen (Mikrotraumatisierung) und Knorpelkontusionen (Trauma) sind hier auch muskuläre Imbalancen, z. B. Insuffizienz des M. vastus medialis (▸ Kap. 15.2.3, ◘ Tab. 15.13), weniger Formvarianten der Patella als Ursache anzusehen.

Varus- oder Valgus-Fehlstellung im Kniegelenk gilt als Präarthrose einer späteren Gonarthrose. Das Gleiche gilt für traumatische oder degenerative Meniskusveränderungen sowie Bänderverletzungen, die über eine Reizung der Synovitis und Instabilitäten degenerative Veränderungen hervorrufen.

Anhaltende Kniegelenksentzündungen können neben degenerativen und traumatischen Einflüssen auch auf rheumatische Erkrankungen zurückgeführt werden. Entsprechende Labor- und Ergussdiagnostik erbringen hier weitere Abklärung (▸ Kap. 17).

Speziell im Kniegelenk und seinen angrenzenden Knochen ist im Wachstums- bzw. wie auch im Erwachsenenalter häufiger als in anderen Regionen mit Tumoren zu rechnen: gutartigen, z. B. kartilaginären, Exostosen wie auch bösartigen, z. B. Osteosarkom, Riesenzelltumor, Synovialsarkom.

Erhebliche Belastungsschmerzen an der Innenseite des Kniegelenks sollte neben einer medialen Gonarthrose auch an eine segmentale Osteonekrose des medialen Femurkondulus denken lassen, eine seltene Erkrankung bei älteren Patienten (Morbus Ahlbäck, mediale Femurrollen-Nekrose).

Belastungsabhängige Beschwerden unterhalb der Kniescheibe am Ansatz des Ligamentum patellae sollten bei Jugendlichen zwischen dem 10.–

14. Lebensjahr röntgenologisch abgeklärt werden. Nicht selten ist eine aseptische Nekrose der Tibiaapophyse (Morbus Osgood-Schlatter) die Ursache.

Beschwerden in der Kniekehle mit deutlichem Spannungsgefühl, insbesondere bei Kniestreckung, können auf eine Raumforderung in der Kniekehle hinweisen, z. B. eine Aussackung der dorsalen Kniegelenkskapsel mit stielartiger Verbindung zum Gelenk bei andauernder Kniebinnendruckerhöhung (Baker-Zyste). Differentialdiagnostisch sind bei Kniekehlenbeschwerden selbstverständlich auch Ganglien, Tumoren und Gefäßprobleme wie Thrombosen, Aneurysmen sowie Lymphknotenschwellungen zu berücksichtigen.

Ähnlich wie beim Schultergelenk sind im Kniegelenk Veränderungen der Synovialis nicht selten, z. B. das Auftreten einer Chondromatose oder einer villonodulären Synovitis (tumorähnliche Wucherung der Gelenkschleimhaut), die histologisch von einem Synovialsarkom zu differenzieren ist und ein relativ hohes Erwartungsrisiko beinhaltet.

Knöchel- und Fersenbereich

Eine Vielzahl der in der Fersenregion dorsal imponierenden Beschwerden wird als Achillodynie bezeichnet. Dies ist dann weniger eine Krankheitsentität als vielmehr eine Beschreibung aller Schmerzzustände, die in der näheren Umgebung des Achillessehnenansatzes lokalisiert sind. Dazu gehören:

- Haglund-Exostose (Achillobursitis), eine Formvariante des Fersenbeins mit Vorwölbung der hinteren-oberen Kante des Calcaneus. Es kommt zu einer kirschgroßen, geröteten Vorwölbung mit Bursabildung, die röntgenologisch als schroffe Fersenbeinhinterkante imponiert. Sie wird häufig durch das Wechselspiel mit einer drückenden Fersenkappe (unpassendes Schuhwerk) hervorgerufen und unterhalten.
- Insertionstendopathie der Achillessehne, die auf eine vermehrte mechanischer Belastung zurückführen ist (▶ Kap. 15.2.3, ◻ Tab. 15.14). Äußerlich sind keine wesentlichen Veränderungen festzustellen, gelegentlich kommt es bei chronischem Verlauf zu einer Konturverdickung im distalen Sehnenbereich. Bei der Untersuchung zeigt sich ein umschriebener Druckschmerz am hinteren Fersenbein, der sich insbesondere bei Plantarflexion verstärkt.
- Rheumatische Erkrankung (Frühsymptom des Spondylitis ankylosans, ▶ Kap. 17).
- Paratendinitis mit tastbaren Reiben im Sehnenverlauf. Sie ist im proximalen Verlauf der Achillessehne lokalisiert und führt häufig zu bewegungsabhängigen Schmerzen.

Tastbare spindelförmige Verdickungen im mittleren oder unteren Bereich der Sehne lassen auch an eine ältere Teilruptur oder Ruptur der Achillessehne denken, die insbesondere bei degenerativen Prozessen nicht so schmerzhaft empfunden wird. Eine sonographische Abklärung, ggf. kann auch eine magnetresonanztomographische Bildgebung, sollte eine Klärung herbeiführen.

Bei Kindern bis zum 14. Lebensjahr ist bei Beschwerden unterhalb des Achillessehnenansatzes auch an eine Apophysitis calcanei, eine aseptische Nekrose der Apophyse des Fersenbeins, zu denken, die infolge des Epiphysenfugenschlusses mit dem 15. Lebensjahr nur bis zu diesem Alter auftritt.

Im Knöchelbereich sind gelegentlich sowohl dorsal wie auch kaudal des Außen- und Innenknöchels teigige, druckschmerzhafte Schwellungen anzutreffen, die auf Tenosynovitiden der tibialen und peronealen Sehnen zurückzuführen sind. Im Extremfall kann es bei Dorsalflexion und gleichzeitiger Adduktion oder Supination des Fußes zu einem Luxieren der Peronealsehnen über den Außenknöchel kommen (Peronealsehnenluxation).

Nach Distorsionstraumata kann es nach Verletzungen des Band- und Kapselapparates über der Innenseite des Talocalcanealgelenkes zu einer leichten Schwellung, in jedem Fall aber Druckschmerzhaftigkeit mit Schmerzverstärkung bei Supination kommen, dem sog. Sinus-Tarsi-Syndrom.

Ebenfalls auf der Innenseite des Rückfußes kann sich durch Kompression der beiden aus dem N. tibialis hervorgehenden Nn. plantares hinter dem Innenknöchel bei ihrem Durchtritt unter das Retinaculum der Zehen-Beugemuskulatur das sog. Tarsaltunnelsyndrom ausbilden mit Dysästhesien an der Fußsohle, Schmerzen im Innenknöchelbereich und Ausstrahlung bis in die Großzehe. Der Schmerz kann durch Pronation und Dorsalflexion des Fußes verstärkt werden. Sensibilitätsausfälle an der Fußsohle oder der dorsalen Seite der Großzehe bis hin zu einer Spreizschwäche der Zehen sind möglich.

Häufige Schmerzursache im Bereich der Fersenauftrittsfläche kann eine Ansatztendopathie der Plantaraponeurose am medianen Anteil des Tuber calcanei sein, die zu einer knöchernen Ausziehung (Fersensporn) führen kann. Der röntgenologische Befund ist ein Hinweis für eine derartige Ansatztendinose, kann aber auch klinisch vollkommen stumm sein. Ältere, chronische Bandinstabilitäten nach rezidivierenden Distorsionen im oberen Sprunggelenk können ebenfalls Beschwerden im Rückfuß auslösen und bedürfen einer sorgfältigen klinischen Untersuchung und ggf. einer röntgenologischen Funktionsaufnahme.

Arthrosen im oberen wie auch unteren Sprunggelenk zeichnen sich aus durch Anlauf- und Belastungsschmerzen, durch Bewegungseinschränkung der Dorsal- und Plantarflexion (oberes Sprunggelenk) mit Schwellneigung sowie Unsicherheiten beim Gehen, insbesondere auf unebenem Grund (unteres Sprunggelenk).

Die häufig röntgenologisch festzustellenden, in der Regel symmetrischen Skelettvarianten des Fußes in Form von akzessorischen Fußknochen sind in der Regel klinisch irrelevant und werden rein zufällig entdeckt.

Anhaltende therapieresistente Beschwerden im oberen Sprunggelenk können auch auf eine Osteochondrosis dissecans des Talus beruhen, die sich röntgenologisch, besser im MRT als lokalisierter osteochondrotischer Defekt darstellen lässt. Die Ätiologie ist unklar, häufig wird sie als posttraumatische Folge angesehen.

Des Weiteren kann es im gesamten Fußbereich durch kontrakte Fehlstellungen im Sinne eines kontrakten Plattfußes als Folge degenerativer Veränderungen in den Fußwurzelgelenken oder aber auch von Synostosen der Rückfußknochen (Coalitio tarsi) zu einem auffallenden, stampfenden Gangbild und schmerzhaften Fehlstellungen über der Außen- oder Innenkante des Fußes mit entsprechenden Reizerscheinungen kommen.

Hartnäckige Beschwerden im Mittelfußbereich, insbesondere nach ungewohnten Belastungen, sind gelegentlich Symptom von »Marschfrakturen« der Mittelfußknochen (»schleichende« Frakturen,

Stressfrakturen), die am häufigsten die Metatarsalschäfte Digitus II und III treffen und sich röntgenologisch anhand einer spindelförmigen Callusauftreibung nachweisen lassen.

Differentialdiagnostisch abzugrenzen ist hiervon die Morton-Neuralgie als Metatarsalgie mit Spreizfußbeschwerden infolge Reizung eines interdigitalen Nervs, meist im 3. oder 4. Interdigitalraum. Es kommt zu belastungsabhängigen neuralgiformen brennenden Schmerzen an der Fußsohle, im Gegensatz zum schmerzhaften Spreizfuß, dessen Schmerz diese neuropathische Komponente nicht besitzt.

Eine ausgeprägte Knick-Senkfuß-Komponente kann zur schmerzhaften Prominenz eines Os tibiale externum an der Innenseite der Fußwurzel führen, was röntgenologisch abzuklären ist.

Therapieresistente Beschwerden an der Innenseite des Fußes bei Kinder im Alter von 2–11 Jahren durch bevorzugtes Gehen über den äußeren Fußrand sollten zum radiologischen Ausschluss einer Nekrose des Os naviculare (Köhler-Erkrankung I) führen, genauso wie Metatarsalgien bei Mädchen im Alter zwischen 11 und 18 Jahren, die auf eine aseptische Nekrose eines Mittelfußköpfchens (Köhler-Erkrankung II) zurückzuführen sind mit belastungsabhängigen Beschwerden hauptsächlich im Vorfußbereich sowie Schmerzhinken bei gestörten Abrollvorgang des Fußes.

Die infolge von Spreizfüßen entstehenden Hallux valgus und Hammer- und Krallenzehendeformitäten der Zehen werden meist bei zu engem Schuhwerk symptomatisch. Bei Einsteifung des Großzehenrundgelenkes mit Abrollbeschwerden liegt in der Regel eine Arthrose des Großzehengrundgelenkes vor (Hallux rigidus).

Differentialdiagnostisch ist auch an eine Arthritis urica (Gichtanfall) zu denken, die anfallsartig mit entzündlichen Symptomen auffällt und labormedizinisch abgeklärt werden sollte.

Fußbeschwerden sollten beim Diabetiker auch an eine diabetisch-neuropathische Osteoarthropathie denken lassen, infolge der chronischen Mikro-/Makroangiopathie, der Polyneuropathie und der Resistenzschwäche gegenüber Infektionen.

Seltener als im Handbereich ist bei therapieresistenten entzündlichen Fußbeschwerden mit vegetativer Symptomatik auch an ein CRPS zu denken (► Kap. 16.2).

Fußbeschwerden können auch im Rahmen eines arteriellen oder venösen Gefäßleidens der Beine auftreten oder auch Symptom eines radikulären Wirbelsäulensyndroms sein. Ebenfalls können rheumatische Erkrankungen (rheumatoide Arthritis, Psoriasis-Arthropathie) an den Zehen und Fußgelenken mit entsprechenden Deformitäten Ursachen für Beschwerden sein.

Subunguinale Beschwerden können auf einen Glomustumor zurückzuführen sein. Charakteristisch ist die kleine millimetergroße, blau-rötliche Verfärbung unter dem Nagel.

2.1.3 Wirbelsäule: Morphologische Ursachen und Einflussfaktoren bei Schmerzerkrankungen

Das Kapitel beschränkt sich auf »degenerative Wirbelsäulenerkrankungen«, das heißt alle Prozesse in Wirbelkörpern, Bandscheiben, Bändern und Wirbelgelenken, die sich als morphologische Veränderungen im Laufe des Lebens manifestieren. Als röntgenologische Befunde kommt ihnen nur dann pathologische Bedeutung zu, wenn die klinische Symptomatik soweit beurteilbar diesen morphologischen Veränderungen entspricht. Ansonsten wäre Degeneration besser als eine »im normalen Alterungsprozess entsprechende Entwicklung der Wirbelsäule« zu definieren [2]. Bei der Differenzialdiagnose der Wirbelsäulenbeschwerden sind zunächst bei nicht genau lokalisierbaren Beschwerden statisch bedingte Rückenschmerzen durch Insuffizienzerscheinungen der Rückenmuskulatur, infolge einseitiger Beinverkürzung, einer Skoliose oder einer Rundrückenbildung (► Kap. 1.2–1.7, ► Kap. 15.1) von systemischen Skeletterkrankungen zu unterscheiden. Bei diesen liegen veränderte Knochenumbauraten vor, die zu einer mangelnden Tragfähigkeit der Wirbelkörper führen können. Es bilden sich Keil- oder Halbwirbel aus als Folge von Stoffwechselerkrankungen des Knochens, die sich in diffusen Rückenschmerzen manifestieren. Die wichtigsten systemischen Skeletterkrankungen, die hierfür infrage kommen, ist die Osteoporose (► Kap. 19), die primär altersabhängig auftritt

oder sekundär in Folge einer Kortisontherapie, des Hyperparathyreoidismus (Kalziumwerte über 11,5 mg%), der Osteomalazie, der ein Mangel von Vitamin D zugrunde liegt, und der komplexen renalen Osteodystrophie, die durch Osteomalazie und Osteosklerose gekennzeichnet ist. Zur Gruppe der generalisierten Skeletterkrankungen gehört auch der Morbus Paget, der mehrere Wirbel und das Sakrum befallen kann. Differenzialdiagnostisch ist hier die deutlich erhöhte alkalische Phosphatase hinweisend. Des Weiteren sind generalisierte Metastasierungen im Skelett bevorzugt in Wirbelkörpern zu finden, so Metastasen aus dem Mamma-, Prostata-, Bronchial-, Nieren-, Kolon- und Rektumkarzinom. Auch das Myelom bevorzugt die Wirbelsäule, befällt ganze Wirbelsäulenabschnitte mit gleichzeitiger Entwicklung einer Osteopenie. Das Gleiche gilt für Leukämien und den Morbus Hodgkin. Der Verdacht auf einen Tumor bzw. auf eine Metastase muss zu einer sehr sorgfältigen Untersuchung unter Einbeziehung bildgebender Verfahren erfolgen. Weitere wichtige Notfallabklärung ist die infektiöse Spondylitis, die aufgrund ihrer systemischen Auswirkungen und der Komplikationen zu den Notfällen der Wirbelsäulenbehandlung gehört.

Bei den zum Teil lokalisierbaren Schmerzen im Wirbelsäulenbereich liegen primär katabole Vorgänge an der Bandscheibe zugrunde, denen später Aufbauerscheinungen folgen. Die Zwischenwirbelsäule verliert nach Abschluss des Wachstums ihre Blutversorgung und verliert auf die Dauer ihren Turgor. Dies führt zu einer Reduktion der Bandscheibenhöhe, was als Osteochondrose bezeichnet wird. Es kommt zu einer reaktiven knöchernen Randzackenbildung, der Spondylosis deformans, die im Röntgenbild durch Knochenausziehungen an den vorderen Grund- und Deckenplatten der Wirbelkörper auftritt. Durch die Annäherung der einzelnen Wirbelkörper zueinander kommt es zur Überlastung der Facetten der kleinen Wirbelgelenke, die wiederum eine Spondylarthrose (◘ Abb. 15.8) hervorrufen. Die dadurch entstehenden Osteophyten können in das Foramen vertebrale hineinragen und diese einengen (Foraminalstenose). Die Halswirbelsäule weist mit den Processus uncinati eine Besonderheit auf, die in Form sattelartiger Knochenausziehung an den hinteren und seitlichen Kanten der Deckplatten des 3. bis 7. Wirbelkörpers sich degenerativ verändern können und eine sog. unkovertebrale Arthrose ausbilden. Auch deren Exophyten können ins Foramen vertebrale hineinragen und neben der austretenden Nervenwurzel auch die A. vertebralis mechanisch irritieren, was klinisch eine radikuläre Symptomatik, ggf. mit neurologischen Defizitsyndromen, auslöst.

Eine große klinische Bedeutung, gerade beim älteren Patienten, hat das Facettensyndrom, das in der Regel mit degenerativen Veränderungen der kleinen Wirbelgelenke (Spondylarthrose) einhergeht, aber nicht muss. Als Ursache sind meniskoide Einklemmungen, Dehnungen und/oder Einklemmung der Gelenkkapseln, kapsuläre oder synoviane Entzündungen sowie muskulär bedingte Dysfunktionen der Gelenke anzusehen. Auch hier sind klinische und radiologische Zeichen nicht beweisend, zumal das Facettensyndrom häufig im Zusammenhang mit Bandscheibenerkrankungen auftritt. Die Verdachtsdiagnose kann durch eine Nervenblockade (R. medialis des dorsalen Spinalnervenastes) oder eine intraartikuläre Anästhesie der Gelenke gesichert werden. Dabei müssen aufgrund der überschneidenden Innervation die beiden benachbarten Segmente miteinbezogen werden (► Kap. 15.1.1).

In 10–20% der Kreuzbeschwerden sind die Sakroiliakalgelenke klinisch relevant. Diese bestehen aus einem fibrösen wie auch synovialen Gelenkanteil und weisen in erster Linie funktionelle Störungen auf (► Kap. 1.5.2). Abgesehen von traumatischen oder rheumatischen Erkrankungen sind Röntgenveränderungen mit zunehmendem Alter weniger schmerzrelevant. Der geringen Beweglichkeit (5–8 Grad in der Sagitalebene) entspricht deren wichtige stabilisierende Funktion beim Abfangen der auf und über die Wirbelsäule einwirkenden Kräfte. Dazu dienen auch die starken, zwischen Os ilium und Os sacrum sowie auch zum Os ischii sich ausbreitenden Beckenbänder, denen bei funktionellen Beschwerden große Bedeutung zukommt (Ligamentose). Manualdiagnostische Untersuchungen, insbesondere Provokationstests, können Hinweise für eine Affektion des Sakroiliakalgelenkes, insbesondere für seinen ligamentösen Anteil, liefern. Diagnostisch beweisend sind gezielte Lokalanästhetika-Injektionen, die allerdings

bei diagnostischen Fragestellungen aufgrund der schwierigen anatomischen Verhältnisse mit Röntgen-Bildwandler erfolgen sollten.

Häufig werden Spondylolisthesen (► Kap. 15.1.3) als Schmerzursache von chronischen Kreuzschmerzen mit oder ohne pseudoradikulärer Ausstrahlung angegeben. Dabei dürften die relativ häufigen (5% der Bevölkerung), stabilen, geringgradigen Formen (Meyerding I und II) weniger schmerzrelevant sein als höhergradige Ausprägungen, die auch zu radikulärer Kompression führen können und in diesen Fällen auch einer operativen Reposition und Stabilisierung bedürfen. Eine sachliche Aufklärung des Patienten, eine Anleitung zur muskulären Stabilisierung und Haltungsschulung und eine klinische Verlaufsbeobachtung sind zunächst in den meisten Fällen ausreichend. Die Pseudospondylolisthese, eine erworbene, degenerative Spondylolisthese mit ventraler Wirbeldislokation bei erhaltener Kontinuität der Interartikularposition, entsteht durch eine Destruktion der betroffenen Bandscheibe, gefolgt von einer degenerativen Lockerung der Zwischenwirbelgelenke. In Kombination mit einer Verdickung der Ligamenta flava ist die Pseudospondylolisthese eine der häufigsten Ursachen der Spinalkanalstenose. Auch hier entscheidet weniger der bildgebende Befund als die klinische Symptomatik über therapeutische Konsequenzen.

Bei Entstehung und Unterhaltung des radikulären Schmerzes spielen neben der bekannten mechanischen Kompression der Nervenwurzel durch den Bandscheibenvorfall immunologisch-entzündliche Prozesse eine Rolle, die durch Exposition von Nucleus-pulposus-Material im Epiduralraum hervorgerufen werden. Durch Narben- und Adhäsionsbildung nach Entzündung oder mechanischer Irritation kann es zur Fixierung des Spinalganglions im spinalen Nervenkanal kommen, die schon bei kleinsten Bewegungen zu Schmerzsensationen führen. Chronische Radikulopathien stellen damit einen typischen neuropathischen Schmerz dar, der durch ektope Erregungsbildungen charakterisiert ist, wie auch durch eine erhöhte Erregbarkeit durch periphere wie auch zentrale Sensibilisierung.

Spezifische Rückenschmerzen, die maximal 10% des chronischen Schmerzes ausmachen und auf beeinträchtigte Wirbelsäulenstrukturen mit klinischer Relevanz zurückzuführen sind, zeigen unbehandelt einen progressiven Verlauf bzw. verlangen eine spezifische konservative oder operative Therapie. Auch hier kann es zu chronischen Verläufen kommen, wie z. B. bei posttraumatischen Wirbelsäulendeformitäten oder hartnäckigen Radikulopathien, deren Ursache nachvollziehbar bleibt, auch wenn sich mit der Zeit eine Symptomausweitung einstellt, wie sie gerade für die Rückenregion charakteristisch ist.

In der überwiegenden Anzahl der Fälle fehlt aber eine sicher zu benennende singuläre Ursache sowohl beim Erstauftreten als auch im weiteren Verlauf, oder die eigentliche Ursache hat zu unterschiedlichen Folgen geführt, die mit zunehmender Zeit nicht mehr zu differenzieren sind und in einer komplexen Symptomatik münden. Neben den eindeutig klinisch, bildgebend und apparativ nachweisbaren Ursachen für chronische Rückenschmerzen wie Tumore (0,6%), Spondylodiszitis (0,01%), rheumatische Erkrankungen (0,3%) sowie Wirbelfrakturen bei fortgeschrittener Osteoporose (4%) werden verschiedene Schmerzursachen diskutiert, deren wissenschaftliche Evaluation noch nicht abgeschlossen ist.

Dazu gehört der diskogene Schmerz, der die häufigste Quelle degenerativ bedingter Beschwerden zu sein scheint. Die zunehmende Dehydrierung im Nucleus pulposus schon im jungen Erwachsenenalter, eine zunehmende Rissbildung im Anulus fibrosus und die Reduktion der Bandscheibenhöhe werden als genetisch determiniert, mechanisch induziert und biologisch aufrecht erhalten angesehen. Dabei sind am häufigsten die am meisten beanspruchten Segmente L4/5 und L5/S1 betroffen. Mit der mechanischen Reizung der resistenzgeminderten und gelockerten Bandscheibe kommt es zu einem lokalen nozizeptiven Rückenschmerz, der diffus im Rücken angegeben wird. Darüber hinaus kommt es zu Schädigungen der vermehrt in den Bandscheibenraum eingesprossten Nervenfasern, die im Rahmen einer neurogenen Entzündung eine zusätzliche neuropathische Komponente des Schmerzgeschehens wahrscheinlich machen. Problematisch ist der Nachweis eines diskogenen Schmerzes. Klinisch gibt es lediglich Verdachtsmomente wie zunehmende lokale LWS-Beschwerden beim Sitzen, Besserung im Gehen, eingeschränkte Rumpfflexion sowie fehlende neurologische Aus-

fallserscheinungen bei Ausschluss raumfordernder Prozesse im Spinalraum. Degenerative Veränderung im MRT, insbesondere Nachweis von high-intensity-zones (HIZ), haben eine geringe Sensitivität. Höheren prädiktiven Wert besitzen Endplattenabnormalitäten (Modic I und II), wobei auch deren klinische Relevanz umstritten ist. Objektivierung durch interventionelle Maßnahmen wie eine Diskographie ist ebenfalls nicht als sicher einzustufen.

Wie bei allen muskuloskelettalen Beschwerden besteht keine sichere Korrelation zwischen degenerativen Veränderungen im bildgebenden Verfahren und dem vom Patienten geschilderten Schmerz, sodass nur in speziellen Fällen unter Berücksichtigung des klinischen Verlaufs interventionelle und operative Maßnahmen (Spondylodese, Bandscheibenprothese, intradiskale elektrothermale Therapie) zu erwägen sind, zumal sich die bisherigen Studienergebnisse kontrovers darstellen.

Die nicht ausgleichbare, fixierte Seitverbiegung der Wirbelsäule wird als Skoliose bezeichnet; die nicht fixierte, möglicherweise muskulär auszugleichende Seitenverbiegung, heißt skoliotische Fehlhaltung. Die mit der Skoliose verbundene Form- und Stellungsänderung der Wirbel mit Verminderung der Wirbelkörperhöhe an der konkaven Seite der Ausbiegung und eine S-förmige Verdrehung der Wirbel in sich um die Körperlängsachse führt dazu, dass sich die Wirbelkörper in die Konvexität verdrehen und die Dornfortsätze und dorsalen Anteile des Wirbelbogens in die Konkavität. Dieser Prozess wird als Torsion bezeichnet. Diese Torsion bewirkt, dass auch die Rippen, deren Ansätze ventral von der Drehachse liegen, in die Konvexseite hineingedreht werden und so auf dieser Seite hinten eine Vorwölbung bilden, den sog. Rippenbuckel.

Bei 80–90% der Skoliosepatienten ist die Ätiologie nicht bekannt. Solche Formen werden als idiopathisch bezeichnet (◘ Abb. 15.14). Sie findet sich 6- bis 7-mal häufiger bei Mädchen als bei Jungen. Sie kann sich in jedem Alter während des Wachstums entwickeln. Je früher es zur Seitenausbiegung kommt, umso schlechter ist im Allgemeinen die Prognose. Die Untersuchung des Patienten muss die Form der Taillendreiecke beurteilen und besonders auf den Beckenschiefstand bzw. Beinverkürzung als mögliche Ursache achten. Alle 3 Monate muss eine festgestellte Skoliose durch genaue körperliche Untersuchung kontrolliert werden. Röntgenaufnahmen sollten alle 6 Monate den weiteren Verlauf mit der Methode nach Cobb dokumentieren. Die Seitenverbiegung der Wirbelsäule wächst sich natürlich nicht aus! Eine Skoliose kann sich ohne Behandlung nur verschlechtern, niemals aber verbessern [4].

Nach Abschluss des Wachstumsalters schreitet die Verkrümmung kaum mehr oder nur noch langsam voran. Schmerzen treten meistens erst im höheren Lebensalter infolge der schweren Spondylarthrose und einem Nachlassen der muskulären Kompensationsfähigkeit auf.

Die »statische« Skoliose entsteht durch eine Beinverkürzung mit nachfolgendem Beckenschiefstand. Die primäre konvexe Krümmung ist hier immer im unteren Anteil der Wirbelsäule zur verkürzten Seite hin zu suchen (▶ Kap. 1.2.2).

2.2   Rheumatische Erkrankungen

Das Wort »Rheuma« wird häufig mit Schmerzen des Bewegungssystems gleichgesetzt. Eine Abgrenzung der entzündlich-rheumatischen Erkrankungen gegenüber degenerativen, funktionellen und psychischen Schmerzfaktoren erfolgt dabei nicht. Pathophysiologisch sehr verschiedene Erkrankungen werden unter Begriffen wie Gelenkrheuma oder Weichteilrheuma zusammengefasst.

Da sich die therapeutische Herangehensweise grundsätzlich unterscheidet und andererseits bei den entzündlichen, teilweise bedrohlichen Erkrankungen eine Verzögerung der Therapie vermieden werden muss, ist eine Differenzierung erforderlich.

Rheumatische Erkrankungen im engeren Sinne sind Autoimmunerkrankungen. Sie werden mit Hilfe von Klassifikationskriterien bestimmten Diagnosen zugeordnet. Dabei kommen auch Überlappungssyndrome und undifferenzierte Erkrankungen vor, bei denen die Zuordnung zu einer einzelnen Diagnose nicht möglich ist (◘ Tab. 2.1).

Patienten mit degenerativen Erkrankungen können zusätzlich an entzündlich-rheumatischen Erkrankungen leiden. Andererseits führen Entzündungen zu Schäden, die nach Abklingen der entzündlichen Aktivität funktionelle Störungen und Schmerzen verursachen.

Daher muss neben der zugrunde liegenden Diagnose auch der Pathomechanismus des aktuellen Krankheitszustandes für den therapeutischen Ansatz berücksichtigt werden.

2.2.1   Rheumatoide Arthritis

Typisch für die rheumatoide Arthritis (RA) ist ein symmetrischer, polyartikulärer Befall. Der Verlauf der Erkrankung ist in der Regel chronisch und oft schubförmig. Floride Arthritiden lassen sich als weiche Schwellungen tasten. Meist finden sich Arthritiden mehrerer kleiner Fingergelenke (MCP und PIP) und Zehengelenke (MTP und PIP), häufig auch der Handgelenke und weiterer großer Gelenke. Die distalen Interphalangealgelenke sind in der Regel nicht beteiligt. Eine Beteiligung der oberen Halswirbelsäule tritt als Arthritis im Atlantoaxialgelenk mit dem Risiko einer atlantodentalen Dislokation auf.

Infolge der chronischen Entzündung kommt es an den betroffenen Gelenken zu Knorpelschäden und knöchernen Erosionen bis hin zur Gelenkdestruktion mit typischen Gelenkdeformitäten im weiteren Verlauf. Außerdem findet sich oft bereits nach wenigen Wochen eine Atrophie der kleinen Handmuskulatur. Erosionen werden bereits innerhalb von 3 Monaten nach Beginn der Erkrankung beobachtet, weshalb eine schnelle Diagnosestellung (◘ Tab. 2.2) und eine frühzeitige Einleitung einer effektiven antientzündlichen Therapie für die Vermeidung von Gelenkschäden notwendig sind.

Die Schmerzintensität und Funktionseinschränkung korreliert im Arthritisschub mit der Entzündungsaktivität. Bei fortgeschrittener Erkrankung ist der Anteil der sekundären Veränderungen der Gelenke, Bindegewebsstrukturen und der Muskulatur von zunehmender Bedeutung für die gestörte Funktion und die Schmerzsymptomatik.

Die ACR-Klassifikationskriterien für die rheumatoide Arthritis von 1988 wurden 2010 durch die ACR/EULAR-Kriterien abgelöst. Durch einen Punktescore (◘ Tab. 2.2) kann die Diagnose früher gestellt werden, wodurch ein schnellerer Therapiebeginn möglich wird. Bei einem Score von

◻ Tabelle 2.1 Ausgewählte entzündlich-rheumatische Erkrankungen

Erkrankungsgruppen	Diagnosen
Rheumatoide Arthritis (RA)	– Seropositive RA – Seronegative RA
Spondyloarthritiden	– Spondylitis ankylosans (Morbus Bechterew) – Infekt-assoziierte oder reaktive Arthritiden – Arthritis psoriatica – Enteropathische Arthritiden (Morbus Crohn, Colitis ulcerosa)
Kollagenosen	– Systemischer Lupus erythematodes (SLE) – Polymyositis und Dermatomyositis – Progressive systemische Sklerose und CREST – Primäres Sjögren-Syndrom – Mischkollagenose (MCTD, Sharp-Syndrom) – Undifferenzierte Kollagenose
Vaskulitiden	Kleiner Gefäße: – Wegener-Granulomatose – Churg-Strauss-Syndrom – Mikroskopische Polyangiitis (mPAN) – Purpura Schönlein-Henoch – Leukozytoklastische Vaskulitis Mittelgroßer Gefäße: – Panarteriitis nodosa (PAN) – Kawasaki-Syndrom Großer Gefäße: – Arteriitis temporalis und Polymyalgia rheumatica – Takayasu-Arteriitis Weitere Vaskulitiden: – Endangitis obliterans – Morbus Behçet
Juvenile idiopathische Arthritis (JIA, JCA)	Heterogene Erkrankungsgruppe von Arthritiden mit Erkrankungsbeginn in Kindesalter und Jugend
Arthritiden bei anderen Systemerkrankungen	– Akute und chronische Sarkoidose – Felty-Syndrom (bei schwerer RA) – Adulter Morbus Still

4–5 Punkten ist die Diagnose wahrscheinlich, bei 6 Punkten gesichert.

Bei Risikopatienten mit hoher Entzündungsaktivität bzw. ungünstigen prognostischen Faktoren sollte eine immunsuppressive Therapie auch dann frühzeitig eingeleitet werden, wenn die Klassifikationskriterien nicht vollständig erfüllt sind [6].

2.2.2 Spondyloarthritiden

Die Gemeinsamkeit dieser Erkrankungen besteht in einem entzündlichen Befall des Achsenskelet-tes und der genetischen Assoziation zu HLA-B27. Die Diagnose kann allein durch den Nachweis von HLA-B27 weder gesichert noch ausgeschlossen werden.

Der typische entzündliche Rückenschmerz ist gekennzeichnet durch Schmerzen besonders in der zweiten Nachthälfte, Morgensteifigkeit und eine Besserung im Tagesverlauf sowie bei Bewegung. Meist liegt das Erstmanifestationsalter vor dem 40. Lebensjahr, der Beschwerdebeginn ist schleichend.

◻ Tabelle 2.2 ACR/EULAR-Kriterien zur Diagnose einer rheumatoiden Arthritis. (Nach [8])

	Punkte
Geschwollene/schmerzhafte Gelenke	
≤1 (mittel)großes Gelenk	0
2–10 (mittel)großes Gelenk	1
1–3 kleine Gelenke	2
4–10 kleine Gelenke	3
>10 Gelenke (mindestens 1 kleines Gelenk)	5
Serologie	
RF und Anti-CCP negativ	0
RF und Anti-CCP niedrig positiv	1
RF und Anti-CCPpositiv	2
Akute-Phase-Parameter	
CRP und BSG normal	0
CRP und BSG erhöht	1
Symptomdauer	
<6 Wochen	0
≥6 Wochen	1

Auswertung:
4–5 Punkte: Diagnose rheumatoide Arthritis wahrscheinlich.
≥6 Punkte: Diagnose rheumatoide Arthritis gesichert.

Spondylitis ankylosans (Morbus Bechterew)

Die Spondylits ankylosans (frühere Bezeichnung: Morbus Bechterew) ist eine entzündliche Erkrankung des Achsenskelettes, die in ihrem Verlauf zur Verknöcherung der Bandstrukturen bis hin zur Ankylosierung von Wirbelverbindungen und Iliosakralgelenken führt. Typisch sind auch Enthesitiden im Bereich des Beckens und der großen Gelenke, bevorzugt der unteren Extremitäten. Weiterhin können Uveitiden, und periphere Arthritiden auftreten. Männer sind 3-mal häufiger.

In den neuen ASAS-Kriterien (◻ Tab. 2.3) für die axiale Spondyloarthritis von 2010 wird auch der Nachweis einer Sakroiliitis in der MRT als radiologisches Kriterium verwendet [9].

Arthritis psoriatica

Die Arthritis psoriatica kann in ihrer Symptomatik einer rheumatoiden Arthritis oder einer Spondylits ankylosans ähneln. Dabei ist die Neigung zur Ankylosierung der Wirbelsäule und der Iliosakralgelenke geringer, die Sakroiliitis ist häufig einseitig. Die Assoziation zu HLA-B27 beträgt ca. 50% und der Rheumafaktor ist in der Regel negativ. Der polyarthritische Befall der peripheren Gelenke ist typischerweise asymmetrisch. Im Gegensatz zur rheumatoiden Arthritis sind häufig mehrere Gelenke eines Fingers oder eines Zehenstrahles unter Einbeziehung der DIP-Gelenke betroffen. Als Daktylitis oder Wurstfinger bzw. Wurstzehe bezeichnet man die entzündliche Beteiligung eines gesamten Fingers bzw. einer Zehe. Die Röntgenmorphologie unterscheidet sich von der rheumatoiden Arthritis durch ein Nebeneinander von Osteolysen und proliferativen Veränderungen.

Meist können psoriatische Hauteffloreszenzen gefunden werden, mitunter finden sich lediglich Nagelveränderungen oder auch gar keine Psoriasis (ca. 20%).

Chronisch entzündliche Darmerkrankungen

Colitis ulcerosa und Morbus Crohn können ebenfalls zu einer Arthritis oder Sakroiliitis führen. Das Verteilungsmuster reicht von der Monarthritis eines großen Gelenkes über die Oligoarthritis bis hin zu einer Polyarthritis mit Gelenkdestruktionen, die der rheumatoiden Arthritis ähneln kann.

Reaktive Arthritis

Reaktive Arthritiden treten in der Regel im Zusammenhang mit bakteriellen oder viralen Infektionen auf. Die Arthritis tritt in der Regel mehrere Tage bis Wochen nach einer Infektion auf. In der Gelenkflüssigkeit sind regelmäßig keine lebensfähigen Erreger nachweisbar. Auch serologisch ist ein sicherer Nachweis des verantwortlichen Erregers meist nicht möglich.

Typisch für die reaktiven Arthritiden ist der mon- oder oligoarthritische Gelenkbefall großer Gelenke. Die nicht obligate Sakroiliitis tritt in der Regel einseitig auf.

> **◘ Tabelle 2.3** Die modifizierten New-York-Kriterien zur Diagnose der Spondylitis ankylosans

Klinische Kriterien	– Tief sitzende Rückenschmerzen bzw. –steifigkeit; Dauer 3 Monate; Besserung durch Bewegung, nicht durch Ruhe – Bewegungseinschränkung der Lendenwirbelsäule in Anteflexion und Seitneigung – Reduzierte Atemexkursion
Radiologische Kriterien	– Beidseitige Sakroiliitis Grad 2–4 – Einseitige Sakroiliitis Grad 3–4

Auswertung:
Wahrscheinliche Diagnose: Alle klinischen Kriterien oder ein radiologisches Kriterium sind erfüllt. Sichere Diagnose: Ein radiologisches und mindestens ein klinisches Kriterium sind erfüllt.

2.2.3 Kollagenosen

Bei den Kollagenosen handelt es sich um systemische Autoimmunerkrankungen mit Beteiligung des Bindegewebes (◘ Tab. 2.1). Diese sind durch ihre Symptomatik und die Autoantikörperbefunde definiert.

Häufig betroffene Organe sind Haut, Niere, Lunge, Herz, Gehirn, hämatopoetisches System, Muskulatur und Gelenke. Beispielhaft seien in ◘ Tab. 2.4 wichtige Organbeteiligungen genannt.

Die Dermatomyositis ist – häufiger als die Polymyositis – eine Paraneoplasie, weshalb bei beiden Erkrankungen nach malignen Grunderkrankungen gesucht werden muss.

2.2.4 Vaskulitiden

Auch die Vaskulitiden (◘ Tab. 2.1) sind durch ihre spezifischen Symptome, Organ- und Laborbefunde gekennzeichnet. Hier soll lediglich auf die Arteriitis temporalis und die Polymyalgia rheumatica näher eingegangen werden.

Diese beiden Erkrankungen treten als Schmerzsyndrome in Erscheinung und sind Erkrankungen des höheren Lebensalters mit dem Häufigkeitsgipfel im 7. Lebensjahrzehnt. Sie werden fast nie vor dem 50. Lebensjahr beobachtet und sind in der Regel gut zu behandeln, können aber in unbehandeltem Zustand schwerwiegende Komplikationen nach sich ziehen.

Arteriitis temporalis

Leitsymptom der Arteriitis temporalis bzw. cranialis ist der diffuse Kopfschmerz mit akutem oder subakutem Beginn. In ca. 40% der Fälle treten Claudicatio-Symptome mit Kau- und Zungenschmerzen oder Schluckstörungen auf. Beim Befall der A. temporalis ist diese druckschmerzhaft und pulslos. Häufig sind Allgemeinsymptome wie Gewichtsverlust, Nachtschweiß und Abgeschlagenheit. In einem Drittel der Fälle treten Sehstörungen auf. Um eine Erblindung zu verhindern, muss der Patient unverzüglich einer augenärztlichen Diagnostik und einer hochdosierten Kortikosteroidtherapie zugeführt werden.

Polymyalgia rheumatica

Klassisch sind meist plötzlich einsetzende heftige, beidseitige Schmerzen im Oberarm-, Schulter- und Nackenbereich sowie im Becken- und Oberschenkelbereich, welche die Patienten erheblich behindern. Dazu kommen eine Verschlechterung des Allgemeinzustandes, Gewichtsverlust, Fieber und Abgeschlagenheit und nicht selten auch Depressivität im weiteren Verlauf. Primär sind die Gelenke passiv frei beweglich, können aber infolge der Schonhaltung in ihrer Funktion auch eingeschränkt sein. Die bei der Polymyalgia rheumatica nicht seltenen Begleitarthritiden, die eine Abgrenzung zur rheumatoiden Arthritis erschweren, führen nie zu Gelenkdestruktionen.

Fast immer findet sich eine massiv erhöhte BSG. Eine Sturzsenkung muss immer auch an eine Polymyalgia rheumatica oder eine Riesenzellarteriitis denken lassen.

◘ **Tabelle 2.4**	Auswahl wichtiger Organbeteiligungen bei Kollagenosen
Haut	Schmetterlingserythem (SLE), Skleroderma und Sklerodaktylie, akrale Nekrosen, Tabaksbeutelmund (systemische Sklerose, CREST), Raynaud-Phänomen (alle Kollagenosen, Antiphospholipidsyndrome), Hautbeteiligung bei Dermatomyositis, Vaskulitis, Teleangiektasien (alle Kollagenosen)
Nieren	Glomerulonephritis, Lupusnephritis
Lunge	Alveolitis, Lungenfibrose, Pleuraergüsse
Herz	Perikarditis mit Perikardergüssen, Myokarditis, Endokarditis (Libmann-Sacks)
Gehirn	Vaskulitis, Perfusionsstörungen
Blut	Leuko- oder Thrombozytopenie (Aktivitätsmarker)
Gelenke	Arthralgien, Arthritiden (z. B. Jaccoud-Arthritis mit Gelenkdeformitäten aufgrund von Weichteildestruktionen ohne knöcherne Destruktion)
Muskulatur	Myositiden (Polymyositis und Dermatomyositis)

Literatur

1. Casser HR (2008) Der chronische untere Rückenschmerz, Nervenheilkunde 4
2. Breusch SH, Mau D Sabo (2006) Klinikleitfaden Orthopädie, 5. Auflage, Urban und Fischer, München Jena
3. Jäger M, Wirth CJ (2006) Praxis der Orthopädie, Georg Thieme, Stuttgart
4. Münzenberg KJ (1981) Orthopädie in der Praxis, Edition Medizin. Weinheim
5. Schultheis A, Reichwein F, Neblung W (2008) Die eingesteifte Schulter, Orthopädie, 37:1065–1072
6. Combe, Landewe R, Lukas C et al (2007) EULAR recommendations for the management of early arthritis: report of a task force of the European Standing Committee for International Clinical Studies Including Therapeutics (ESCISIT) Ann Rheum Dis 66: 34–45
7. Rehart S, Lehnert H (2008) Aktuelle Aspekte zur Arthrose. Zeitschrift für Rheumatologie 8
8. Gorl N, Kneitz C (2011) Aktuelles zur Diagnostik und Therapie der rheumatoiden Arthritis. Orthopädie und Rheuma 14 (3): 43–45
9. Sieper J (2010) Spondyloarthritiden. Zeitschrift für Rheumatologie 69: 425–434

Psychische und soziale Einflussfaktoren

Wolfgang Ritz und Anke Steinmetz

Psychische und soziale Einflussfaktoren sind oft nicht auf den ersten Blick zu erkennen. Nach ihnen muss gezielt gefragt werden. Sie sollten in der Therapieplanung unbedingt Berücksichtigung finden und sind häufig Ursache bei therapeutischen Misserfolgen.

3.1   Psychische Einflussfaktoren

3.1.1   Reiz- und Informationsverarbeitung bei Schmerz

Um die natürlichen Funktionen aufrecht zu erhalten, hat unser Nervensystem die Fähigkeit entwickelt, Schmerzen zu modulieren. Diese Fähigkeit kann beeinträchtigt sein, wenn Schmerzen wiederholt auftreten, unter traumatischen Bedingungen entstanden sind oder eine hohe emotionale Bedeutung haben. Unter diesen Umständen ändert sich die Schmerzverarbeitung. Nervenzellen werden hypersensibel, die zentrale Repräsentation betreffender Körperbereiche verändert sich und in den affektverarbeitenden Systemen des ZNS kommt es zu einer verstärkten Erregung. Diese Veränderungen können eine erhöhte Schmerzempfindlichkeit und/oder eine Ausbreitung des Schmerzes bewirken. Die zentrale Schmerz- und Affektverarbeitung stellt sich auf den Schmerz ein und eine besondere schmerzbezogene Aufmerksamkeit entwickelt sich. Das autobiographische Gedächtnis vergleicht den aktuellen Schmerz mit früheren Empfindungen und Erfahrungen. Wird der Schmerz als bedrohlich oder gefährlich interpretiert, kann sich ein Teufelskreis von psychischer Blockierungen und psychomotorischer Hemmungen entwickeln. In diesem Fall entsteht durch fortschreitende Lernprozesse ein komplexes Muster, das mit einer anhaltenden schmerzbezogenen Angst zur Vermeidung von körperlicher Aktivität und Belastungen führt. Unter diesen Bedingungen verliert unser Bewegungssystem sehr schnell das physiologische Bewegungsgefühl. Ist der Prozess der Chronifizierung weiter fortgeschritten, führen Schmerz, Mangel an Bewegung und Angst zum sozialen Rückzug oder zu psychosozialen Folgeproblemen, zumeist mit gravierenden Einschränkungen in der Lebensqualität und in der Teilhabe am sozialen Leben.

Dieses enge Zusammenwirken körperlicher und psychischer Regulationssysteme wird in der psychosomatischen Modellbildung als zirkulärer Ausgleich der Informationsverarbeitung in einem System hierarchisch geordneter Regelkreise beschrieben (v. Uexküll et al. 2000). Die Chronifizierung von Rückenschmerzen zeigt, dass diese Informationsverarbeitung ein höchst individueller Prozess ist. Er ist abhängig vom individuellen Zusammenwirken körperlicher und psychischer Faktoren, frühen prägenden Erfahrungen (Lernprozesse), der aktuellen Situation des Individuums und der Reaktionen der Umwelt auf das Schmerzverhalten des Patienten. In diesem Störungsmodell haben psychische und psychosoziale Faktoren eine gleichrangige Bedeutung wie morphologische und somatisch-funktionelle Einflüsse im Bereich der Schmerzentstehung oder Schmerzchronifizierung.

3.1.2   Persönlichkeitsmerkmale

Lange Zeit war man auf der Suche nach der Schmerzpersönlichkeit. Es wurde jedoch deutlich, dass die bei Schmerzpatienten gehäuft auftretenden Persönlichkeitsmerkmale auch bei anderen chronischen Erkrankungen nachgewiesen werden können. Sie sind somit nicht spezifisch für die Gruppe der Schmerzpatienten, werden aber als bedeutsam für die Entwicklung von Schmerzchronifizierungen interpretiert (Egle et al. 2002). Extremes Leistungsstreben, aber auch Neigung zu Fatalismus, Dysthymie und der Mangel an Selbstwertgefühl können die Schmerzverarbeitung chronifizierend beeinflussen. Weiterhin gibt es Menschen, die Schwierigkeiten haben Gefühle wahrzunehmen, zu verarbeiten und auszudrücken, sodass emotionale Belastungen wenig wahrgenommen werden. Schmerz ist dann ein Signal, dass vor psychophysischer Überforderung schützt. Ebenso verhält es sich mit dem Merkmal der Ängstlichkeit. Diese Menschen vermeiden soziale Auseinandersetzungen oder Konflikte, sind sozial überangepasst und stellen ihre eigenen Ansprüche permanent zurück. Sie können sich schlecht entspannen, weil sie sich in einer anhaltenden angstmotivierten Orientierungsreaktion befinden. Aus habitueller Angst und Selbstunsicherheit entsteht chronischer emotionaler Stress, der über die Umwandlung von Affekten in eine muskuläre Daueranspannung zur Entwicklung einer chronischen Schmerzstörung entscheidend beiträgt. Patienten mit Störungen des Selbstwertgefühls wirken oft leistungsorientiert, da sie sich ständig um Anerkennung und Zuwendung bemühen. Chronische Schmerzen sind dann nicht nur Ausdruck einer ständigen psychophysischen Anspannung, sondern verweisen auch auf ein emotionales Defizit. Menschen mit depressiv-zwanghaften Persönlichkeitsmerkmalen sind übergenau, kontrollierend und perfektionistisch, bei gleichzeitig habituell gestörter Entspannungsfähigkeit. Es findet sich oft ein Mangel an Antrieb, Energie und Initiative, sodass spontane Impulse der Lebensäußerung und Lebensvollzugs gehemmt werden. In der kognitiven Regulation dominieren externe Kontrollüberzeugungen, d. h. der eigene Einfluss auf das Leben und die Lebensumstände wird als äußerst gering wahrgenommen. Kommt es zur Entwicklung von Schmerzen, führen diese Merkmale zu einem überwiegend passiven oder fatalistisch resignativen Schmerzverhalten. Ist die zwanghafte Komponente stark ausgeprägt, werden therapeutische Anweisungen zwar formal befolgt, können aber nicht kreativ umgesetzt werden. Hinzu kommt, dass bei Personen mit diesen Merkmalen die Wahrnehmungsprozesse wenig differenziert sind. Schmerzwahrnehmungen und Schmerzäußerungen stehen dann für eine Vielzahl von Empfindungen wie Angst, Trauer und Wut, die der Betroffene kaum unterscheiden kann.

3.1.3 Psychologische Schmerzverständnismodelle

Im psychodynamischen Verständnis von Schmerz geht man von einer Vielzahl unbewusster und vorbewusster seelischer Prozesse aus, die auf die Verarbeitung von Schmerz Einfluss haben. Diese entwickeln sich auf der Basis lebensgeschichtlicher Erfahrungen, insbesondere auf Prägungen in frühen Beziehungserfahrungen (z. B. Mutter-Kind-Beziehung). Das Modell geht davon aus, dass bei lebensgeschichtlich frühen Stresseinwirkungen eine psychosomatische Vulnerabilität entsteht, die in Anforderungs-, Belastungs- oder auch Konflikt-

situationen zur Dekompensation beitragen kann. Die Umwandlung psychischer in psychosomatische Symptome ist hier das Resultat komplizierter Schutz- und Abwehrprozesse. Intrapsychische oder interpersonelle Konflikte, aber auch Bedrohungen des Selbstwertgefühls werden unbewusst über das Schmerzerleben ausgedrückt bzw. neurotisch »gelöst« (Konversion, narzisstischer Mechanismus) oder führen über die Unterdrückung von Gefühlen (z. B. unterdrückte Wut) zu einer schmerzhaften muskulären Daueranspannung.

Das lerntheoretische Verständnis von Schmerz stellt das Schmerzverhalten in den Mittelpunkt der Aufmerksamkeit. Besondere Bedeutung in der Schmerzverarbeitung haben Reiz-Reaktions-Prozesse (klassische Konditionierung), Lernen durch Konsequenzen (Verstärkung oder Löschung; operantes Lernen) und das Modelllernen (z. B. Vorbildfunktion der Eltern). Äußerungen von Schmerzen führen im zwischenmenschlichen Bereich in der Regel zu empathischer Zuwendung und besonderer Beachtung des Betroffenen. Das Schmerzverhalten nimmt zu, wenn Schmerzäußerungen mit besonderer Aufmerksamkeit verstärkt und damit belohnt werden. Psychologische und psychophysiologische Untersuchungen zeigen, dass sich diese operanten Lernprozesse nicht nur im Verhalten, sondern auch die Funktion der Schmerzverarbeitungssysteme widerspiegeln. Jede Form ärztlicher Untersuchung, Behandlung oder auch körperbezogener physiotherapeutischer Zuwendung ist demnach auch psychologisch wirksam und kann Schmerzverhalten verstärken oder abbauen.

3.1.4 Diagnostik psychosozialer Faktoren bei Patienten mit chronischen Schmerzstörungen des Bewegungssystems

Psychische und psychosoziale Einflüsse in Schmerzstörungen können nicht allein durch die Abwesenheit somatischer Befunde diagnostiziert werden. Es muss vielmehr der Nachweis erbracht werden, dass psychische oder psychosoziale Einflüsse am Schmerzgeschehen beteiligt sind. Weiterhin ist zu klären, wie der psychische Faktor wirkt und ob der Patient in der Lage ist, diese Zusam-

Kategorie	Befund	Einfluss auf den Schmerz
prädisponierende Bedingungen	habituelle Angst, Selbst-unsicherheit und Konflikt-vermeidung - Kompensation über Durchhaltestrategien im Leistungszusammenhang	chronische psychophysische Überforderung mit Mangel an Bewegung, Ausgleich und Erholung
auslösende Bedingungen	Veränderung der beruflichen Tätigkeit mit neuen Anforderungen	Angst mit sympathikotonem Reaktionsmuster erhöhter Muskeltonus mit schmerzhafter muskulärer Verspannung
chronifizierend wirkende Bedingungen I	unflexibel Problemlösungen im beruflichen Bereich Angst vor Versagen Angst vor Konflikten Angst vor Schmerz	Anstieg der psychophysiologischen Spannungen Vermeidung Bewegung und Belastung
chronifizierend wirkende Bedingungen II	attestierte Arbeitsunfähigkeit, eingehende Suche nach morphologischen „Ursachen" Fehlinterpretation von somatischen Befunden	zunehmende Verunsicherung des Patienten Entlastung von Anforderungen mit operant wirksamer Schmerzverstärkung
chronifizierend wirkende Bedingungen III	psychosoziale Folgeprobleme Anstieg depressiver Symptome, ängstliche Selbstbeobachtung Heilungserwartung mit inaktiver Schmerzbewältigung	Fixierung dysfunktionaler kognitiver, emotionaler und psychophysiologischer Muster, muskuläre Dekonditionierung Entwicklung körperlicher Fehlfunktionen

◻ **Abb. 3.1.**   Beispiel für psychosoziale Einflussfaktoren auf die Entwicklung einer psychosomatischen Schmerzstörung

menhänge zu verstehen. Dazu ist eine spezielle Psychodiagnostik notwendig, die Schmerzdiagnostik, psychosomatische Diagnostik und Ressourcendiagnostik verbindet. Der Patient muss die Bereitschaft entwickeln, sich dieser Diagnostik zu stellen und über seine persönlichen Empfindungen und Bedingungen Auskunft zu geben. Die Schmerzschilderung des Patienten, die Beschreibung seines Beeinträchtigungserlebens und die Schilderung der individuellen Schmerzverarbeitungsstile sind wichtige Informationsquellen. Hinzu kommen die Beobachtung des nonverbalen Schmerzausdrucks, des Schmerzverhaltens, sowie des Interaktionsstils in der Untersuchungssituation. Es hat sich bewährt, prädisponierende Bedingungen, psychosoziale Auslöser und psychosoziale Chronifizierungsfak-

toren zu bestimmen und mit dem Patienten so zu kommunizieren, dass sie verstanden und emotional angenommen werden können. Aus der Gesamtheit der Informationen sollte ein vorläufiges Arbeitsmodell entwickelt werden, um dem Patienten zu helfen, adäquate Behandlungsziele und eine aktive Mitarbeit in der Behandlung zu entwickeln (◻ Abb. 3.1).

3.2   Arbeitsplatzfaktoren

Das Wort Arbeit, welches sich vom mittelhochdeutschen Begriff arebeit = Mühe, Beschwernis, Leiden ableitet, deutet schon an sich Belastungen an. In vielen Bereichen ist das Bewegungssystem besonders betroffen. Interessanterweise treten Schmerzen im Bewegungssystem nicht nur bei körperlich schweren Tätigkeiten, sondern ebenso häufig auch bei vermeintlich leichteren Arbeiten auf. Insbesondere Tätigkeiten mit anhaltenden Zwangshaltungen bzw. mit monotonen, repetitiv wiederholten Bewegungen sind prädestiniert für die Entwicklung von Schmerzen. Zusätzlich spielen arbeitsplatzspezifische psychische Stressoren eine wichtige Rolle.

Im Folgenden sollen Arbeitsplatzfaktoren auf ihren Einfluss auf das Bewegungssystem analysiert werden. Am Beispiel der Musikermedizin lässt sich exemplarisch die besondere Bedeutung der Einbeziehung von Arbeitsplatzfaktoren in die Therapieplanung und die Prävention darstellen.

3.2.1 Der Einfluss von spezifischen Bewegungs- und Belastungsmustern auf das Bewegungssystem

Insbesondere bei rezidivierenden und chronischen Schmerzen des Bewegungssystems ist die Suche nach belastenden Arbeitsplatzfaktoren notwendig. Hierbei sind verschiedene Bewegungs- und Belastungsmuster und deren Wiederholungshäufigkeit im Arbeitsablauf wichtige Einflussgrößen. Weiterhin spielt die persönliche Konstitution im Verhältnis zur Arbeitsbelastung eine entscheidende Rolle.

Arbeitsplätze mit einem hohen Anteil schwerer Last- und Tragearbeiten beanspruchen unser Muskel- und Skelettsystem in hohem Maße. Die Belastung steigt beim körperfernen Tragen von Lasten, sowie beim Umsetzen einer Last durch Verdrehen der Wirbelsäule deutlich. Die hierbei wirkenden Kräfte führen bei mangelnder Stabilisierung der Wirbelsäule oder bei Überschreiten der Funktionskapazität des Stabilisationssystems zur Entwicklung von Kompensationsmechanismen (z. B. Koordinatinsstörungen). Diese Kompensationsmechanismen tragen zur Entstehung von Funktionsbefunden, morphologischen Veränderungen und damit Schmerzen bei.

Haltungen oder Zwangshaltungen, bei denen der Betroffene über einen längeren Zeitraum keine Ausgleichbewegungen machen kann, sind aus physiologischer Sicht ungünstig. Einen besonders hohen Belastungsfaktor stellen gebeugte oder verdrehte Haltungsmuster in Gelenkendstellungen dar.

Ebenfalls problematisch sind monotone wiederholt ausgeführte Bewegungen. Häufig sind z. B. die durch Computerarbeit hervorgerufenen Tendovaginitiden und die sog. »repetitive strain injury«. Permanente Bewegungswiederholungen führen zur muskulären Ermüdung, die Ermüdung führt zu kompensatorischen Bewegungsabläufen und langfristig zu nicht optimaler Stabilisation und Koordination.

3.2.2 Ergonomische Aspekte der Arbeitsmittel und Arbeitsplatzgestaltung

Die Ergonomie beschäftigt sich mit der Anpassung der Arbeitsgeräte und des Arbeitsplatzes an den Menschen mit dem Ziel, körperliche Überlastungen und die Entwicklung von arbeitsplatzinduzierten Beschwerden oder Erkrankungen zu vermeiden. Wichtige Grundregeln bei der Arbeitsplatzgestaltung sind:

- Keine einseitigen Körperhaltungen über einen längeren Zeitraum (möglichst Wechsel von Stehen/Sitzen/Gehen)
- Möglichst keine extremen Umweltbedingungen wie Arbeiten in extremer Hitze, Kälte oder Lärm
- Einhaltung von Pausen
- Arbeitszeitrhythmen nicht im schnellen Wechsel ändern (Schichtdienst)
- Regenerationszeiten einberechnen

Sind Schmerzen und Erkrankungen im Bewegungssystem aufgetreten, so ist eine ergonomische Umgestaltung des Arbeitsplatzes oft Voraussetzung für eine dauerhafte Linderung der Beschwerdesymptomatik. Bei z. B. nicht angepasster Tisch- und Stuhlhöhe oder schlechter Bildschirmausrichtung können Nackenbeschwerden, Kopfschmerzen, Augenbrennen oder auch Beschwerden im Bereich der Arme und Hände auftreten. Bei der Einrichtung eines Büroarbeitsplatzes sollten Tisch- und Stuhlhöhe so eingestellt werden, dass der Winkel

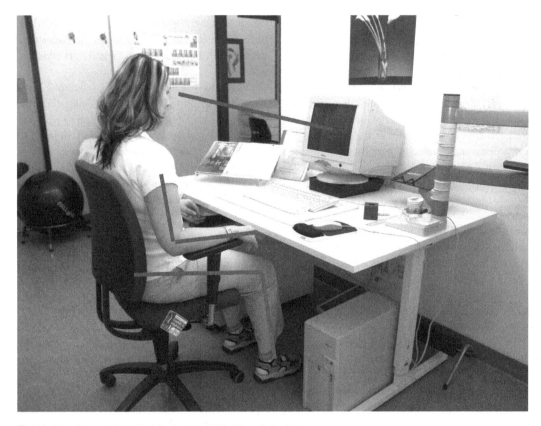

◘ Abb. 3.2.   Ergonomische Einrichtung eines Bildschirmarbeitsplatzes

von Ober-/Unterarm sowie Ober-/Unterschenkel jeweils um ca. 100–110 ° liegt und die Blickachse nach schräg unten gerichtet ist, zusätzlich sollten Handauflageflächen für die Tastatur eingesetzt werden (◘ Abb. 3.2).

Bei einigen Handwerksberufen sind auch angepasste Arbeits- und Werkzeugmittel erhältlich (z. B. unterschiedliche Scherentypen bei Frisören) oder ggf. individuell anzupassen. Diese Notwendigkeit besteht häufig bei Linkshändern, für die viele Werkzeuge nicht ergonomisch sind.

Werkzeuge, die zu Ganzkörpervibrationen führen, z. B. Pressluftwerkzeuge oder Bohrer, sind nicht immer vermeidbar, stellen jedoch eine besonders hohe Belastung dar. Vibrationen werden über die Arme in den Körper weitergeleitet und führen zu Durchblutungsstörungen und degenerativen Veränderungen.

3.2.3   Psychische Stressfaktoren am Arbeitsplatz

Psychische Belastungen und Stress bedingen immer auch eine erhöhte physische Anspannung, die sich meistens mit Verspannungen in der Schulter-Nacken-Muskulatur oder auch in der Kiefermuskulatur widerspiegelt. Zu unterscheiden sind äußere personenunabhängige von individuellen personenabhängigen Stressoren.

Äußere personenunabhängige Belastungsfaktoren:

- Hoher Zeitdruck
- Hohe Verantwortung
- Rasch wechselnde Anforderungen, häufige Änderung der Arbeitsabläufe
- Monotonie des Arbeitsablaufs, geringer Gestaltungsspielraum
- Unsicherheit des Arbeitsplatzes
- Lange Anfahrtszeiten

Individuelle personenabhängige Belastungsfaktoren:

- Geringe Anerkennung
- Mobbing
- Unzufriedenheit mit dem Arbeitsplatz
- Über- oder Unterforderung

3.2.4 Integration von Arbeitsplatzfaktoren in die Therapieplanung am Beispiel der Musikermedizin

Die Musikermedizin ist ein sehr kleines und junges Fach in der medizinischen Versorgungslandschaft. Es lassen sich jedoch arbeitsmedizinische Problemstellungen und Lösungsansätze gut beispielhaft darstellen. Grundsätzlich sind die folgenden Überlegungen gut auf andere Arbeitsbereiche übertragbar.

Musiker vermitteln beim Musizieren häufig eine große Leichtigkeit und Mühelosigkeit. Dahinter steht jedoch ein Höchstmaß an feinmotorischen und koordinativen Fähigkeiten. Kleinste Bewegungen müssen in höchster zeitlicher und räumlicher Präzision im Zusammenspiel mit anderen Musikern koordiniert und teilweise in größter Geschwindigkeit ausgeführt werden. Erschwerend hinzu kommt ein großer psychischer Druck, insbesondere da Fehler vom Publikum direkt wahrgenommen werden. Musizieren ist also nicht nur eine künstlerische, sondern auch eine körperliche und mentale Höchstleistung und führt den Musiker häufig an seine Grenzen. Unter diesem Aspekt ist das häufige Auftreten von Überlastungsbeschwerden (Punktprävalenzen von bis zu 80%; Blum 1995, Fishbein 1988) bei Musikern nicht verwunderlich.

Ergonomische Aspekte, wie Größe und Proportion bzw. die individuelle Einrichtung des Instruments, haben einen großen Einfluss auf die Belastung des muskuloskelettalen Systems des Musikers. Zusätzlich spielen die äußeren Arbeitsplatzbedingungen mit oft unzureichend ergonomisch angepasster Bestuhlung, häufiger Platzmangel auf den Bühnen oder im Orchestergraben, einer hohen Lärmbelastung sowie die psychosozialen Stressfaktoren, eine bedeutende Rolle.

Muskuläre Kondition und Konstitution

Das Musizieren erfordert je nach Instrumentengruppe schon durch die Haltearbeit des Instruments eine gut konditionierte Muskulatur. Das Gewicht der zu haltenden Instrumente schwankt von ca. 500 g bei einer Violine bis zu über 6 kg bei der Tuba. Neben einer ausreichenden Stabilisation und Koordination ist die maximale isometrische Kraft der richtungsabhängigen stabilisierenden Muskulatur für die Haltearbeit ausschlaggebend. Bleibt die Belastung des Muskels unter 15% der Maximalkraft, ist die Haltearbeit nahezu unbegrenzt möglich (Weineck 1998). Beim Überschreiten dieses Wertes reduziert sich die Muskelausdauer und die Haltearbeit wird durch andere Muskeln kompensiert. Es entwickeln sich ungünstige Fehlbelastung und Fehlmuster. Neben dem Versuch einseitige Haltearbeit zu vermeiden (Hilfsmittel, Übungspausen), ist es sinnvoll, die Maximalkraft der haltenden Muskulatur zu trainieren.

Wie bei vielen Berufen spielt bei Musikern auch die körperliche Konstitution eine große Rolle. So ist die konstitutionelle Hypermobilität insbesondere bei Streichern und Pianisten häufig ein Wettbewerbsvorteil. Allerdings geht dies mit einer deutlich höheren Neigung zu rezidivierenden Blockierungsbefunden einher und bedeutet für die gelenkführende Muskulatur einen größeren Kraftaufwand. Ein gezieltes Training der Maximalkraft, der Kraftausdauer und muskulären Koordination ist sinnvoll.

Anatomische Voraussetzungen und ergonomische Anpassungen des Instruments

Größe und Proportionen des Instruments sollten mit der Größe der Hände des Musikers zusammen passen. Einige Streichinstrumentalisten suchen sich bei Problemen mit der Instrumentengröße bewusst ein kleines (7/8) Instrument. Teilweise lassen sich hervorragende alte Instrumente finden, welche ursprünglich für »zarte« Frauenhände gebaut wurden.

Griffkonstellationen, die eine große Abspreizfähigkeit einzelner Finger verlangen, können häufig durch Änderungen der Fingersätze umgangen werden. Auf der anderen Seite sind jedoch auch ergonomische Anpassungen am Instrument mög-

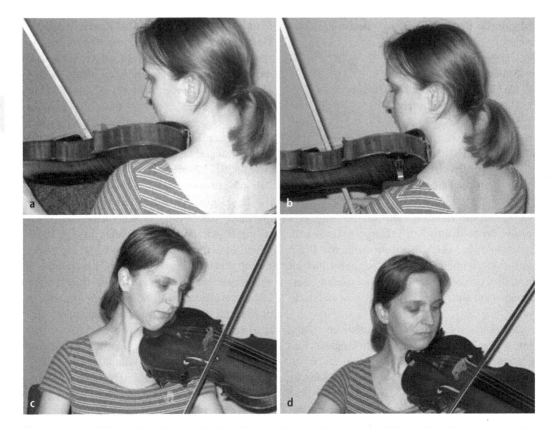

❏ Abb. 3.3a–d.   Geigerin ohne Schulterstütze (deutliche Schulterelevation, **a**) und mit Schulterstütze (**b**), sowie mit niedrigem Kinnhalter (deutliche Seitneige der HWS, **c**) und angepasstem Kinnhalter (**d**)

lich. Bei ungünstigen Fingerproportionen ist es bei Holzblasinstrumenten beispielsweise möglich, einzelne Klappen, z. B. durch das Einfügen von Verlängerungen, zu versetzen.

Ein wichtiger Aspekt der Instrumentenergonomie ist das individuelle Einrichten und Versehen des Instruments mit Hilfen. Ziel ist die Erleichterung des Haltens und Tragens des Instruments. Beispiele sind Kinnhalter und Schulterstützen von Geigern oder Bratschern, Stachelsysteme bei Cellisten, Daumenstützen bei Holzbläsern sowie Tragegurtsysteme bei Bläsern. Häufig sind nur kleine Veränderungen und Anpassungen nötig. Gerade bei den Streichern ist der Kinnhalter oft nicht auf die Halslänge des Musikers angepasst. Dies führt zu einer vermehrten Seitneigung und damit einer Belastung der Halswirbelsäule. Dieses Problem lässt sich durch eine Erhöhung des Kinnhalters mittels Unterlegen von z. B. Kork lösen (❏ Abb. 3.3). Neu-

erdings werden auch höhenverstellbare Kinnhalter angeboten.

Größere Adaptationen oder Veränderungen an den Instrumenten werden häufig von Musikern nicht akzeptiert, da sie diese Veränderungen als eine Stigmatisierung (krank sein) oder den Anforderungen und Belastungen des eigenen Instrumentalspiels nicht gewachsen zu sein, empfinden.

Psychische Einflussfaktoren

Professionelles Musizieren ist vor allem im Bereich der klassischen Musik mit einer hohen psychomentalen Belastung verbunden. Der Zeitablauf ihrer feinmotorischen Höchstleistungen wird Orchestermusikern vorgegeben. Beginn, Geschwindigkeit, Tempoverlauf werden ihnen ebenso wie viele musikalische Gestaltungsaspekte durch den Dirigenten diktiert. Durch die Mediengesellschaft mit perfekt geschnittenen Aufnahmen, hat sich ein

Perfektionsanspruch entwickelt, der die Musiker enorm unter Druck setzt. Lampenfieber und Aufführungsangst sind für viele Musiker ein großes Problem, welches ohne professionelle Hilfe häufig zur »Selbsttherapie« mit Alkohol oder β-Blockern führt. Im Bewegungssystem können Lampenfieber und Stress zu einer muskulären Daueranspannung und zu Veränderungen von Bewegungsmustern (z. B. thorakale Hochatmung) führen. Zusätzlich zu einem speziellen »Lampenfieber-Training« sollten Entspannungstechniken zum Einsatz kommen.

Leider ist auch unter Musikern Mobbing häufig, was durch den äußeren Perfektionsanspruch, das durch die Ausbildung geförderte Konkurrenzverhalten und die eingeschränkten künstlerischen Gestaltungsmöglichkeiten im Orchester gefördert wird.

Äußere Arbeitsplatzfaktoren

Die Lärmbelastung ist bei Orchestermusikern mit häufig längeren Belastungen von über 85 dB sehr hoch (Richter 2007). Auch dieser Belastungsfaktor kann als Stressor wirksam werden und eine Schmerzsymptomatik verstärken. Eine individuell angepasste Gehörschutzversorgung für Orchestermusiker ist daher verpflichtend und wird in der Regel durch den Arbeitsmediziner des Orchesters durchgeführt.

Neben der häufig nicht nach ergonomischen Aspekten ausgewählten Bestuhlung ist die räumliche Enge z. B. in Operngräben ein Problem. Ungünstige Sitzpositionen, eingeschränkte Sicht auf die Noten und/oder den Dirigenten führen zu lang anhaltenden Zwangshaltungen und entsprechender Belastung für das Bewegungssystem.

Diagnostik und Therapie

Voraussetzung für die Therapieplanung bei Musikern ist neben der klinischen neuroorthopädischen Untersuchung die Bewegungsanalyse am Instrument. Darauf aufbauend sollten physiotherapeutische Anwendungen und die medizinische Trainingstherapie nach einer Lernphase mit dem Instrumentalspiel verknüpft werden. Ziel dieser Therapien ist die Verbesserung der Tiefenstabilisation, der Haltungs- und Bewegungsmuster und deren Integration in das Instrumentalspiel.

Entspannungstechniken sollten so vermittelt und verinnerlicht werden, dass sie sowohl beim Üben, beim Musizieren als auch bei der Vorbereitung auf Auftritte für den Musiker anwendbar sind.

Ergonomische Aspekte an den Instrumenten oder Hilfsmittelanpassungen sollten ggf. mit Hilfe der entsprechenden Instrumentenbauer optimiert werden. An den äußeren Arbeitsplatzfaktoren (Bestuhlung, Platzmangel, Licht) kann häufig primär wenig geändert werden, allerdings lohnt es sich, den entsprechenden Arbeitsmediziner der Musiker hinzuzuziehen, um langfristige Veränderungen initiieren zu können. Kurzfristige Alternativen sind Sitzkissen und ähnliche Hilfsmittel.

Präventionsmöglichkeiten

Nicht nur bei Musikern sollte die Prävention von berufsinduzierten Beschwerden wichtigstes Ziel sein. Hierzu sollten die berufsbedingten Belastungsfaktoren eruiert, so weit wie möglich reduziert und die individuelle Belastungsfähigkeit gesteigert werden. Das heißt, dass neben einer Identifizierung der Belastungsfaktoren eine Untersuchung der Belastungsfähigkeit routinemäßig erfolgen sollte, um rechtzeitig vor der Entstehung von Überlastungsbeschwerden eingreifen zu können.

Eine zielgerichtete Prävention sollte u. a. ein Screening auf konstitutionelle Risikofaktoren (z. B. Hypermobilität) beinhalten, um eine rechtzeitige Beratung durchführen und Empfehlung für ein gezieltes Training geben zu können. So könnten die an vielen Musikhochschulen vorhandenen Angebote (Alexandertechnik, Feldenkrais, Dispokinesis etc.) zielgerichteter von den Studenten genutzt werden.

Literatur

Blum J (1995) Das Orchester als Ort körperlicher und seelischer Harmonie – Eine medizinische Erhebung unter Streichern. Das Orchester 4:23–29

Fishbein M, Middlestadt SE (1988) Medical problems among ICSOM musicians. Med Probl Perf Art 3:1–8

Richter B (2007) Hörbelastung und Gehörschutz bei Orchestermusikern. Musikphysiologie & Musikermedizin 2&3:51–58

Weineck J (1998) Sportbiologie, Balingen, S.173

Diagnostik

Anamnese

Erdmute Pioch

Der Anamnese wird in jeder Propädeutik nur ein kurzer Abschnitt eingeräumt, um die übliche Einteilung in Eigenanamnese, Krankengeschichte, Medikamentenanamnese, Sozial- und Familienanamnese zu wiederholen. Dies ist wichtig und richtig, soll aber hier der Redundanz wegen übersprungen werden. Die Anamnese ist eine eigene diagnostische und auch therapeutische Leistung und ein entscheidender Baustein zum therapeutischen Erfolg. Sie ist der Anfang einer umfassenden therapeutischen Beziehung, die zu einem gemeinsamen Ziel führen soll. Methodische Hilfsmittel der Schmerzmedizin wie Fragebögen sollen die Anamnese unterstützen.

4.1   Diagnostisch-therapeutisches Gespräch

Obwohl Anamnese und Befund in 75–80% allein ausreichen, um eine Diagnose zu stellen (Hampton 1975, Peterson 1992), räumt das heutige Gesundheits- und auch das Gutachtersystem nicht nur inhaltlich, sondern auch monetär der apparativen Diagnostik den höchsten Stellenwert ein. Die daraus entstehende Überdiagnostik ist ein bekanntes Phänomen, wird aber von den Patienten selbst selten thematisiert. Andererseits beklagen Patienten immer wieder, dass ihnen nicht zugehört wird und dass sie keine Gelegenheit haben, ihre Beschwerden zu schildern. Sie möchten erzählen, um sich richtig verstanden zu wissen, denn sie können sich zu recht nicht vorstellen, dass Ärzte die richtige Untersuchung veranlassen, wenn sie nicht wissen, was schon alles passiert ist.

Die Anamnese führt nicht nur zur Diagnose, sie gibt auch Anleitung zu einer individuellen Therapieplanung. Sie stellt die Arzt-Patienten-Beziehung her, die es ermöglicht, die Krankheitsmodelle von Arzt und Patient kompatibel zu machen und die Therapieplanung auf die Rahmenbedingungen von Arzt und Patient abzustimmen. Therapeutische Interventionen können nur Erfolg haben, wenn sie in das Leben der Patienten integrierbar sind. Die Verordnung von Psychotherapie für jemanden, der eine rein somatische Krankheitsvorstellung hat, kann nicht fruchtbar sein. Erst die Passung zum eigenen Krankheitsmodell kann Therapie zur Wirkung bringen. Soziale Aspekte der Anamnese geben Auskunft darüber, ob eine geplante therapeutische Maßnahme in die Lebensrealität der Patienten integrierbar ist. Therapie und Gesundung finden im Leben und im Alltag der Menschen statt.

Die Anamnese hat also zwei Ziele:
1. Eine Arbeitshypothese für eine Diagnose zu stellen, die anhand der körperlichen Untersuchung und ggf. der apparativen Diagnostik überprüft wird, und
2. einen Therapieplan vorzubereiten.

Patienten wollen Gewissheit haben, dass nichts Bedrohliches vorliegt, und sie wollen einen Rat haben, was gegen diese neue, ihnen noch fremde Beeinträchtigung in ihrem Leben zu tun sei. Im heutigen Gesundheitssystem begegnen sie zumeist einem Arzt, der in Deutschland laut neuerer Studien durchschnittlich 7,8 min Zeit für sie hat. (Stein 2008). Dies reicht, um den Ort der Schmerzen zu zeigen, es erfolgt vielleicht eine symptombezogene Untersuchung. Sie erhalten dann eine Injektion oder ein Rezept, eine Überweisung zum Facharzt oder zum Röntgen und oft ein (unspezifisches) Physiotherapierezept. Sie verlassen das Sprechzimmer, sind überfordert, müssen darüber nachdenken, was ihnen innerhalb von wenigen Minuten mitgeteilt worden ist und welche Bedeutung dies für sie und vielleicht auch für ihr Leben hat. Häufig wissen sie in diesem Augenblick kaum, woher die Beschwerden kommen und warum sie entstanden sind. Die Aufgabenliste der Ärzte wird abgearbeitet und manchmal geht es gut, dann sind die Beschwerden weg. Aber was ist wenn nicht?

Eine Anamnese kann nur gelingen, wenn gewisse Voraussetzungen erfüllt sind. Die erste und häufig schwierigste Voraussetzung ist es, sich ausreichend Zeit zu nehmen. Diese ist häufig nicht ausreichend vorhanden. Allerdings kann durch eine hohe Aufmerksamkeit und eine Zugewandtheit zum Patienten eine Menge Zeit eingespart werden. Die Patienten können sich in der Regel besser konzentrieren und kommen schneller zum Kern, wenn sie die Aufmerksamkeit des Arztes spüren und übernehmen können. Ärzte brauchen außerdem Empathie und Geduld, damit der Patient auch die Dinge erzählt, die schambesetzt sind. So manche Patienten benötigen einen kleinen Um-

◘ **Tabelle 4.1** Schmerzqualitäten	
Sensorischer Schmerz	Dumpf, drückend, wie durchbrechend, klopfend, pochend, heiß, stechend, ziehend, brennend …
Affektiv überlagerter Schmerz	Elend, schauderhaft, scheußlich, furchtbar …
Neuropathischer Schmerz	Brennen, kribbelnd, elektrisierend, wie taub, Überempfindlichkeit, wie auf Watte…

weg, bis sie einem die wirklich wichtigen Dinge erzählen – z. B. warum die letzten Therapieversuche gescheitert sind, warum Medikamente nicht eingenommen wurden, warum physiotherapeutische Maßnahmen nicht durchgeführt wurden, was seine oder ihre eigenen Vorstellungen von der Krankheit sind oder warum der Wunsch nach weiterer Diagnostik so dringend, die Hoffnung auf eine Operation so groß ist. Wesiack beschreibt dies als »diagnostisch-therapeutischen Zirkel« (Adler 2008). Die spezielle Anamnese der Schmerzmedizin als diagnostisch-therapeutisches Gespräch zu verstehen bedeutet anzuerkennen, dass Schmerzen mehr als Nozizeption sind. Es bedeutet, dass der Patient in seiner Einheit von Leib, Seele und Lebenswelt angenommen wird. Und es bedeutet, dass die Therapie im Wechselspiel von Erstdiagnose, Behandlungsversuch, Verlaufsdiagnostik und Therapieanpassung für jeden Patienten individuell entwickelt werden kann.

4.2 Methodische Hilfsmittel

Es gibt einfache methodische Hilfestellungen, die die Anamnese erleichtern, straffen oder sogar abkürzen können. Konkret hilfreich ist dabei ein Patientenfragebogen, der sowohl Aspekte der Schmerzanamnese als auch der Medikamenten und Krankengeschichte beinhaltet (z. B. der Deutsche Schmerzfragebogen). Auch ein Teil der Sozialanamnese kann auf diese Weise im Überblick erhoben werden, um im Gespräch den Fokus auswählen zu können. Hier sollen nur einige Aspekte daraus hervorgehoben werden.

Für die Schmerzlokalisation bietet es sich an, zur Schmerzanamnese eine Schmerzzeichnung, die vom Patienten selbst angefertigt wird, zu nutzen.

Sie sagt häufig soviel über das Befinden des Patienten aus, dass damit in äußerster Kürze ein guter Überblick über die Komplexität der Erkrankung erzielt wird. Es lässt sich erkennen, inwieweit ein chronischer Schmerz sich im Körper ausgebreitet hat (◘ Abb. 18.1).

Die Schmerzintensität wird über eine Visuelle Analog- oder Numerische Rating-Skala (VAS/NRS) abgefragt. Wobei zumeist das Maß von 0 bis 10 genutzt wird. Dabei steht 0 für keinen Schmerz und 10 für den schlimmst vorstellbaren Schmerz. Um Tagesschwankungen zu erfassen, bietet es sich an, die Patienten zu bitten, die Schmerzintensität über 1–3 Tage in ein Diagramm einzutragen.

Ein weiteres Ziel der Anamnese ist es herauszufinden, welcher Schmerzart der beschriebene Schmerz zuzuordnen ist. Hinweis hierfür gibt die Schmerzqualität. Ist es ein nozizeptiver/sensorischer Schmerz, der vielleicht ähnlich einer Entzündung heiß geschwollen und pulsierend auftritt. Oder eher der Schmerz der Überlastung und der Instabilität, der meist als drückend, dumpf und wie durchbrechend beschrieben wird. Die zweite Kategorie der Schmerzqualitäten ist die affektive Überlagerung der Schmerzen. Wenn die Stimmung beeinträchtig ist, wird der Schmerz häufig als scheußlich, ekelhaft und im Körper schlecht lokalisierbar empfunden. Der neuropathische Schmerz wird als Ausdruck der gestörten Nervenfunktion, häufig in Übereinstimmung mit den Ausbreitungsgebieten der betroffenen Nerven als brennend, elektrisierend und einschießend angegeben. Die Polyneuropathie wird in den Anfangsstadien auch als »wie auf Watte laufen« beschrieben (◘ Tab. 4.1).

Die genaue Beschreibung des Schmerzes mit der Auftretenshäufigkeit, der Ausbreitung und der Schmerzqualität kann zur anamnestischen Differenzierung z. B. zwischen einer muskulären Insuf-

◘ Tabelle 4.2   Anamnestische Differenzierung von vertebragenen Schmerzen

	Degenerativ	Entzündlich	Muskuläre Insuffizienz
Anlaufschmerz	<20–30 min	>30 min	<30 min
Bei Belastung	Im Laufe des Tages	Bei jeder Belastung	Besserung bei dynamischer Belastung
In Ruhe	Kaum	Meist auch in Ruhe	Verschlechterung bei statischer Belastung
In der Nacht	Keiner	Häufig	Beim Drehen Anlaufschmerz, auch Ruheschmerz nach längerer Inaktivität (Bänderschmerz)
Dauerschmerz	Bei starker Ausprägung	Entsprechend der Entzündungsaktivität	Selten

fizienz, entzündlichem und degenerativen Gelenkschmerzen beitragen (◘ Tab. 4.2; Zenz 2001).

Ein wichtiger Bestandteil für die funktionelle Therapieplanung ist die vegetative Anamnese (► Kap. 1.6).

Aus der Vorstellung zur Krankheitsaktivität und Chronizität des Schmerzes ergibt sich die Festlegung eines Therapiezieles, die therapeutische Intensität und die Prognose. In der Schmerztherapie hat sich hierfür die Einschätzung der Chronifizierung nach dem Mainzer Chronifizierungsstadien (MPSS – Mainz Pain Stage System) etabliert. Sie ergibt sich überwiegend aus anamnestischen Angaben zur Krankengeschichte (◘ Abb. 4.1). Sie kann eine prognostische Aussage im Hinblick auf den weiteren Krankheitsverlauf unterstützen (Gerbershagen 1996, Pfingsten 2000, Pioch 2005).

Die Einschätzung der Chronizität einer Erkrankung hat direkte Auswirkung auf die Zielsetzung und die Therapieplanung. Mit zunehmender Chronifizierung einer Schmerzerkrankung wandelt sich das therapeutische Ziel weg von der Schmerzfreiheit hin zu Teilzielen, wie Schmerzreduktion, Verlängerung der Gehstrecke, Verbesserung der allgemeinen Belastbarkeit oder aber auch ganz allgemein der Wiederherstellung der Alltagsaktivität und Lebensqualität. Auch die therapeutische Intensität funktioneller Maßnahmen steht in direktem Zusammenhang von Krankheitsaktivität und Chronifizierung. Akute Krankheitsbilder benötigen eine höhere Reizfrequenz und ein dichteres Behandlungsschema. Chronische Verläufe können durch Intervallbehandlungen oder eine niedrige Frequenz von therapeutischen Anwendungen auf einem stabilen Niveau gehalten werden (Lang 2003).

Die beginnende Chronifizierung einer Schmerzerkrankung sollte aber vor allem Warnsignal sein und zu einer weiterführenden Diagnostik Veranlassung geben. Chronifizierungsgefährdete Schmerzen bedürfen schnellstmöglich eines interdisziplinären Diagnostik- und Behandlungssettings.

Für die Therapieplanung sollten die Voraussetzungen für funktionelle Behandlungen in der Anamnese berücksichtigt werden. Der Patient sollte möglichst in der Lage sein, den Therapeuten aufzusuchen. Behandlungen in der Wohnung der Patienten sind zwar bequem und nicht so anstrengend, aber in aller Regel viel weniger effektiv, als die Behandlung in einer eigens dafür hergerichteten Praxis. Die Patienten sollten schmerzarm sein, damit eine Behandlung überhaupt sinnvoll erfolgen kann. Die Belastbarkeit für die jeweilige funktionelle Maßnahme sollte gegeben sein (◘ Tab. 4.3).

Die vorhandenen Hilfsmittel sollten nicht nur bekannt, sondern auch beurteilt werden. Es finden sich immer wieder zu hohe UA-Gehstützen, zu große und zu kleine Lumbalbandagen, abgetretene Einlagen oder orthopädische Schuhe, ausgeleierte Kompressionsstrümpfe etc. Auch TENS-Geräte und Wärmepackungen werden zum Teil abenteuerlich

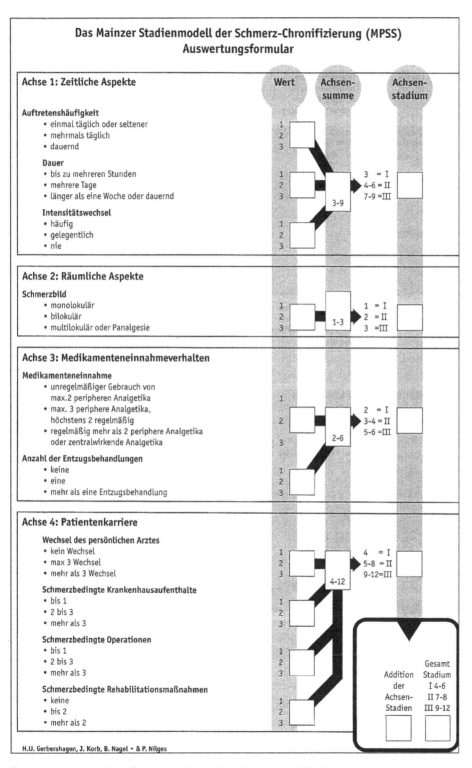

Das Mainzer Stadienmodell der Schmerz-Chronifizierung (MPSS)
Auswertungsformular

Achse 1: Zeitliche Aspekte   Wert   Achsen-summe   Achsen-stadium

Auftretenshäufigkeit
- einmal täglich oder seltener   1
- mehrmals täglich   2
- dauernd   3

Dauer
- bis zu mehreren Stunden   1
- mehrere Tage   2
- länger als eine Woche oder dauernd   3

3 = I
4-6 = II
7-9 =III

3-9

Intensitätswechsel
- häufig   1
- gelegentlich   2
- nie   3

Achse 2: Räumliche Aspekte

Schmerzbild
- monolokulär   1
- bilokulär   2
- multilokulär oder Panalgesie   3

1-3

1 = I
2 = II
3 =III

Achse 3: Medikamenteneinnahmeverhalten

Medikamenteneinnahme
- unregelmäßiger Gebrauch von max.2 peripheren Analgetika   1
- max. 3 periphere Analgetika, höchstens 2 regelmäßig   2
- regelmäßig mehr als 2 periphere Analgetika oder zentralwirkende Analgetika   3

2-6

2 = I
3-4 = II
5-6 =III

Anzahl der Entzugsbehandlungen
- keine   1
- eine   2
- mehr als eine Entzugsbehandlung   3

Achse 4: Patientenkarriere

Wechsel des persönlichen Arztes
- kein Wechsel   1
- max 3 Wechsel   2
- mehr als 3 Wechsel   3

4 = I
5-8 = II
9-12=III

4-12

Schmerzbedingte Krankenhausaufenthalte
- bis 1   1
- 2 bis 3   2
- mehr als 3   3

Schmerzbedingte Operationen
- bis 1   1
- 2 bis 3   2
- mehr als 3   3

Schmerzbedingte Rehabilitationsmaßnahmen
- keine   1
- bis 2   2
- mehr als 2   3

Addition der Achsen-Stadien

Gesamt Stadium
I 4-6
II 7-8
III 9-12

H.U. Gerbershagen, J. Korb, B. Nagel · & P. Nilges

◻ **Abb. 4.1.** Mainzer Chronifizierungsstadien nach Gerbershagen (MPSS). Pioch E (2005) Schmerzdokumentation in der Praxis. Springer, Heidelberg

◘ Tabelle 4.3   Voraussetzungen für funktionelle Behandlungen

Einschränkung der funktionellen Behandelbarkeit	Lösungsmöglichkeiten (beispielhaft)
Eingeschränkte Mobilität (Patient kann Wohnung nicht verlassen)	– Funktionelle Therapie im häuslichen Umfeld – Verschreibung und Überprüfung von Hilfsmitteln – Stationäre Rehabilitation
Schmerzbedingte eingeschränkte Belastbarkeit	– Medikamentöse Therapie – Interventionelle Verfahren – Behandlung relevanter schmerzhafter Funktionsstörungen
Eingeschränkte kardiopulmonale Belastbarkeit	– Behandlung der Grundkrankheit – Mildes Aufbautraining – Konzentration auf sensomotorisches Training
Eingeschränkte Motivation des Patienten	– Ursachensuche und ggf. Therapie – Gemeinsame Zielstellung erarbeiten

von den Patienten eingesetzt. Es lohnt die Mühe, sich die Hilfsmittel zeigen und vorführen zu lassen.

Die Anamnese als diagnostisch therapeutisches Gespräch, gemeinsam mit der körperlichen und funktionellen Untersuchung und der apparativen Diagnostik, führt zu einer Behandlungsdiagnose und leitet die Therapieplanung ein. Die Patienten werden sich sicher und gut aufgehoben fühlen und auch in die gemeinsame Behandlung einsteigen können, wenn sie wissen, dass der Arzt sich eine umfassende Kenntnis zum Schmerz seines Körpers und seiner Seele gemacht hat.

Pfingsten M, Schöps P, Wille Th, et al. (2000) Chronifizierungsausmaß von Schmerzerkrankungen. Quantifizierung und Graduierung anhand des Mainzer Stadienmodells. Der Schmerz 1: 10–17

Pioch E (2005) Schmerzdokumentation in der Praxis. Klassifikationen, Stadieneinteilungen Schmerzfragebögen. Springer, Heidelberg

Stein R (2008) Verstummte Sprechstunde, Deutsches Ärzteblatt 2-2008, S. 7

Zenz M, Jurna I (2001) Lehrbuch der Schmerztherapie Wissenschaftliche Verlagsgesellschaft Stuttgart

Literatur

Adler RH et al. (2008) Uexküll Psychosomatische Medizin. Urban und Fischer

Gerbershagen HU (1996) Das Mainzer Stadienkonzept des Schmerzes: eine Standortbestimmung. In: Klingler D, Morawitz U (Hrsg) Antidepressiva als Analgetika. Aktueller Wissenstand und therapeutische Praxis. Arachne Verlag Wien

Hampton JR (1975) Relative contribution of history-taking, physical examination and labratory investigation to diagnosis and management of medical at patients. British Medical Journal 1975:2:486–489

Lange A (2003) Physikalische Medizin. Springer

Lown B (2004) Die verlorene Kunst des Heilens. Suhrkamp

Peterson MC, Holbrook JH, von Hales D (1992) Contributions of the history, physical examination, and laboratory investigation in making medical diagnoses. West J Med Feb; 156(2): 163–165

Neuroorthopädische funktionelle Untersuchung

Wolfram Seidel

Die klinische Untersuchung dient der:
- Diagnosestellung und Differentialdiagnostik
- Planung der weiteren Diagnostik
- Therapieplanung

Hier soll ein Schwerpunkt auf die funktionelle Differentialdiagnostik gelegt werden. Grundlegende Untersuchungstechniken aus der Orthopädie und Neurologie finden sich in der entsprechenden Fachliteratur.

Aus funktioneller Sicht ist bei akuten Schmerzen eine lokale bzw. regionale Untersuchung oft ausreichend. Da akute Schmerzen oft Rezidive sind (Anamnese!), ist zumindest nach Abklingen der akuten Symptomatik eine komplexere Vorgehensweise erforderlich. Dies bedeutet frühzeitig eine Ganzkörperuntersuchung vorzunehmen. Praxistauglich ist die Durchführung einer orientierenden Untersuchung, um Verkettungsmechanismen und Generalisierungsprozesse von somatischen Befunden auf struktureller und funktioneller Ebene zu erfassen. Sie bezieht insbesondere die grundlegenden Funktionsstörungen ein (▶ Kap. 1 und 2).

Ganzkörperuntersuchung heißt:
- Inspektion im Stehen
- Bewegungsprüfung der Wirbelsäule und der Gelenke
- Differenzierung der Muskelbefunde
- Untersuchung der Koordination und Tiefenstabilisation
- Palpation von reflektorisch-algetischen Zeichen und Bindegewebsbefunden

5.1   Inspektion im Stehen

Kriterien für die Untersuchung sind:
- Körperproportionen
- Achsen von Wirbelsäule und Extremitäten
- Beckenstellung
- Wirbelsäulenform
- Thoraxform
- Stellung von Schultergürtel und Armen
- Form und Stellung von Kopf und Hals

Die Inspektion gibt Auskunft über Veränderungen der Körperstatik als Ursache und Folge von mor-

phologischen und funktionellen Störungen im Bewegungssystem. Die wesentlichen Grundsätze der Statik wurden in ▶ Kap. 1.2.2, 1.2.3, 1.4.2 besprochen.

Empfehlenswert ist die Inspektion im Stehen in folgender Reihenfolge:
- Inspektion von dorsal
  In der Rückenansicht wird die symmetrische Anordnung der Körperabschnitte in Bezug auf das Lot überprüft (◘ Abb. 1.7). Die Abweichung des Lotes zu einer Seite ist ein deutliches Zeichen für die funktionelle Dekompensation der Statik.
  Regionale Seitabweichungen im Bereich des Beckens oder der Schultern, vom Kopf- bzw. Basislot sind Zeichen für Schiefebenen bzw. Skoliosen der Wirbelsäule aber auch für Zwangshaltungen wie z. B. die Ischiasskoliose.

> ❯ **Das Ausmaß einer Skoliose wird klinisch leicht unterschätzt. Durch die Rotation der Wirbelkörper drehen sich die Dornfortsätze zur Konkavseite, also zur Mittellinie.**

Die Beckenstellung in der Frontalebene wird durch die Länge der Beine bestimmt. Eine Beinverkürzung (z. B. einseitiger Knick- und Senkfuß, Zustand nach Frakturen) verursacht eine Schiefebene und damit eine kompensatorische Seitabweichung der Wirbelsäule (▶ Kap. 1.1.2). Funktionelle Beinverkürzungen sind häufig. Ursache können Störungen der Iliosakralgelenke sein, häufiger aber muskuläre Asymmetrien durch Verkürzung/Verspannung des M. psoas oder M. quadratus lumborum wie bei der Beckenverwringung. Ebenso führen Gelenkkontrakturen des Hüft- und Kniegelenkes zur Beinlängendifferenz.
- Inspektion von ventral
  Die Inspektion von ventral beinhaltet die Betrachtung der:
  - Fußstatik (▶ Kap. 1.1.2)
  - Stellung des Kniegelenks und der Patella (▶ Kap. 1.1.2)
  - Dysbalancen der Hüft und Oberschenkelmuskulatur (▶ Kap. 1.1.2)
  - Bauchwand, eine ausladende Bauchwand gilt als Hinweis für eine Insuffizienz der

Tiefenstabilisation (richtungsunabhängige Stabilisation, ▶ Kap. 1.5)
- Dysbalancen im Bereich der Schulter im Sinne des oberen gekreuzten Syndroms (▶ Kap. 1.4.3)
- Atemmuster (thorakale Hochatmung, ◻ Tab. 1.5).
- Inspektion von lateral
  Die Beurteilung der Seitenansicht beginnt auch mit der Betrachtung der Lotverhältnisse (▶ Kap. 1.2.2 u. 1.3.1, ◻ Abb. 1.8).

Weiterhin werden beurteilt:
- Die Form der Unterschenkel und v. a. der Kniegelenke (z. B. Genu recurvatum als Hinweis für Instabilität)
- Gesäßform (z. B. Hemmung der Gesäßmuskulatur)
- Beckenstellung (▶ Kap. 1.3.1 u. 1.2.2)
- Wirbelsäulenform (▶ Kap. 1.2.2)
- Muskuläre Dysbalancen (▶ Kap. 1.4.3)
- Kopfhaltung

5.2 Bewegungsprüfung der Wirbelsäule und der Gelenken

Ziel der Prüfung ist die Feststellung der allgemeinen, der regionalen und der Beweglichkeit einzelner Gelenke bzw. Segmente. Des Weiteren dient die Orientierung dem Auffinden von verketteten Bewegungseinschränkungen [8].
Wichtig Punkte sind:
- Die Differenzierung von Gelenkbefunden von muskulären Störungen. (Kapselmuster, »joint play« (▶ Kap. 1.1 und 11)).
- Die Bewegungsumfänge werden entsprechend der Neutral-Null-Durchgangsmethode dokumentiert.
- Die Qualität von Bewegungseinschränkungen. So kann z. B. die weiche Spannung am Ende des Bewegungsausschlages als Zeichen für muskuläre Funktionsstörungen gewertet werden.

Die Diagnose der konstitutionellen Hypermobilität (▶ Kap. 1.7) erfolgt aus der Anamnese und mittels Bewegungstesten für mehrere Gelenke bzw. Wir-

belsäulenregionen. In der Anamnese sind folgende Angaben typisch:
- Im Tagesverlauf zunehmender Schmerz im Sinne von Belastungs- und Ermüdungsschmerzen
- Schmerz unter statischen und Haltungsbelastungen wie z. B. längerem Sitzen und Stehen, Arbeit mit vorgestreckten Armen, Kopfvorbeuge, Heben und Halten von Lasten sowie Überkopfarbeiten
- Schmerzerleichterung durch Lagewechsel, kurzzeitiges Liegen und Bewegen ohne Belastung
- Wechselnde Schmerzlokalisationen auch in Abhängigkeit der vorrangig belasteten Gelenke oder Wirbelsäulenabschnitte bei Alltagstätigkeiten
- Große allgemeine Beweglichkeit im Kindes- und Jugendalter im Vergleich zu anderen
- Bewegungsausschläge über die Grenzwerte der Gelenke bzw. Wirbelsäule sind pathognomonisch für die Hypermobilität (◻ Abb. 1.24, ◻ Tab. 5.1, [1]). Drei und mehr positive Teste werden als Hinweis für generalisierte Hypermobilität gewertet, ein oder zwei Teste belegen eine lokale Hypermobilität.

5.3 Differenzierung der Muskelbefunde

Die Differenzierung der Muskelbefunde ist für die Indikationsstellung der Therapie von entscheidender Bedeutung. Einen großen Stellenwert hat die Palpation. Sie ist als Diagnostikinstrument in der Medizin und für die Erkrankungen des Bewegungssystems unabdingbar. Bei der in den letzten Jahrzehnten zunehmenden Anwendung apparativer Verfahren ist die Palpation vernachlässigt worden. Technische Grundvoraussetzung ist das Üben der Schichtenpalpation.
- An der Körperoberfläche tasten wir Wärme, Feuchtigkeit, Konsistenz der Haut als vegetative Reaktionen.
- Die Palpation mit intensiverer Berührung, Druck und Bewegung ermöglicht mechanische Eigenschaften wie Widerstand, Verschiebbarkeit, Dehnbarkeit an Haut, Faszien, Grenz-

◘ Tabelle 5.1.   Obere Grenzwerte der Gelenkbeweglichkeit als Diagnostikkriterien für die Hypermobilität

Kriterium	Ausgangsstellung	Max. Bewegungsausmaß
Extension Metakarpophalangeal-gelenke II bis IV	Schulteranteversion 45 ° Ellbogen und Handgelenk gestreckt	60 °
Extension Ellbogen	Schulteranteversion 45 °, Supinations-stellung	20 °
Gesamtrotation Hüftgelenk	Rückenlage 90 °, Knie- und Hüftge-lenk 90 ° gebeugt	120 °
Extension Kniegelenk	Rückenlage	20 °
Rotation HWS	Im Sitzen	90 ° rechts und links
Rumpfvorbeuge	Stand hüftbreit	Handflächen berühren den Boden

schichten, Muskulatur und Periost zu erfassen. In der Manuellen Medizin sind die Barriere und das Gelenkspiel zu tastende Substrate (► Kap. 11.1).

— Die Palpation dient weiterhin der Erfassung von Schmerzpunkten und Schmerzprovokation.

5.3.1 Untersuchung auf Muskelverspannung und -verkürzung

Der Spannungszustand der Muskulatur wird vergleichend beurteilt. So ist z. B. ein Hartspann im lumbalen oder thorakolumbalen M. erector spinae bei der Insuffizienz des tiefen Stabilisationssystems im Stand sehr häufig zu palpieren. Ist dieser Hartspann in Bauchlage oder bei Retroflexion geringer oder nicht mehr spürbar, ist das ein Hinweis für eine funktionelle Dekompensation unter statischer Belastung. Resultiert der Muskelhartspann reflektorisch z. B. aus einem relevanten Bandscheibenschaden, ist er auch im Liegen nachweisbar.

In der Praxis gehen wir bei der Muskeluntersuchung wie folgt vor:

— Die orientierende Untersuchung lässt einen erhöhten muskulären Spannungszustand vermuten. Dieser wird palpiert und mit der Gegenseite verglichen.

— Die Bewegungsuntersuchung der entsprechenden Region oder des Gelenkes zeigen Bewegungseinschränkung an. Kapselmuster und »joint play« ermöglichen die Unterscheidung zwischen gelenkigen und muskulären/periartikulären Bewegungseinschränkungen.

— Untersuchung des Muskels/der Muskelgruppe auf Verlängerbarkeit (► Kap. 1.4.1). Die Untersuchung für die einzelnen Muskeln bzw. Muskelgruppen wurden von Janda detailliert beschrieben [3]. Jeder Muskel kann aus einer definierten Ausgangsstellung hinsichtlich seiner Verlängerbarkeit untersucht werden (◘ Abb. 5.1.).

— Bei nicht ausreichender Verlängerbarkeit erfolgt die Differentialdiagnostik hinsichtlich der Ursache:
  — Triggerpunktpalpation (s.u.)
  — Schmerzpalpation an Sehnenansätzen, zum Teil am Periost (reflektorische Ursachen).
  — Die Differenzierung zwischen Verkürzung und Verspannung. Diese erfolgt durch die Relaxationsbehandlung des betroffenen Muskels (z. B. die postisometrische Relaxation nach Lewit (PIR)) [2]. Die PIR wird wie folgt durchgeführt: Der Muskel wird schmerzfrei bis an die palpierbare Barriere verlängert. Der Patient wird aufgefordert, gegen einen vom Therapeuten gehaltenen Widerstand eine minimale isometrische Kontraktion des Muskels durchzuführen. Dies verlangt oft etwas Geduld, da nicht alle Patienten das richtige Maß finden. Nach 5–10 s wird der Patient aufgefordert die

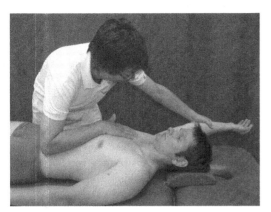

Abb. 5.1. Beurteilung der Verlängerbarkeit eines Muskels am Beispiel des sternalen Anteils des M. pectoralis major. Der Muskel wird durch den Untersucher fixiert und der Arm passiv nach oben außen geführt. Erreicht der Arm die Horizontale, liegt eine ausreichende Verlängerbarkeit vor. Ansonsten ist die Verlängerbarkeit eingeschränkt

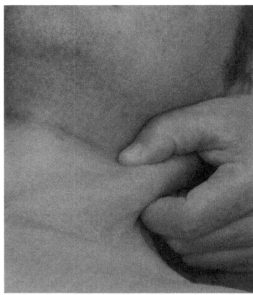

Abb. 5.2. Triggerpunktpalpation im M. sternocleido-mastoideus

Spannung aufzulösen. Der Arzt bzw. Therapeut wartet die Entspannungsphase (ca. 10–20 s) ab und führt die schmerzfrei mögliche Verlängerung des Muskels aus. Dieses Vorgehen wird 2- bis 3-mal wiederholt. Besteht nach einer Relaxationsbehandlung weiterhin eine verminderte Verlängerbarkeit, ist von einer Verkürzung auszugehen.

> Dies PIR-Technik wird in der Selbstbehandlung von Patienten für eine Vielzahl von Muskeln genutzt. Sie ist einfach durchführbar und effektiv.

5.3.2 Untersuchung auf Triggerpunkte (TRP)

Die Diagnose eines TRP ist klinisch gesichert, wenn folgende Kriterien erfüllt sind:
- Palpabler Triggerpunkt in einem palpablen Hartspannstrang (»taut band«, ◘ Abb. 5.2)
- Verminderte Verlängerungsfähigkeit des Muskels mit Schmerz insbesondere am Ende der Bewegung
- Lokaler Schmerz und TRP-typischer »referred pain« (▶ Kap. 1.4.1)

Weitere typische Zeichen wie die lokale Zuckungsreaktion bei TRP-Palpation und die Schwäche bzw. Hemmung des betroffenen Muskels sind nicht regelmäßig nachweisbar. Ein sicheres Diagnostikum ist der Nachweis der Reversibilität durch erfolgreiche Relaxationsbehandlung.

Die Differenzierung der TRP von muskulären Tenderpunkten erfolgt nach den oben aufgeführten Kriterien. Schmerzpunkte aus anderen Strukturen (Sehnenansätze, Kapseln etc.) werden palpatorisch differenziert.

5.3.3 Untersuchung auf Muskelhemmung und – abschwächung

Die Testung der Aktivierbarkeit und Kraft eines Muskels erfolgt nach Janda (▶ Kap. 1.4.2 [3]). Gegen einen Widerstand des Untersuchers oder die Eigenschwere einer Körperregion werden bei standardisierter Ausgangsstellung die Aktivierbarkeit und die Kraftentfaltung der einzelnen Muskelgruppen getestet.

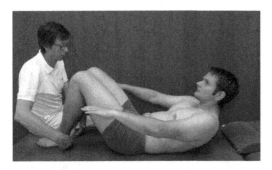

◘ Abb. 5.3. Testung von Bewegungsmustern am Beispiel der Oberkörperaufrichte. Der Patient wird aufgefordert, die Fersen in die Unterlage zu drücken (Ausschaltung der Hüftbeuger) und den Oberkörper langsam von der Unterlage abzuheben. Das Schulterblatt sollte ohne Aufgabe des Fersendrucks von der Unterlage abgehoben werden können

5.4 Untersuchung von Koordination und Stabilisation

Die Untersuchung von Koordination und Stabilisation als grundlegende Funktionsstörung (▶ Kap. 1) ist für die Erhebung von schmerzassoziierten Defiziten und für die Verlaufs- und Erfolgskontrolle nach Therapie hoch bedeutsam. Die Nutzung von funktionellen Einzelbefunden ist klinisch nicht ausreichend praktikabel. In den letzten Jahren konnte am Beispiel der Koordinationsstörungen die eigenständige Bedeutung von funktionellen Befunden bei Schmerzerkrankungen aufgezeigt werden. Die klinische Anwendbarkeit wurde durch Evaluation komplexer Diagnostiksysteme unter Einbeziehung der Koordinationsstörungen bestätigt [4, 5].

5.4.1 Ganganalyse

In der klinischen Ganganalyse können schmerzauslösende Bewegungen, Schonhaltungen (Rumpfvorbeuge, Ischiasskoliose), Belastungseinschränkungen, Hinkmechanismen, Bewegungseinschränkungen und Asymmetrien gesehen werden. Sie gibt Hinweise auf Lokalisation von Störungen und Verkettungsmechanismen als Symptom und pathogenetische Faktoren. Wichtig ist, diese Befunde auch unabhängig von der aktuellen Schmerzlokalisation

zu erheben. ◘ Tab. 5.2 zeigt einen Vorschlag für eine standardisierte Ganganalyse.

5.4.2 Koordinationsstörungen

Zur Testung der Koordination werden einzelne Bewegungsmuster/-abläufe isoliert betrachtet (◘ Tab. 5.3, ◘ Abb. 5.3). Diese Vereinfachung ermöglicht eine reliable Auswertung von Störungen und die gezielte Verschreibung von Krankengymnastik [6].

5.4.3 Untersuchung der Stabilisation

▶ Kap. 21

5.5 Palpation von Bindegewebe und reflekrotisch algetischer Zeichen (RAZ)

Die Weichteilpalpation von Haut und Unterhaut bis hin zu den Faszien dient der Differenzierung von Spannungsveränderungen und der Indikationsstellung von lokal und reflektorisch wirksamen Therapieverfahren (▶ Kap. 8, 9 und 1.6). Die Indikation für Releasetechniken, Bindegewebsmassagen, Blutegelbehandlung, Schröpfen, Quaddeln können differenziert auf dieser Grundlage gestellt werden.

Die praktische Durchführung:
- Bei der Inspektion sind typische Veränderungen an der Körperoberfläche im Zusammenhang mit der vegetativen Dysregulation zu erkennen. Das können fleckig livide Verfärbungen, Rötungen, Marmorierung der Haut, Schwellungszustand der Hände, Füße oder im Bereich der Umgebung eines Gelenkes sein. Narben und bindegewebige Verquellungen führen zu flächigen Hauteinziehungen oder Eindellungen, die sichtbar sind (◘ Abb. 1.20).
- Hyperalgetische Zonen werden durch eine oberflächliche, sehr weiche streichende Hautpalpation mit den Fingern einer oder beider Hände ertastet. Je geringer der Druck, desto leichter sind die Zonen erkennbar. Hyperalgetische Zonen finden sich häufig in:

▫ Tabelle 5.2. Kriterien und Auswertung der klinischen Ganganalyse (beispielhaft)

Kriterium	Mögliche Befunde	Mögliche Pathologien, klinische Aspekte
Gehstrecke/Gehdauer	Meter/Minuten	Claudicatio spinalis
Verwendung von Hilfsmitteln	Ja/Nein	Schonung, Entlastung
Gesamtansicht/Gangkriterien		
Lot	Vorbeuge, Vorhalte, Seitabweichung	Statische Dekompensation, Ischias- skoliose, Hinweis für funktionelle Verkettung
Dynamik und Symmetrie	Asymmetrie, Hinken, Schonhaltung	Gelenkstörung, neurologische Er- krankung
Rhythmus	Gleichmäßig, seitengleich, flüssig, verlangsamt, zögernd	Neurologische Differentialdiagnostik
Tempo	Vermindert, normal, schnell	Koordinatives Defizit
Spurbreite	Normal, verbreitert, breitbasig	Ataxie
Schrittlänge	Normal, verkürzt	Bewegungseinschränkung Gelenk, Hemmung durch Schmerz
Beinachsen/Fußachsen	Varus, Valgus, gerade, stabil, instabil, Außenrotation, Innenrotation	Gelenkstabilisation, Arthrosezeichen, muskuläre Dysbalance
Regionale Beurteilung		
Fuß und Gelenke der unteren Extremität	Gelenkbewegungen eingeschränkt, normal, hypermobil, instabil, harmo- nischer Ablauf	Strukturerkrankung, Verkettung (z. B. funktioneller Senkfuß – Valgisierung Kniegelenk – Adduktion Hüftgelenk)
Beckenbewegungen	Steif, harmonisch, asymmetrisch, hypomobil, hypermobil	Beckenanteversion bei Streck- hemmung Hüftgelenk (Arthrose, Hüftbeuger)
LWS	Steil, normal, Hyperlordose, hypo- mobil, hypermobil	Überlastung Lumbosakralregion, Hinweis für Instabilität
Oberkörper (BWS)	Aufrecht, gebeugt, steif, harmonische Mitbewegung	Fixierte Kyphose
Armbewegungen	Symmetrisch, seitengleich, ver- mindert	Hinweis für oberes gekreuztes Syndrom
Kopf/HWS	Aufrecht, Kopfvorhalte, Hyperlordose	Überlastung zervikokranial und zervikothorakal

— der Schulter-Nacken-Region im Sitzen,
— der Paravertebral-, Lumbosakral- und Gu- tealregion in Bauchlage,
— der Extremitäten im Zusammenhang mit der Gelenkuntersuchung,
— vorhandener Narben.

❯ **Narben mit erhöhter Spannung und/oder Schmerz können zu Funktionsstörungen in Faszien, Muskeln oder Gelenken führen und somit pathogenetisch bedeutsam sein.**

— Das Unterhautbindegewebe ist mittels der Kibler-Falte gut untersuchbar. Die Haut wird im Bereich der Wirbelsäule im Seitenvergleich

◘ Tabelle 5.3. Testung Bewegungsmuster

Test	Auffällige Befunde	Funktionell klinische Bedeutung

Einbeinstand	– Unsicherheit
	– Unvermögen das Becken mindes-
	  tens 10 s horizontal zu stabilisieren
	– Zeichen nach Duchenne und
	  Trendelenburg
		– Inkoordination der Beckenmus-
		  kulatur
		– Insuffiziente Tiefenstabilisation

Schulterblattadduktion im Sitzen	– Aktivierung des M. trapezius pars descendens und M. supraspinatus	– Insuffiziente Schulterstabilisierung

Armabduktion im Sitzen	– Frühzeitige Aktivierung von
	  M. trapezius pars descendens und
	  M. scaleni
	– Anheben des Schultergürtels
		– Fehlende Schulterblattfixation/
		  Schulterstabilisation

Atmung in Rückenlage	– Aktivierung der Atemhilfsmusku-
	  latur
		– Inkoordination und Insuffizienz
		  der Tiefenstabilisation

Kopfanteflexion in Rückenlage	– Vorschieben des Kinns, keine Beu-
	  gung der HWS
	– Überaktivierung oberflächlicher
	  Muskulatur insbesondere M. ster-
	  nocleidomastoideus
		– Inkoordination der Halsmusku-
		  latur
		– Ungenügende Stabilisierung der
		  HWS

Oberkörperaufrichte aus Rücken-
lage
	– Abheben des Schulterblatts von
	  der Unterlage nicht oder nur
	  unter Aufgabe des Fersendrucks
	  (Aktivierung Hüftbeuger) möglich
	  (◘ Abb. 5.3)
		– Hinweis für Inkoordination Bauch-
		  muskulatur
		– Insuffiziente Tiefenstabilisation

Hüftabduktion in Seitlage	– Annäherung des Beckenkamms an
	  die unteren Rippen, bevor die Ab-
	  duktion die Horizontale erreicht
		– Hinweis für Abschwächung der
		  Hüftabduktoren
		– Insuffiziente Tiefenstabilisation

Hüftextension in Bauchlage	– Verspätete/Aufgehobene Aktivie-
	  rung der Glutäalmuskulatur
	– Beckenkippung
		– Hinweis Inkoordination der
		  Rumpf-Beckenmuskulatur
		– Insuffiziente Tiefenstabilisation

zwischen Daumen und Zeigefinger abgehoben. Zu spüren ist der Quellungszustand, die Abhebbarkeit und die Schmerzempfindlichkeit. Zur raschen Orientierung über Störungen der Wirbelsäulensegmente lässt sich die Prüfung in Form einer rollenden Hautverschiebung durchführen (◘ Abb. 1.19).

— Als Bindegewebszonen werden faszienahe tieferliegende Veränderungen im Lumbosakralbereich bis zum Darmbeinkamm und Kreuzbein, am unteren Rippenbogen, dorsalen Thorax, in der Schulterregion bis zum zervikothorakalen Übergang und im Suboccipitalbereich palpiert. Die geschieht mit einem tangenzial vorgenommenen diagnostischen

Strich. Positiv ist der Befund bei Schmerz und erhöhtem Widerstand im Seiten- und segmentalen Vergleich [7].

— Die Untersuchung von Band- und Kapselstrukturen der Gelenke bzw. Muskelansätze wird in die Muskel- und Gelenkuntersuchung einbezogen.

— Die Diagnostik und Behandlung von Faszien der Muskulatur, insbesondere Halsfaszien, thorakale und Faszien der Rückenmuskulatur und des Rumpfes werden in der Manuellen Medizin erfolgversprechend eingesetzt [2] (▶ Kap. 1.6).

Literatur

1   Sachse J (2004) Der gestufte Bewegungstest zur Be-
    urteilung des Bewegungstyps Manuelle Medizin;42 (1):
    41–51
2   Lewit K (2007) Manuelle Medizin. Urban und Fischer. S.
    104–111
3   Janda V (1994) Muskelfunktionstest. In: Janda V (Hrsg)
    Manuelle Muskelfunktionsdiagnostik. Ullstein-Mosby; 3:
    11–248
4   Niemier K, Ritz W, Amelung P, Seidel W (2007) Evalu-
    ierung der funktionellen muskuloskeletalen Diag-
    nostik des als Bestandteil eines multiprofessionellen
    Diagnostiksystems für Patienten mit chronischen und
    chronifizierungsgefährdeten Schmerzen des Bewe-
    gungssystems. Manuelle Medizin 45:123–127
5   Niemier K, Seidel W, Ritz W, Pioch E, Werin A (2003)
    Sommerfeld Assessment System: Introduction and
    evaluation of a multiprofessional assessment system
    for the differential diagnosis of chronic muscoloskeletal
    pain syndromes. JOM 25: 21
6   Niemier K, Seidel W (2007) Der Einfluss von muskulo-
    skeletaler Funktionsstörung auf chronische Schmerz-
    syndrome des Bewegungssystems. Schmerz 21:139–145
7   Steglich HD (1990) Der physiotherapeutische Befund. In:
    Conradi E. Schmerz und Physiotherapie. Verlag Gesund-
    heit GmbH Berlin S. 67–77
8   Schildt-Rudloff K, Sachse J (2008) Wirbelsäule. Urban
    und Fischer, München, Jena

Apparative Funktionsdiagnostik

Peter Amelung

Funktionsstörungen im Bewegungssystem müssen systematisch erkannt und analysiert werden, um Ursache und Wirkung genau zu lokalisieren. Eine Reihe dieser Störungen lassen sich klinisch über die standardisierten Verfahren der orientierenden Untersuchungen und der neuroorthopädischen Funktionsuntersuchung gut diagnostizieren und verifizieren. Wo jedoch bei der visuellen Beobachtung von Funktionsstörungen des Bewegungssystems Informationen verloren gehen können, sollten apparative Verfahren der Funktionsdiagnostik zum Einsatz kommen. Diese unterstützen den Untersucher bei dem Ziel der Funktionsdiagnostik, »die pathogene Kette, die Beziehungen ihrer Glieder und deren Relevanz zu erkennen« [1]. Ein wichtiger Aspekt der Untersuchung von Funktionsstörungen des Bewegungssystems ist die Anwendung von apparativen Verfahren, die die Dynamik der Funktion widerspiegeln.

Heute kann auf eine Reihe apparativ unterstützter Verfahren zur Funktionsdiagnostik des Bewegungssystems zurückgegriffen werden. Neben bildgebenden Verfahren, werden Methoden der Kraftdiagnostik und kinematische Verfahren für die Analyse von Funktionsstörungen des Bewegungssystems angewandt. Viele dieser Verfahren sind aufwendig und für die Routineuntersuchung von Patienten noch nicht tauglich. In einzelnen Fällen können diese Untersuchungsverfahren aber wichtige Informationen liefern [2].

Weiterer Bestandteil der Funktionsdiagnostik bei Schmerzpatienten ist die apparative Diagnostik von Leistungsparametern, die zusätzlich Informationen zur Schmerzbewältigung bzw. vegetative Störungsmuster geben kann. Auch hier gibt es eine Reihe kardiologischer Belastungstests, die im Sinne der umfassenden Schmerzdiagnostik sehr umfangreiche Ergebnisse liefern, jedoch so nicht durchgehend notwendig sind.

Im laufenden Kapitel soll auf eine Auswahl apparativer Verfahren eingegangen werden, die sich zum einen durch einfache und schnelle Handhabung auszeichnen, zum anderen sowohl im klinischen als auch ambulanten Routinebetrieb gut zu realisieren sind. Der Anspruch auf Vollständigkeit wird dementsprechend nicht erhoben.

6.1 Videounterstützte Gang- und Bewegungsanalyse

Die apparative Analyse des Geh- und Bewegungsverhaltens bietet einen hohen Informationsgehalt beim Auffinden von Funktionsstörungen des Bewegungssystems. Veränderungen des Bewegungsablaufes können auf mögliche neurologische, funktionelle oder strukturelle Erkrankungen des muskuloskeletalen Systems hinweisen. Die Gang- und Bewegungsanalyse wird in zwei grundlegende Verfahren unterschieden:

- Parameterbasierte (objektive) Analyse
- Wahrnehmungsbasierte (subjektive) Analyse

Bei der Durchführung parameterbasierter Analyseverfahren ist die apparative Unterstützung zur Erfassung objektiver und quantifizierbarer Messdaten zwingend notwendig. Gewährleistet wird dieses bei komplexen Analysen über 3D-Bewegungsanalysesysteme, die mit aktiven oder passiven Markern Bewegungspunkte in der Dynamik eines dreidimensionalen Koordinatensystems wiedergeben. Bei weniger komplexen Untersuchungsansätzen werden u. a. kinetische, kinematische und elektromyographische Messinstrumente selektiv verwandt, um regionale Störungen sichtbar zu machen. Die Interpretation der aufgenommenen Parameter und Messergebnisse lässt sich jedoch nur im Konsens mit der Betrachtung der Gesamtbewegung hinreichend genau vornehmen.

Für die wahrnehmungsbasierte Analyse genügt die bloße visuelle Beobachtung von Bewegungsmustern und Stereotypen. Sie ist Teil einer orientierenden Untersuchung von Patienten mit Schmerzsyndromen im Bewegungssystem. Die einfachste Form der Durchführung ist die Betrachtung des Gehverhaltens des Patienten aus zwei Beobachtungsperspektiven auf kurzer Gehstrecke. Räumliche Einschränkungen sowie die Begrenzung der visuellen Aufnahmefähigkeit durch den Untersuchenden auf ca. 10 Hz lassen nur unvollständige Informationen über das komplexe Bewegungsverhalten zu. Für eine ausschließlich regionale Beurteilung oder eine Grobanalyse ist sie jedoch hinreichend, sofern der Untersuchende über einen großen Erfahrungsschatz bei der Betrachtung von Bewegungen und Bewegungsstörungen verfügt.

Die apparative Unterstützung der wahrnehmungsbasierten Analyse durch Videosysteme ermöglicht eine differenziertere Betrachtung von Bewegungsmustern und eventuellen Veränderungen bzw. Störungen [3, 4]. Videoaufzeichnungen bieten gegenüber der alleinigen subjektiven Beobachtung Vorteile:

- Wiederholbarkeit
- Zeitlupen und Einzelbildfunktionen
- Simultane Aufzeichnung aus mehreren Perspektiven

Die subjektive Beobachtung des Patienten mittels 2D-Videosystemen ist bei entsprechenden räumlichen Kapazitäten gut zu realisieren. Eine ca. 6-m-Gehstrecke wird als hinreichend betrachtet. Nachteilig erweisen sich kurze Videoaufnahmezeiten, die nur auf wenige Schritte begrenzt sind. Informationsverluste sind hier nicht zu vermeiden. Koordinative Defizite, wie sie bei Schmerzpatienten nicht selten sind, sind schwerer zu erkennen.

In der Praxis der Bewegungsanalyse von Schmerzpatienten hat sich die Methode der Ganganalyse auf dem Laufband bewährt. Gegenüber der Analyse des Gehens auf einer horizontalen Gehstrecke weist diese Form der Ganganalyse Vorteile auf [5]:

- Der notwendige Platzbedarf kann stark eingeschränkt werden. Optimal ist der Einsatz von mindestens 3 Videokameras zur Beobachtung des Patienten in der Sagittalebene sowie in der Frontalebene von vorne bzw. hinten.
- Die Gehposition des Patienten variiert nur sehr gering. Für den Untersucher ist es einfacher, ausgewählte Bewegungspunkte während der Analyse visuell zu fixieren. Die Größenverhältnisse bleiben aufgrund der relativen Kongruenz der Betrachtungswinkel gleich.
- Das Laufband ermöglicht eine de facto unbegrenzte Gehstrecke und Aufnahmezeit. Veränderungen im Gehverhalten von Schmerzpatienten lassen sich so im Verlauf dokumentieren.
- Diskrete koordinative Defizite, die unter »normalen« Bedingungen für den Untersuchenden kaum erkennbar sind, potenzieren sich in ihrer Ausprägung auf dem Laufband. Verantwortlich dafür ist die »Stresssituation«, welcher der

Patient ausgesetzt wird. Die Einhaltung konstanter Gehgeschwindigkeit und Gehrhythmus sowie die Erhaltung der posturalen Balance werden als Kriterien zur Erkennung von koordinativen Defiziten herangezogen.

- Bei Verdacht von Stabilitätsdefiziten der Muskulatur der unteren Extremitäten und der Lenden-Becken-Hüft-Region haben sich Gehgeschwindigkeiten auf dem Laufband bewährt, die im Vergleich zur individuellen Gehgeschwindigkeit deutlich geringer sind. Längere Standphasen auf einem sich bewegenden Untergrund haben vor allem erweiterte Aktivierungszeiten der Extensorenketten der unteren Extremitäten sowie im weiteren Verlauf die der becken- und rumpfstabilisierenden Muskulatur zur Folge. Bei Patienten mit Defiziten der tiefenstabilisierenden Muskulatur sind so auffällige Bewegungsmusterstörungen gut zu erkennen.

Nachteilig erweist sich hingegen:

- Die Mehrzahl der Patienten muss auf das Gehen auf dem Laufband vorbereitet werden. Insbesondere ängstliche und Patienten mit vegetativen Hyperreaktionen zeigen nicht selten eine gestörte Compliance.
- Kinematische Parameter unterscheiden sich auf dem Laufband signifikant vom »normalen Gang«. Untersuchungen ergaben, dass das Gehen auf dem Laufband ca. 0,5–1,0 km/h schneller empfunden wird. Dementsprechend verändern sich die Parameter Schrittfrequenz, Schrittlänge und relative Schrittlänge [6].

Für die Analyse des Gehverhaltens können bewährte Skalen und Scores in der Praxis verwendet werden [7, 8]. Am weitesten verbreitet sind der Standard des RLANRC (Rancho Los Amigos National Rehabilitation Centre) und der O.G.I.G. (Observational Gait Instructor Group) [9, 10]. Diese umfassen primär kinematisch begründete Parameter, die aus biomechanischer Sicht eine differenzierte Begutachtung des Gehverhaltens ermöglichen.

Neben der Gangkinematik fließen Aspekte der Gangpathologie und der Gangkinematik in die Visualisierung des Gehens ein. So ist eine umfassende Analyse weiterer Einflussfaktoren auf Veränderungen des Gangmusters bzw. Gangstörungen gegeben. Die Wertung struktureller und psychomotorischer Einflüsse komplettiert das kinematische Abbild des Gehens [11].

Der systematische Ansatz zur Beurteilung von Bewegungsmustern während des Gehens bleibt dem Untersucher letztendlich vorbehalten. Der Ablauf von Bewegungen wird im Kontext der Gesamtkörperbewegungen ebenso analysiert wie regionale Bewegungsmuster in bekannten Schlüsselregionen [12].

6.2   Apparative Kraftdiagnostik

Die Kraftdiagnostik ist Bestandteil einer differenzierten Therapieplanung und -kontrolle. Kraftmessung kann

- subjektiv (z. B. manuelle Muskelfunktionstestung nach Janda [13]),
- semiobjektiv (z. B. Wiederholungsmethode [14]) oder
- objektiv (z. B. apparative Kraftdiagnostik)

erfolgen.

Die apparative Kraftdiagnostik widerspiegelt mit Hilfe von Dynamometer- oder Drehmomentmessgeräten das aktuelle Kraftniveau eines oder mehrerer Muskeln (Muskelschlingen). Nach der Arbeitsweise der Muskulatur unterscheidet man

- statische Kraftmessungen (isometrische Kontraktion der Muskulatur) und
- dynamische Kraftmessungen (auxotonische Kontraktion der Muskulatur).

Für den klinischen Routinebetrieb sind statische Kraftmessungen den dynamischen Messungen vorzuziehen. Sie bieten den Vorteil

- einer definierten Untersuchungsposition, die gut reproduzierbar ist,
- der besseren Selektion einzelner Muskelgruppen,
- einer einfachen Handhabung und
- einer kostengünstigen Methode.

Nachteilig erweist sich dagegen, dass neben lokalen Belastungsspitzen (**Cave:** Überlastung von Knorpel- und Knochenstrukturen) vor allem die

koordinative Komponente der Kraftentfaltung in der Muskulatur bzw. Muskelschlinge nicht beachtet wird. Dieses kann nur mit Hilfe dynamischer Kraftmessungen umgangen werden, die eine Ableitung des aktuellen Drehmoments bzw. Bewegungswinkels zeigen (z. B. CYBEX-Norm – Isokinetisches Test- und Diagnosesystem). Der hohe Aufwand dynamischer Messungen auf isokinetischen Testsystemen beschränkt diese meist auf Einrichtungen der Rehabilitationsmedizin.

Im Vergleich zur subjektiven und semiobjektiven Messung von Kraftfähigkeiten liefert die apparative Kraftdiagnostik valide und reproduzierbare Ergebnisse, die bei korrekter Durchführung der Messung für die Befundaufnahme und Therapiekontrolle gut zu verwerten sind.

6.3   Leistungsdiagnostik

Zur Bestimmung der allgemeinen Leistungsfähigkeit von Patienten mit chronischen Schmerzsyndromen bieten sich eine Reihe leistungsdiagnostischer Verfahren an. Entscheidend für die Auswahl der Verfahren sind:

- Praktikabilität und Durchführbarkeit
- Reproduzierbarkeit
- Compliance
- Patientenbezogene Kontraindikationen

Die Diagnostik der Leistungsfähigkeit kann im maximalen und submaximalen Leistungsbereich des Patienten erfolgen. Eine Leistungsdiagnostik im Vita-maxima-Bereich kann bei guter Mitarbeit des Patienten zu einer hohen Validität der Ergebnisse führen.

Präzise Daten liefert die Spiroergometrie, deren relevante Parameter (respiratorischer Quotient, maximale Sauerstoffaufnahme, Atemäquivalent) und die Parameter der kardialen Belastbarkeit (Herzfrequenz, Blutdruck) eine hohe Aussagekraft bezüglich der aktuellen Belastbarkeit des Patienten besitzen [15]. Für die Therapieverlaufskontrolle steht der Aufwand einer Spiroergometrie jedoch in einem ungünstigen Kosten-Nutzen-Verhältnis.

Bei kardiologisch unbedenklichen Schmerzpatienten sollten Testverfahren angewandt werden, die einfach durchführbar sind und trotzdem

◘ **Tabelle 6.1.** Voreinstufung nach Ruheherzfrequenz und Lebensalter. (Aus: [17])

Ruheherzfrequenz (RHF)/Alter	<20	20–29	30–39	40–49	50–59	60–69	≥70
<50	140	135	130	125	115	110	105
50–59	145	140	135	125	120	115	110
60–69	145	145	135	130	125	120	115
70–79	150	145	140	135	130	125	120
80–89	155	150	145	140	135	125	125
≥90	160	155	150	145	135	130	125

eine hohe Reliabilität besitzen. Dazu gehörte in der Vergangenheit vor allem der PWC-Test (»physical work capacity«), der vor einigen Jahren vom IPN-Test (Institut für Prävention und Nachsorge Köln) abgelöst wurde [14, 16]. Beide Verfahren lassen sich gut auf einem drehzahlunabhängigen Ergometer durchführen und bedürfen außer einem geeigneten Herzfrequenzmessgerät (EKG, Brustgurtmessung o. Ä.) und ggf. einem Blutdruckmessgerät keine weiteren apparativen Voraussetzungen. Es sollte jedoch darauf geachtet werden, dass die Testbedingungen (Raumtemperatur, Luftfeuchtigkeit, Tageszeit, Medikation etc.) annähernd konstant gehalten werden.

Im Vergleich zum PWC-Test kann der IPN-Test detailliertere Informationen zur allgemeinen Leistungsfähigkeit bieten. Vor allem die Zuweisung einer individuell festgelegten Zielherzfrequenz und die Einordnung in ein Norm-Soll-Leistungsschema unterscheidet ihn vom einfach strukturierten PWC-Test, der durch die Zielherzfrequenzen von 130, 150 und 170 Schlägen/min begrenzt wird.

Der IPN-Test basiert auf alters- und leistungsspezifischen Normwerten. Diese sind sowohl Grundlage zur Voreinstufung des Patienten bezüglich der zu erreichenden Zielherzfrequenz als auch Vergleichswert zur Ermittlung der alters- und geschlechtsspezifischen allgemeinen Leistungsfähigkeit (◘ Tab. 6.1 und 6.2, [17]).

Für die Durchführung des IPN-Tests empfiehlt sich das WHO-Verfahren, das einen Anfangswiderstand von 25 W sowie eine Steigerung von 25 W alle 2 min vorsieht. Der Test wird bis zum Erreichen der Zielherzfrequenz durchgeführt. Ein vorzeitiger Abbruch wird dann vorgenommen, wenn der Patient
= subjektiv erschöpft ist,
= über Schmerzen klagt,
= sich Atemnot einstellt,
= hohe systolische Blutdruckwerte entwickelt (RR>250).

Die bei Abbruch erreichte Leistung wird erfasst und durch das Körpergewicht des Patienten dividiert (Watt/kg Körpergewicht). Durch Inter- oder Extrapolation werden die entsprechenden Leistungswerte innerhalb einer Belastungsstufe ermittelt [17]. Im Vergleich mit den vorliegenden Sollwerten (Normwerttabelle) ist eine Einschätzung der allgemeinen Leistungsfähigkeit gegeben und Grundlage für die Bestimmung einer individuellen Trainingsherzfrequenz im Rahmen der Konditionierung.

◘ Tabelle 6.2.   Voreinstufung unter Berücksichtigung der Trainingshäufigkeit (ausdauerrelevante Sportarten). (Aus: [17])

Sporttyp	Mindesthäufigkeit/Woche (Trainingseinheiten)	Stunden/Woche	Aufschlag auf RHF
Kein Ausdauertraining	-	-	-
Wenig Ausdauertraining	1- bis 2-mal	≤1 h	-
Moderates Ausdauertraining	2- bis 3-mal	1–2 h	Plus 5
Viel Ausdauertraining	3- bis 4-mal	2–4 h	Plus 10
Sehr viel Ausdauertraining	>4-mal	>4 h	Plus 15

Literatur

1   Lewit K (2007) Manuelle Medizin. Urban & Fischer. München

2   Banzer W, Pfeifer K, Vogt L (2004) Funktionsdiagnostik des Bewegungssystems in der Sportmedizin. Springer

3   Eastlack M, Arvidson J, Snyder-Mackler L, Danoff J, McGarvey C (1991) Interrater reliability of videotaped observational gait-analysis assessments. Phys Ther 71 (6); 465–472

4   Will M, Häußler M, Straßburg HM, Naumann M (2002) Einfache videogestützte Ganganalyse beim spastischen Spitzfuß. Monatsschr Kinderheilkd 150 (3); 316–323

5   Amelung P, Seidel W (2005) Die instrumentierte Gang-analyse im Rahmen eines manualmedizinisch orientierten Diagnostik- und Therapiesettings im Krankenhaus bei Patienten mit Schmerzerkrankungen des Bewegungssystems. Manuelle Medizin 43 (6); 404–413

6   Hegewald G (2000) Ganganalytische Bestimmung und Bewertung der Druckverteilung unterm Fuß und von Gelenkwinkelverläoufen – eine Methode für die Diagnose und Therapie im medizinischen Alltag und für die Qualitätssicherung in der rehabilitationstechnischen Versorgung. Diss. HU Berlin

7   Lord SE, Halligan PW, Wade DT (1998) Visual gait analysis: the development of a clinical assessment and scale. Clin Rehabil 12; 107–119

8   Urbanczik A (2002) Der aufrechte Gang. http://www.zu-fuss.ch

9   Perry J (2003) Ganganalyse – Norm und Pathologie des Gehens. Urban & Fischer. München

10   Götz-Neumann K (2003) Gehen verstehen. Thieme. Stuttgart

11   Brückl R (1994) Gangbild und Psyche. Krankengymnastik 46; 1621–1625

12   Beyer L (2003) Theoretische Grundlagen der Verkettung von Symptomen in der Manuellen Medizin. Manuelle Medizin 41; 268–271

13   Janda V (2000) Manuelle Muskelfunktionsdiagnostik. Urban & Fischer. München

14   Froböse I, Nellessen G, Wilke C (2003) Training in der Therapie. Urban & Fischer. München

15   Hollmann W, Hettinger T (2000) Sportmedizin: Grundlagen für Arbeit, Training und Präventivmedizin. Schattauer. Stuttgart New York

16   Lagerstrœm D, Trunz E (1997) IPN-Ausdauertest. Gesundheitssport und Sporttherapie. 13, 68–71

17   Trunz E (2004) IPN-Test – Ausdauertest für den Fitness- und Gesundheitssport. http://www.ipn-online.de

Therapieverfahren und Praxis

Prinzipien funktioneller Therapieverfahren

Kay Niemier und Wolfram Seidel

7.1   Reaktionen auf Reize

Funktionelle Therapien arbeiten mit externen Reizen zur Beeinflussung von Funktionsstörungen des Bewegungssystems und der Körperregulation. Durch diese Reize werden verschiedenste Reaktionen hervorgerufen:

- Sofortreaktionen
  Die Anwendung von z. B. physikalischen Modalitäten wie Temperatur oder Strom führen zu physiologischen Reaktionen. Diese sind z. B. das Auslösen von Aktionspotentialen, die Schwellenerhöhung von Nozizeptoren oder eine Veränderungen der Durchblutung. Sie werden zur Symptomlinderung, Therapievorbereitung und Therapienachbereitung genutzt. Einige Methoden, wie z. B. das TENS, können zur langfristigen Symptomkontrolle beitragen.
- Adaptationen
  Die regelmäßige Anwendung von externen Reizen führt neben den Sofortreaktionen zu einer Anpassung des Organismus an diese Reize. Trainingsreize führen z. B. zu einer Verbesserung von Kondition oder Muskelkraft, Koordinationstraining zur Verbesserung der motorischen Steuerung und vegetative Reize zur Änderung in der Körperregulation.
- Kompensationen
  Bei bestimmten Krankheitsbildern ist das Ziel, eine optimale Funktion zu erlangen unrealistisch. So ist ein physiologisches Gangbild bei einer Hemiparese nicht zu realisieren. Es werden daher alternative (Gang-)Muster mit dem Ziel einer guten Alltagsfunktion trainiert.
- Habituation
  Der Organismus ist in der Lage sich an Reize zu gewöhnen. So wird ein anfänglich intensiver Stromreiz nach kurzer Zeit nicht mehr wahrgenommen und erzielt nicht die gewünschte physiologische Wirkung. Um der Habituation entgegenzuwirken, werden die Intensität und die Qualität der Reize variiert (z. B. Änderung in der Stromfrequenz).

7.2   Reizparameter

Um Adaptationsprozesse in Gang zu setzen, ist es notwendig, die richtigen Reizparameter zu wählen.

Die Reizparameter sind bei der Verschreibung anzugeben:

- Reizintensität
  Indifferente Reize führen zu keiner Reaktion des Organismus. So führt ein Trainingsreiz, der das Niveau der Alltagsbelastung nicht übersteigt, zu keiner Verbesserung, jedoch zum Erhalt des aktuellen Leistungsniveaus. Zu geringe Reizstärken führen zu einem »negativen Trainingseffekt«. Die Immobilisierung von Gelenken führt zur Muskelatrophie, der Wegfall der Schwerkraft bei Weltraumflügen zur Reduktion der Knochen- und Muskelmasse. Zu stark gewählte Reize führen zur Dekompensation. Ein zu hoher Temperaturreiz resultiert in Verbrennungen, ein nicht angepasstes Training zu Muskelkater und Verschlechterung der Trainierbarkeit.
- Reizfrequenz
  Um eine Veränderung im Reaktionsvermögen des Organismus hervorzurufen, müssen Reize wiederholt appliziert werden. Ein einmaliger Kältereiz führt nicht zur Verbesserung der Thermoregulation und ein seltenes Ausdauertraining nicht zur Verbesserung der Kondition. Als Konsequenz werden z. B. physikalische Maßnahmen als Serien von 6 bis 10 Anwendungen verschrieben. Ein Erlernen und die regelmäßige Anwendung von Selbstbehandlungen (z. B. Bürstenmassagen, kalte Güsse, Wickel, Trainingsprogramm) sind nahezu immer sinnvoll und indiziert. Ein Training zur Verbesserung der Koordination und Tiefenstabilisation sollte in der Anfangsphase täglich (10–20 min), ein Training zur Verbesserung der Kondition 3-mal wöchentlich (ca. 45–60 min) oder täglich (20–30 min) durchgeführt werden.
- Reizdauer
  Auch hier gelten die gerade beschriebenen Grundsätze. Ist ein Reiz zu kurz gewählt, kommt es nicht zu Adaptationsprozessen, ist die Reizdauer zu groß, kommt es zur Dekompensation. Verschiedene Reizlängen können unterschiedliche Effekte hervorrufen. So führen kurze Kaltreize zur Aktivierung der Muskelspindeln (bessere Trainierbarkeit partiell denervierter Muskulatur) und zu einer

reaktiven Hyperämie, während lange Kaltreize zu einer verminderten Aktivierung der Muskelspindeln führen (bessere Behandelbarkeit von spastischer Muskulatur) und zu einer verminderten Durchblutung.

Wichtig bei der Festlegung der Reizparameter sind die verfolgten Zielstellungen und das Ausgangsniveau des Patienten. Ein Training zur vegetativen Stabilisierung wird eine geringere Reizdauer und Intensität haben als ein Konditionstraining. Der Trainingszustand eines Patienten (Ausgangsniveau) kann in der Leistungsdiagnostik (▶ Kap. 6) festgestellt und ein entsprechendes Trainingsprogramm entwickelt werden. Für die vegetative Regulation ist eine Objektivierung des Ausgangsniveaus schwieriger. Die Reizparameter werden zu Beginn niedriger gewählt und im Verlauf angepasst. Wenn eine Adaptationsstufe erreicht ist, werden die Parameter an neue Ziele angepasst oder ein Erhaltungsprogramm mit entsprechenden Reizparametern durchgeführt. Der Erhalt eines erreichten Adaptationsniveaus erfordert eine lebenslange Exposition zu den entsprechenden Reizen und meist eine Verhaltensänderung. Die geringe Compliance in der Weiterführung von Anwendungen ist eine wesentliche Ursache für die vielen Rezidive bei den Schmerzerkrankungen des Bewegungssystems.

7.3 Grundsätze für die Verordnung von funktionellen Therapien

Allgemeingültige Prinzipien sind:
- Nach Befunderhebung sind die Formulierung eines gemeinsamen Therapiezieles und die Information/Abstimmung mit dem Patienten und Therapeuten erforderlich, um beide von Beginn an einzubeziehen.

> **Der Patient benötigt Zuwendung, Vertrauen und Kompetenz um aktiv an der Therapie teilhaben zu können.**

- Grundlage für die Verordnung ist stets der erhobene Funktionsbefund.

> **Indikation für funktionelle Therapien ist der positive funktionelle Untersuchungsbefund. Aus einer ICD-10-Diagnose ergibt sich keine unmittelbare Indikation für funktionelle Behandlungen.**

- Grundsätzlich wird der Patient mit Eigenübungen an der Therapie beteiligt. Selbst bei der Elektrotherapie ist dies mittels TENS oder batteriebetriebenen Myostimulationsgeräten möglich. Sport, Krankengymnastik, Hydro- und Thermotherapie sind Domänen der eigenverantwortlichen Mitarbeit des Patienten.
- Die sog. passiven Maßnahmen werden im Anfangsstadium einer Erkrankung eingesetzt. Später haben aktive Therapiemittel Vorrang. Dabei muss bedacht werden, dass bei der Großzahl der Verfahren physiologische Regulationsmechanismen in Gang gesetzt werden, echte passive Verfahren somit nicht existieren.
- Die Kombination von Therapieverfahren ist sinnvoll. Im Anschluss an eine entspannende Wärmetherapie kann die gezielte Relaxation und Mobilisation von Gelenkbefunden sinnvoll sein. Eine Dehnungsbehandlung verkürzter Hüftbeugemuskulatur ermöglicht das Training der Glutäalmuskulatur und aktive Koordinationsschulung. Medikation und interventionelle Verfahren sind in der Lage, die Behandelbarkeit für pathogenetisch wichtige Funktionsstörungen herzustellen.
- Bei Komplexbehandlungen ist eine sinnvolle Abfolge Voraussetzung für den Erfolg. Beginn mit symptomorientierten Verfahren, dann folgen erhöhte Intensität und erhöhte Anforderungen, z. B. in Krankengymnastik und Trainingstherapie zur Beeinflussung von funktionellen Pathomechanismen (◘ Abb. 7.1). Im Tagesverlauf ist auf einen Wechsel zwischen aktiven und entspannenden Verfahren einschließlich Berücksichtigung von zirkadianen Rhythmen und vegetativer Ausgangslage des Patienten zu achten.
- Ein entscheidendes Prinzip funktioneller Therapien ist die Verlaufskontrolle zur Registrierung von Therapieeffekten, um eine gezielte Anpassung bzw. Verordnung weiterer Therapiemittel vornehmen zu können. Ein Kardinalfehler ist z. B. das sofortige Absetzen

Analgetisch/Antiphlogistische Therapie	Behandlung der funktionellen Grundproblematik
– **Physikalische Maßnahmen**	– Aktivierug und Training der unteren Schulterblattfixatoren
• Kryotherapie	– Schulung der Bewegungsmuster des Schultergelenks unter Stabilisierung des Schulterblattes
• Ultraschall	
• Reizstrom	
– **Krankengymnastik**	
• Muskelrelaxation	
– TRP	– Bei oberem gekreuzten Syndrom und Hemmung des tiefen Stabilisationssystems sind neurophysiologische Behandlungen zur Wahrnehmungsschulung und funktionellen Sensomotorik erforderlich.
– Verspannte/verkürzte Mm. trapezius u. levator skapulae	
• Gelenkmobilisation	
– Glenohumoral	
– Akromion- und sternoklavikulär	
– **Medikamentös**	– Anleitung und Nachkontrolle von Eigenübungen
• Analgetisch/Antiphlogistisch (NSAID, lokale Steroidinjektion [Bursa subakromialis])	
• Analgetisch/Muskelrelaxation (Methocarbamol, Metamizol)	

Abb. 7.1.   Therapieplan am Beispiel der Bursitis subacromialis

von Maßnahmen bei Verschlechterung nach ein bis zwei Anwendungen. Zunächst sollte eine Anpassung der Dosierung – also Verminderung der Reizstärke, Reizfrequenz oder Einwirkungsdauer des Mittels – erfolgen. Bei Nichtwirksamkeit nach einer Serie von Behandlungen kann eine Dosissteigerung noch zum Erfolg führen.

Physikalische Therapien

Rainer Brenke

Eine umfassende Therapie von Schmerzen muss auch im Rahmen der physikalischen Therapie die verschiedenen Dimensionen eines Schmerzes berücksichtigen (▶ Kap. 1–3). Für die Intensität der subjektiven Schmerzempfindung spielt das sog. »Schmerzdreieck« eine Rolle, das folgende Komponenten umfasst:

- Organische Schmerzursache (Reiz-Reaktions-Ablauf)
- Psychische Schmerzverarbeitung
- Vegetatives Nervensystem

Alle 3 Faktoren bestimmen zusammen das »Schmerzerlebnis« und sollten bei der Therapie eine Rolle spielen.

Physikalische aber auch andere funktionelle Therapien haben mindestens 3 Wirkungsebenen:

- Unmittelbare und adaptive physiologische Wirkung
- Psychosomatischer Wirkungskomplex, der mit Zuwendung, oft Berührung verbunden ist und Empathie beinhaltet
- Placebo-Effekt

Beispielsweise fehlt der Pharmakotherapie die 2. Wirkungsebene, denn mit Zuwendung und Empathie ist sie in der Regel nicht verbunden. Somit werden physikalische Therapien selbst bei vergleichbarer physiologischer Wirkung der Pharmakotherapie überlegen sein und haben in der Regel ein nur geringes Nebenwirkungspotenzial. Der Anteil der einzelnen Wirkungsebenen ist sicher von Methode zu Methode verschieden, so ist beispielsweise eine Massage mit mehr Zuwendung verbunden als die Anwendung eines niederfrequenten Reizstromes.

Die allgemeinen Ziele der physikalischen Therapie umfassen beim Schmerz verschiedene Ebenen und unterscheiden sich je nach Methode:

- Einflussnahme auf die Schmerzursache – z. B. durchblutungsfördernde Maßnahmen beim Ischämie-Schmerz
- Unmittelbare Schmerzhemmung durch Beeinflussung von Schmerzrezeptoren
- Auslösung von Counter-Effekten (segmentale Schmerzhemmung)
- Beseitigung von schmerzhaften Funktionsstörungen an Muskulatur und Gelenken

- Ausnutzen von kutiviszeralen Reflexen
- Aufarbeitung von reflektorischen Befunden an der Körperoberfläche, die eine Folge der Grunderkrankung sein können und ihrerseits einen Schmerzkreis unterhalten können
- Stabilisierung des vegetativen Nervensystems

8.1   Wärme und Kälte als Therapiemittel

Wärme und Kälte können in unterschiedlicher Art und Weise Schmerzen und Funktionskreise des menschlichen Organismus beeinflussen. Der Grund für die besondere Wirksamkeit thermischer Reize ist in der Tatsache begründet, dass die Thermoregulation phylogenetisch bedingt über viele andere Funktionskreise, so z. B. auch über die Herz-Kreislauf-Regulation, dominiert. Es ist daher gerechtfertigt, wenn thermische Reize früher eine hohe Wertschätzung erfuhren. Die moderne Medizin ging mit einem Paradigmenwechsel einher, dem Trend zu einer »aktiven Gesellschaft« mit Bevorzugung von Krankengymnastik und Trainingstherapie und der Abqualifizierung allen »Passivens«. Die passiven Methoden wurden in der Medizin vernachlässigt und von der medizinischen Forschung nicht berücksichtigt.

Wärmeanwendungen sind zur Schmerzbeeinflussung besonders verbreitet und werden vielfach auch im Rahmen der Selbsthilfe angewandt. Sie kommen sowohl bei akuten als auch bei chronischen Schmerzen zum Einsatz. Zunächst einmal bewirkt Wärme unbestritten eine Durchblutungssteigerung. Die gesteigerte Durchblutung kann eine Schmerzlinderung hervorrufen, da Schmerzmediatoren schneller aus der geschädigten Region abtransportiert werden. Die Wärme bewirkt auch eine Muskelentspannung sowie eine bessere Dehnbarkeit von Bänderstrukturen und Gelenkkapseln. Heißanwendungen können zudem im Sinne eines Counter-Effektes den Schmerz verdecken (◘ Tab. 8.1).

Eis und Schnee wurden in der Volksmedizin zur Blutstillung schon immer angewandt. 1807 beschrieb D.J. Larry (Leiter des Militärsanitätswesens

◼ Tabelle 8.1	Erwünschte und unerwünschte Wärmewirkungen
Erwünschte Wärmewirkungen	**Unerwünschte Wärmewirkungen**
Steigerung von Durchblutung und Stoffwechsel	Vermehrte Ödemneigung (Lymphödeme können sich verschlechtern)
Mediatorenfreisetzung	Gesteigerte Blutungsneigung
Aktivierung von Lysosomen und Enzymen	Erhöhte Aktivität kollagenolytischer Enzyme
Erhöhung lokaler Abwehrmechanismen	Förderung von Entzündungsreaktionen
Heraufsetzung der Schmerzschwelle	Kreislaufnebenreaktionen
Bessere Dehnbarkeit des Bindegewebes, herabgesetzter Muskeltonus	

unter Napoleon) nahezu schmerzfreie Amputationen bei der Schlacht von Preußisch-Eylau bei Außentemperaturen von wesentlich unter –10°C (Ork 1990). Zu Beginn des 20. Jhd. wurde Eis systematisch zur Anästhesie eingesetzt. Als Akuteffekt einer Kälteanwendung ist regelmäßig eine Vasokonstriktion zu beobachten, reflektorisch kommt es bei nur kurzer Einwirkzeit zu einer Vasodilatation (reaktive Hyperämie). Die Kältewirkung ist mit einer raschen Schmerzlinderung durch Senkung der Schmerzempfindlichkeit verbunden. Ein Grund für die schnelle Wirkung der Kälte ist in der oberflächlichen Lage der Kaltrezeptoren zu sehen. Zu einer Analgesie kommt es ab einer Oberflächentemperatur von 12–13 °C. Außerdem hat Kälte eine tonussenkende Wirkung auf die Muskulatur durch Beeinflussung von Muskel- und Sehnenspindeln sowie das Vegetativum. Dabei sind Dauer und Intensität der Maßnahme für die Wirkung entscheidend! Noch kausaler im Hinblick auf eine Schmerzlinderung ist je nach Diagnose die Verringerung einer Entzündungsbereitschaft, was z. B. relevant bei schmerzhaften rheumatischen Erkrankungen im akuten Schub ist (◼ Tab. 8.2).

Die alte Regel, wonach man Kaltreize besonders bei akuten Schmerzen, Wärmeanwendungen dagegen mehr bei chronischen Schmerzen einsetzen sollte, hat sich nur bedingt bewährt. Vielmehr sollte man den Schmerzmechanismus, mögliche Kontraindikationen und auch die Erfahrungen des Patienten berücksichtigen. So ist beispielsweise bei einem akuten Hämatom oder einer Entzündung Wärme im Allgemeinen kontraindiziert, bei Durchblu-

tungsstörungen oder einer Kälteunverträglichkeit sollte dagegen keine Kälte verordnet werden.

8.1.1 Oberflächliche Wärme

Eine oberflächlich angewandte Wärme ist wegen der Reizung der Thermorezeptoren mit einem unterschiedlich ausgeprägten Wärmeempfinden verbunden. In der Praxis kann die Wärmezufuhr über Wärmeleitung oder Wärmestrahlung erfolgen.

Praktische Beispiele für eine Wärmetherapie sind:

– **Heiße Auflagen:** Als Wärmeträger fungiert ein feuchtes Tuch mit einer Temperatur von 42–45 °C, die Wärme kann durch eine zusätzliche Wärmflasche länger gehalten werden. Derartige Auflagen bleiben 20–30 min liegen. Eine ähnliche Wirkung hat eine Kartoffelbrei-Auflage. Heißen Auflagen wird anfänglich eine hohe Reizwirkung (gute Wärmeleitung durch das Wasser) zugeschrieben, jedoch kommt es meist rasch zum Temperaturabfall, weshalb die Tiefenwirkung nur gering ist.

– Bei **Dampfkompressen und der »heißen Rolle«** kommt Wasser mit einer Temperatur von oft über 80 °C zum Einsatz. Dies erfordert ein besonders vorsichtiges Vorgehen, indem z. B. die Haut mit dem heißen Tuch nur kurz betupft und dabei die »heiße Rolle« langsam abgewickelt wird. Die Reflexwirkung auf innere Organe ist sehr stark ausgeprägt. Zum Einsatz

⊡ Tabelle 8.2 Erwünschte und unerwünschte Kältewirkungen

Erwünschte Kältewirkungen	Unerwünschte Kältewirkungen
Schmerzlinderung (Rezeptorbeeinflussung)	Durchblutungsstörungen
Antiphlogistische Wirkung	Muskelsteifigkeit (lang anhaltender Kühlung)
Gesenkter Muskeltonus	Erhöhung der Viskosität der Synovialflüssigkeit
Verringerte Ödemneigung	Reflektorische Fernwirkung z. B. am Herzen
Antihämorrhagische Wirkung	

kommt eine derartig intensive Maßnahme z. B. bei akuten, internistisch bedingten Schmerzen wie bei einer Gallen- oder Nierenkolik.

- Moor- und Paraffin-Packungen werden meist mit einer Temperatur von 45 °C zubereitet, flüssiges Paraffin ist noch heißer (50–70 °C). Auflagen bleiben 30–60 min liegen, sie sollen eine gute Tiefenwirkung haben (s.u.).
- Bei örtlichen Dampfstrahlbehandlungen wird relativ »trockener« Wasserdampf mit Überdruck auf die Haut z. B. der Lumbal- oder Zervikothorakalregion geleitet. Da dieser gegenüber Wasser die Wärme schlechter leitet, wird die Anwendung toleriert und Verbrühungen sind nur bei falscher Technik (verspritztes heißes Wasser) zu befürchten. Diese Art der Wärmeanwendung ist an spezielle Einrichtungen gebunden und erfordert einen hohen technischen Aufwand. Dampfstrahlanwendungen haben aber eine intensive reflektorische und Tiefenwirkung.

8.1.2 Weitere Wärmeanwendungen

Temperaturansteigende Bäder: Diese können sowohl als Teilbäder (Arm-, Fuß- oder Sitzbäder) als auch als Vollbäder ausgeführt werden. Man beginnt mit einer Temperatur von 32–36 °C und erhöht diese durch Nachgießen oder Nachlaufenlassen von heißem Wasser innerhalb von 20–30 min auf 40–42 °C. Bei diesen Bädern wird besonders die Fernwirkung (z. B. Durchblutungssteigerung) an inneren Organen genutzt, die man bei sofortiger Anwendung eines Heißreizes nicht hätte. Bei Heißreizen über 41 °C werden die oberflächlichen Kaltrezeptoren aktiv und es kommt zu einer Vasokonstriktion und nicht zur erwünschten Vasodilatation (z. B. Frösteln/Gänsehaut beim heißen Bad). Die Anwendung ansteigender Bäder im Rahmen der Schmerztherapie entspricht somit eher einer kausalen Therapie, da man die Ursache der Schmerzen, die eingeschränkte Durchblutung eines inneren Organs oder der Muskulatur, beeinflusst.

Sauna: Die Sauna-Anwendung stellt einen thermischen Wechselreiz dar, der eine vielfältige Wirkung besitzt. Sauna kann akut zur Schmerzlinderung eingesetzt werden, aber auch langfristig wirkt die Sauna z. B. durch ihre vegetative Umstimmung (▶ Kap. 1.8 u. 20) positiv auf viele Schmerzprozesse. Nachgewiesen ist der positive Effekt der Sauna auf die Schmerzschwelle bei der Fibromyalgie (▶ Kap. 18). Vorsichtig sollte man mit der Anwendung der Sauna bei akuten Entzündungsreaktionen sein (z. B. akuter Rheuma-Schub), da Entzündungsprozesse durch Wärme aktiviert werden können. Ansonsten stellen akute Infektionen, Fieber und eine unzureichende Leistungsfähigkeit des Herzens (unter 75 W Dauerleistung) die häufigsten Kontraindikationen für die Sauna dar.

Peloide: Eine gute Übersicht über die Peloide ist bei Eitner (1990) zu finden. Peloide ist ein Sammelbegriff für therapeutisch genutzte Moore (Torfe), Schlämme, Schlick und Fango. Dabei sind Moore und Torfe organischen Ursprungs und sind Reste von im Wasser versunkenen Pflanzen. Schlämme, Fango und Schlick sind dagegen anorganischen Ursprungs. Gemeinsam ist diesen Naturstoffen eine gute Temperaturverträglichkeit und hohe Wärmekapazität. Die gute Temperaturverträglichkeit resultiert ähnlich wie beim Paraffin vor allem aus der Tatsache, dass sich an der Haut eine Haftschicht bildet, die eine geringere Temperatur aufweist. Bei Bewegungen in einem flüssigen Moorbad kommt es durch die Bewegung jeweils zu einem stoßförmigen Wärmeeinstrom in den Körper. Hier ist also ein deutlicher Unterschied gegenüber einem Wasserbad oder z. B. einer heißen Auflage zu finden. Die hohe Wärmekapazität bedeutet zudem, dass ein Bad oder eine Auflage mit diesen Anwendungen nicht so schnell auskühlt, was für die Praxis durchaus von Bedeutung ist.

Gestritten wird dagegen seit langem über die Bedeutung der nachweisbaren Inhaltsstoffe – wie z. B. Huminsäuren oder hormonähnlichen Substanzen in Moorzubereitungen. Der alleinige Nachweis dieser Inhaltsstoffe reicht nun einmal nicht aus, um ihnen eine medizinisch relevante Wirkung zuzuschreiben. Bei der Verwendung zeitgemäßer Produkte (»Kunstfango«), bei denen der eigentliche Wärmeträger in ein Kunststoffgewebe eingehüllt ist, verliert eine Diskussion über Inhaltsstoffe sowieso ihren Sinn. Derartige Produkte haben allerdings den Vorteil der vielfachen Wiederverwendbarkeit und sauberen Applikation.

Schlämme kommen in Bädern oder in Form von Packungen zur Anwendung. Der sog. Quellenschlamm ist vulkanischen Ursprungs, wird durch die natürlichen Thermalquellen gefördert und ist sehr heiß. Mit Schlamm zubereitete Vollbäder sind typische, ortsgebundene Heilmittel der Kurortmedizin und kommen nur am Herkunftsort des Schlammes zur Anwendung. Als Packung wird der Schlamm für 20–30 min auf den Körper aufgetragen. Derartige Packungen können als vorbereitende, schmerzlindernde und muskeldetonisierende Maßnahme vor einer Massage oder Bewegungstherapie zur Anwendung kommen.

Indikationen für die Anwendung warmer Peloide sind:
- Rheumatische Erkrankungen (außer im akuten Schub)
- Spätbehandlung von Sportverletzungen (Frakturen, Distorsionen, Kontusionen, Kontrakturen)
- Schmerzen des Bewegungssystems bei entsprechender Befundlage (◨ Tab. 15.3)

> **In hoch akuten Phasen oder bei Entzündungsprozessen können die Peloide auch kalt angewandt werden.**

Paraffine: Es handelt sich um wachsähnliche Substanzen, die aus Erdöl gewonnen werden. Je nach Temperatur sind sie fest, halbfest oder flüssig. Im Rahmen der physikalischen Therapie wird ausschließlich ihre thermische Wirkung genutzt. Sie sind schlechte Wärmeleiter und haben ein hohes Wärmehaltvermögen. Aus den physikalischen Eigenschaften resultiert auch, dass Paraffine in Verbindung mit Nässe Verbrühungen erzeugen können, weshalb vor der Anwendung die Haut gut abgetrocknet werden soll. Erhitztes und damit flüssiges Paraffin kann beispielsweise in mehreren Schichten mit einem Pinsel auf die Haut aufgetragen werden, wobei es schnell erstarrt. Durch die thermischen Eigenschaften wird die Wärme lange gehalten (gute Tiefendurchwärmung).

Eine Mischung von Fango mit Paraffin wird als »Parafango« bezeichnet und zeichnet sich durch saubere und einfache Handhabung aus. Parafango wird ebenso wie Fango als vorbereitende Wärmemaßnahme gerne vor Massagen genutzt.

8.1.3 Spezifische Tiefenerwärmung (Diathermieverfahren)

Verfahren, bei denen zugeführte Energie in der Tiefe der Gewebe in Wärme umgewandelt wird, sind die sog. Diathermieverfahren. Traditionell zählen Kurzwelle, Dezimeterwelle, Mikrowelle und der Ultraschall (siehe Elektrotherapie) dazu.

Ein relativ neues Verfahren zur Erwärmung der Tiefe ist die Behandlung mit Infrarot-A. Zwar ist die Behandlung mit strahlender Wärme uralt, stets wurde jedoch das gesamte erzeugte Wellenspektrum angewandt. Allen geläufig sind Rotlichtlampen, bei denen jedoch durch die Farbe des Glases oder des Glasfilters lediglich andere Farben des Farbspektrums geschwächt wurden. Die ca. 10–20 min dauernden Behandlungen mit Rotlicht haben eine hohe Reizwirkung und relativ geringe Tiefenwirkung. Von großer Bedeutung war jedoch der psychologische Effekt der roten Farbe des Lichtes.

Infrarot-A-Geräte sind erst in den letzten 40 Jahren entstanden und erzeugen gezielt ein Spektrum, das überwiegend IR-A enthält. Bekannt geworden sind Geräte zur Ganzkörperüberwärmung, die entweder mit Wasserfiltern arbeiten oder spezielle Lampen anwenden. Diese Geräte benutzt man heute entweder zur Erzeugung einer milden Hyperthermie mit Steigerungen der Körperkerntemperatur um 1–2 °C oder auch zur intensiven Hyperthermie mit Kerntemperaturen bis über 41 °C, z. B. im Rahmen der adjuvanten Krebstherapie. Milde Hyperthermien haben ihre besondere Verbreitung in der Schmerztherapie, z. B. bei der Fibromyalgie gefunden. Hier gilt ihre Wirkung als erwiesen (Piso et al. 2001). Die Dauer der Behandlungen wird individuell gesteuert und dauert etwa 1 h. Hinzu kommen 45–60 min »Nachwärmen«, bei denen der Patient gut eingepackt nachschwitzt und sich die Kerntemperatur noch weiter erhöht.

Inzwischen sind auch Kabinen zur häuslichen Anwendung erhältlich, die ebenfalls zur Schmerzlinderung bzw. zur allgemeinen Entspannung und zum Stressabbau im Rahmen von Wellness eingesetzt werden. In manchem ist die Wirkung sicher der Sauna vergleichbar, es fehlt hier aber zum einen der Wechselreiz, zum anderen der thermische Reiz auf die Atemwege, sodass ein lokal abhärtender Effekt sicher nicht zu erwarten ist. Infrarot A kann auch in Form kleinerer Strahler zur rein lokalen Therapie von schmerzhaften Zuständen am Bewegungsapparat eingesetzt werden. Eine Behandlung dauert etwa 20–30 min. Diese Form der IR-A-Anwendung ist besonders im Rahmen der Selbsthilfe verbreitet.

8.1.4 Praxis der Kälteanwendungen

Als Anwendungsbeispiele für Kälteeinsatz in der Therapie können genannt werden:
- Kaltluft (lokal, Ganzkörperkältetherapie)
- Eis (Kryotherapie)
- Wasser (siehe Hydrotherapie)

Je nach gewünschter Reizintensität kommen in der Praxis Kaltwasserbehandlungen, Eiswassertauchbäder, Massagen und Abreibungen mit Eiswürfeln, Kältepackungen mit speziellen Kompressen (Silikat-Gel) zum Einsatz. Ein einfacher Behelf für die letztgenannte Anwendung sind Frottierhandtücher, die in Salzwasser getaucht und im Tiefkühlfach aufbewahrt werden.

Therapien mit örtlicher Kaltluft arbeiten in der Regel mit Temperaturen um -40 °C, wobei die Geräte die Kälte heute meist elektrisch erzeugen. Typische Indikationen sind schmerzhafte, entzündete Gelenke z. B. bei einem Rheumaschub oder Posttraumatisch. Diese Therapie ist an Physiotherapie-Einrichtungen gebunden, bei falscher Technik sind lokale Erfrierungen nicht ausgeschlossen.

Ganzkörperkältetherapie/Kältekammer

Die Ganzkörperkältetherapie bei –110 °C wurde in den 1970er Jahren von dem Japaner Yamauchi beschrieben. Die Patienten bewegen sich durch Umhergehen für wenige Minuten nur mit Schuhen, Mütze, Badehose und ggf. Mund- und Nasenschutz in dieser kalten Temperatur. Bei korrekter Anwendung sind Nebenwirkungen kaum zu befürchten. Indikationen sind entzündliche und neurologische Erkrankungen mit erhöhtem Muskeltonus (Spastik). Oftmals kann eine über Monate anhaltende Besserung erzielt werden. Kälteunverträglichkeit sowie Krankheiten, die durch Kälte ausgelöst werden bzw. sich darunter verschlechtern, stellen Kontraindikationen dar.

Kryotherapie

Für die Wirkung der Kryotherapie ist die Dauer der Einwirkung von entscheidender Bedeutung. So unterscheidet man zwischen Kurzzeit- und Langzeitkryotherapie. Während die Kurzzeitkryotherapie nur wenige Sekunden bis einige Minuten dauert, verwendet man bei der Behandlung mit der Langzeitkryotherapie Zeiten bis zu 30 min. Bei letzterer wird eine größere Tiefenwirkung beschrieben, eine nach kurzem Kaltreiz oft typische reaktive Hyperämie bleibt aus. Dies ist in all den Fällen von Bedeutung, bei denen eine Mehrdurchblutung unerwünscht ist (z. B. Lymphödemen).

Die Wirkung der Kurzzeitkryotherapie beruht im Wesentlichen auf einer Hemmung von Schmerzrezeptoren. Ein Impulseinstrom im Rückenmark kann eine Schmerzbeeinflussung im Sinne der »Gate-control-Theorie« bewirken. Es gibt auch die These einer Aktivierung zentraler schmerzhemmender Mechanismen durch Hyperstimulation oder einer unmittelbaren Beeinflussung von Membraneigenschaften der Schmerzfasern. Praktisch kann die Kurzzeitkryotherapie mittels Eisabreibungen (im einfachsten Fall ein Plastikbecher mit Wasser und eingefrorenem Spatel – »Eis am Stiel«), einem Eiswasser-Tauchbad z. B. für eine verletzte Hand oder in Form einer lokalen Kaltlufttherapie erfolgen. Das Auftreten einer reaktiven Hyperämie ist je nach den konkreten Bedingungen nicht immer zu vermeiden, in der Regel aber nicht erwünscht.

Ein Beispiel für eine Langzeitkryotherapie ist der lumbale Eiswickel bei einer akuten Lumboischialgie.

Generell kommt es bei der Kryotherapie auf eine korrekte Technik an, um einerseits die Wirkung zu garantieren und andererseits Schäden auszuschließen. Zu einer korrekten Technik gehört auch eine sachgemäße Isolierung des Kälteträgers von der Haut, da eine fehlende oder zu dünne Unterpolsterung Kälteschäden nach sich ziehen kann, eine zu dicke Polsterung jedoch den erwünschten Temperaturabfall der Haut und damit den Kälteeffekt verhindert.

8.2 Hydrotherapeutische Anwendungen

Grundsätzlich sind hydrotherapeutische Maßnahmen mit der Anwendung von Wasser verbunden – dieses kann je nach Temperatur fest (Eis), flüssig oder dampfförmig sein. Je nach Umfang der Anwendung und der damit verbundenen Belastung des Organismus kann man zwischen kleiner, mittlerer und großer Hydrotherapie unterscheiden. Außerdem ist eine Einteilung nach der Reizstärke in Abhängigkeit von der Temperatur gebräuchlich. Eine genaue Beschreibung der einzelnen Methoden würde den Rahmen dieses Beitrages sprengen, teilweise sind diese auch schon unter »Wärme« und »Kälte« abgehandelt worden. Im Folgenden soll daher nur ein prinzipieller Überblick über die Prinzipien der wichtigsten Methoden gegeben werden.

8.2.1 Bäder

Bäder stellen die wohl häufigste Anwendung von warmen, indifferent temperierten oder kalten Wasser dar. Sowohl warme als auch kalte Bäder können auf unterschiedliche Art und Weise zur Schmerzlinderung führen (▶ Kap. 8.1). Verbreitet sind nicht nur Vollbäder, sondern auch Teilbäder, die z. B. bei einer verletzten Hand als Eiswasserbad ausgeführt werden können oder als temperaturansteigendes Bad zur Behandlung von peripheren Durchblutungsstörungen oder einer Angina pectoris. Warme Vollbäder dienen der Muskelentspannung und allgemeinen Beruhigung. Ihre Wirkung kann durch verschiedene Zusätze wie Fichtennadel verstärkt werden. Bewegungsbäder zur Behandlung von orthopädisch bedingten Schmerzen am Bewegungsapparat erfordern eine relativ hohe Wassertemperatur von 32–43 °C, was einem abhärtenden und kreislaufstabilisierenden Effekt entgegen steht.

> ❗ Grundvoraussetzung für ein Vollbad/Bewegungsbad ist eine kardiopulmonale Dauerleistungsfähigkeit von mindestens 75 Watt.

8.2.2 Güsse

Güsse identifiziert man mit Hydrotherapie bzw. Kneipp-Therapie schlechthin, denn die kalten Güsse bildeten das Kernstück der Kneipp-Hydrotherapie. Sie können aber nicht nur kalt, sondern auch warm oder wechselwarm angewandt werden. Für die Schmerztherapie sind sie von eher untergeordneter Bedeutung, allerdings kann man sie auch hier mit dem Ziel einer vegetativen Stabilisierung einsetzen. Das Prinzip eines Gusses besteht darin, dass nur die Thermorezeptoren der Haut gereizt werden sollen. Dazu muss relativ viel Wasser mit wenig Druck aus einem dicken Schlauch fließen und die Extremität ummanteln. Die alte hydrotherapeutische Regel, wonach man mit einem kalten Guss herzfern beginnen sollte, basiert auf der Tatsache, dass in der Peripherie (Hände und Füße) eine wesentlich geringere Dichte an Thermorezeptoren zu finden ist als am Rumpf oder im Gesicht. Somit kann man sich mit dem Kaltreiz bei herzfernem Beginn einschleichen und vermeidet eine zu intensive Reaktion des Organismus.

8.2.3 Kompressen, Auflagen, Wickel und Packungen

Kompressen, Auflagen, Wickel und Packungen können ohne oder mit Zusätzen appliziert werden. Häufige Zusätze sind ätherische Öle wie z. B. Thymian, der Wärme erzeugende Ingwer oder bei kurzzeitigen bzw. kleinflächigen Anwendungen das die Haut reizende Senfmehl. Der wesentliche Unterschied ist der Umfang der Anwendung.

- Kompressen sind die kleinsten Anwendungen, Auflagen schon größer. Beiden ist gemeinsam, dass sie aus einer nassen, kalten oder warmen Unterlage mit einem abdeckenden Tuch darüber bestehen. Quark- oder Kohlauflagen wirken entzündungshemmend und auf diese Weise schmerzlindernd. Eine intensive Steigerung der Durchblutung erreicht man durch Senfmehlkompressen, die meist nur kleinflächig und für wenige Minuten z. B. bei einer schmerzhaften Nasen-Nebenhöhlenentzündung angewandt werden. Auf den Schutz der benachbarten Augen muss besonderer Wert gelegt werden.
- Wickel werden dagegen zirkulär angewandt. Sie bestehen aus einem nassen inneren Tuch und einem umhüllenden äußeren Tuch. Zur Schmerzlinderung werden gerne warme Wickel eingesetzt, deren Wirkung man durch andere Wärmeträger wie Kartoffeln verstärken kann. Warm angelegte Ingwerwickel wirken in erster Linie über die unmittelbar zugeführte Wärme und die zusätzlich durch den Ingwer erzeugte Durchblutungssteigerung. Kalte Wickel werden im Rahmen der vegetativen Stabilisierung eingesetzt.
- Packungen werden entweder lokal eingesetzt (▶ Kap. 8.1.1 u. 8.1.2) oder können den ganzen Körper umfassen. Ein Beispiel wäre die Dunstpackung mit einem Laken und einer den ganzen Körper einhüllenden Decke ausgeführt werden (z. B. zur vegetativen Stabilisierung oder der Therapie von Erkältung).

8.3 Elektrotherapien

Der elektrische Strom wurde als Therapiemittel schon im Altertum als animalischer Strom (vom Zitterrochen oder -aal) benutzt. Je nach zur Anwendung kommender Frequenz wird heute zwischen der Gleichstrombehandlung (Galvanisation), der niederfrequenten Elektrotherapie (Reizstrombehandlung), den mittelfrequenten Anwendungen und der Hochfrequenztherapie unterschieden. Eine Sonderstellung nimmt der Ultraschall ein, der zwar auf elektrischem Wege erzeugt wird, aber im Grunde genommen mit rein mechanischen Schwingungen arbeitet.

8.3.1 Gleichstromtherapie (Galvanisation)

Die Anwendung des Gleichstroms zu therapeutischen Zwecken beruht auf der Tatsache, dass jede Zelle des Körpers eine Potenzialdifferenz zwischen der Innenseite und der Außenseite der Zellmembran aufweist. Im Inneren ist die Zelle negativ geladen, an der Außenseite positiv. Eine Erregung geht mit einer Änderung bzw. einem Zusammenbruch der Potenzialdifferenz einher. Eine Veränderung der Potenzialdifferenz durch Anlegen einer äußeren Spannung führt daher zur Änderung der Erregbarkeit der Zelle. Unter dem Pluspol (Anode) wird die Erregbarkeit vermindert, was zugleich eine Schmerzstillung bewirkt. Demzufolge kann man lokale Schmerzzustände mittels Gleichstrom so behandeln, dass man die Anode auf die schmerzhafte Region legt. Unter der Kathode kommt es dagegen zu einer Steigerung der Erregbarkeit. Dies ist therapeutisch z. B. bei inkompletten schlaffen Lähmungen nutzbar. Unter beiden Polen ist eine Durchblutungssteigerung zu bemerken. Praktische Anwendung von Gleichstrom:

- Plattenelektroden (Metall oder leitfähiges Gummi) in der Regel mit einem mit Leitungswasser getränkten Schwämmchen unterpolstert
- Zellenbäder, bei denen Leitungswasser, in das Füße oder Unterarme getaucht werden, die Elektroden bilden (Zwei- oder Vierzellenbäder)

– Hydrogalvanisches Vollbad (Stangerbad). Am Rand einer Badewanne insgesamt meist 8 Elektroden verteilt, die man je nach Therapieziel unterschiedlich polen kann.

> ❯ Sowohl Stangerbäder als auch Zellenbäder funktionieren nur mit Leitungswasser. Destilliertes Wasser würde den Strom zu schlecht leiten, bei Zusatz von Salzen ist die Leitfähigkeit dagegen zu gut und der Strom fließt ausschließlich durch das Wasser um den Körper herum und nicht – wie gewünscht – durch den Körper.

Die Dosierung des Gleichstromes kann subjektiv (sensibel unterschwellig, schwach oder deutlich sensibel schwellig) oder objektiv unter Angabe der Stromstärke erfolgen.

8.3.2 Niederfrequente Elektrotherapie (Reizstromtherapie)

Anders als der galvanische Strom kann die Wirkung der niederfrequenten Elektrotherapie mit der sog. Gate-control-Theorie erklärt werden. Auch andere Mechanismen zur Schmerzbeeinflussung durch niederfrequente Ströme werden auf peripherer, spinaler und supraspinaler Ebene diskutiert.

Schon lange in Gebrauch ist der von dem Zahnarzt Träbert empirisch gefundene Träbert-Reizstrom, bei dem es sich um Rechteckimpulse mit einer Frequenz von 143 Hz handelt. Er wird für etwa 15–20 min angewandt und ist relativ intensiv in seiner Wirkung. Eine mildere Variante der niederfrequenten Elektrotherapie stellt der diadynamische Strom nach Bernard dar, bei dem sich unterschiedlich Impulsgruppen einem galvanischen Basisstrom überlagern. Man sollte ihn dann wählen, wenn die Konstitution des Patienten das Erfordernis nach einem milderen Reiz erwarten lässt oder ein intensiverer Reiz nicht vertragen wurde.

Für die besonders zur Heimbehandlung geeignete transkutane elektrische Nervenstimulation (TENS) haben sich inzwischen unterschiedliche Verfahren entwickelt. Meist wird mit 2 Kanälen und variabler Frequenz gearbeitet. Besonders gut ausgestattete Geräte erlauben ebenso wie die gro-

ßen Elektrotherapiegeräte auch die Abgabe von selektivem Reizstrom zur Muskelstimulation. Die Indikationen gleichen vom Prinzip her denen der übrigen niederfrequenten Elektrotherapie, eine Überdosierung ist wegen der begrenzten Leistung kaum zu befürchten. Als Kontraindikationen gelten auch hier eine eingeschränkte oder aufgehobene Sensibilität, Herzschrittmacher oder implantierte Defibrilatoren sowie Metallimplantate im Behandlungsbereich.

Eine Sonderform der niederfrequenten Elektrotherapie stellt der stochastische Reizstrom dar, bei dem die Frequenz und ggf. auch Form der Einzelimpulse nach dem Zufallsprinzip variieren. Durch die variable Frequenz soll eine Gewöhnung an den Stromreiz verhindert werden.

8.3.3 Hochvolttherapie

Bei der Hochvolttherapie, die gegenüber den übrigen Elektrotherapieverfahren weniger verbreitet ist, hat jedoch eine gute schmerzlindernde Wirkung. Es werden kurze Stromimpulse (30-40 µs) mit hoher Intensität (<150 V) appliziert. Metallimplantate gelten hier nicht als Kontraindikationen. Ein Vorteil bieten kleine tragbare Geräte.

8.3.4 Diathermieverfahren

Den Diathermieverfahren ist gemeinsam, dass eine von außen zugeführte Energie (Strom, Ultraschallwellen) im Gewebe in Wärme umgewandelt wird und zur unmittelbaren Erwärmungen in der Tiefe führen. Die Art und Weise der Energieerzeugung und das Wärmeverteilungsspektrum unterscheiden sich jedoch. Darüber hinaus werden immer wieder spezifische Effekte einzelner Methoden diskutiert, über deren praktischen Wert jedoch keine sicheren Erkenntnisse vorliegen.

Ultraschall

Mit Hilfe eines elektrischen Impulsstromes (800–3000 kHz) wird eine mechanische Schwingung erzeugt. Die vom Schallkopf erzeugte mechanische Schwingung wird über ein Ankopplungsmedium

(Öl, Gel oder Wasser) auf die Haut übertragen und in die Tiefe fortgeleitet.

Die therapeutischen Wirkungen des Ultraschalls sind sowohl physikalischer als auch physiologischer Art. Bei den physikalischen Wirkungen ist neben einer Mikromassage besonders die Wärmewirkung des Ultraschalls von Relevanz. Dabei kommt es nicht zu einer gleichmäßigen Durchwärmung in der Tiefe. Besonders an Grenzflächen (Faszie, Periost, Sehenansätze, Gelenkkapsel) ist mit Erwärmung und therapeutischen Wirkungen zu rechnen (Anwendung z.B. bei Insertionstendopathien).

Hochfrequenztherapien

Die Hochfrequenztherapien werden in die Kurwelle, die Dezimeterwelle und die Mikrowelle unterschieden.

— Kurzwelle
Die Kurzwelle kann sowohl subjektiv als auch objektiv dosiert werden. Die subjektive Dosierung wird nach Schliephake unterteilt in:
— Schliephake I: kein Wärmeempfinden
— Schliephake II: Wärme gerade spürbar
— Schliephake III: angenehm warm
— Schliephake IV: heiß
Meistens wird Schliephake II oder III verordnet, bei sehr akuten Prozessen auch Schliephake I. Die Behandlung wird 20–30 min 2- bis 3-mal pro Woche durchgeführt. Die objektiven Dosierungen erfolgen in Watt und haben unter anderem den Sinn, Überdosierungen z. B. bei Sensibilitätsstörungen zu vermeiden. In der Praxis unterscheidet man zwischen der Kondensatorfeldmethode (Behandlungsgebiet zwischen zwei Plattenelektroden), bei der die Tiefenwirkung um so größer ist, je größer der Elektroden-Haut-Abstand ist (variierbar z. B. durch Unterlage von Filzmatten) und der Wirbelstrommethode, bei der beide Elektroden in einer sog. Monode vereint sind. Die letztere Methode kommt häufig bei einer Behandlung der Nasennebenhöhlen zum Einsatz. Eine technische Weiterentwicklung stellt die Impulskurzwelle dar, die durch impulsförmiges Abstrahlen von Energieimpulsen eine thermische Entlastung des Gewebes bringen soll.
— Dezimeterwelle
Mit einer kürzeren Wellenlänge arbeitet die Dezimeterwellentherapie die eine große

Tiefenwirkung besitzt. Die oberflächlichen Schichten werden nur gering erwärmt, wodurch die hier sitzenden Wärmerezeptoren nur wenig gereizt werden. Dies mag im Einzelfall durchaus von Vorteil sein und erklärt die besondere Indikation zur Tiefenerwärmung, führt aber dazu, dass ein wichtiges Warnsignal bei Überdosierung fehlen kann und daher eine richtige objektive Dosierung von besonderer Wichtigkeit ist.

⓵ Bei der Dezimeterwellentherapie kann es aufgrund der fehlenden Oberflächenerwärmung zur Überdosierung kommen.

— Mikrowelle
Die Mikrowellentherapie hat die kürzeste Wellenlänge bei einer Frequenz von 2450 MHz. Das Wärmeverteilungsspektrum ist ähnlich wie bei der Wirbelstromtherapie der Kurzwellenbehandlung. Vorsicht ist hier bei der Behandlung im Gesicht geboten, da es zu einer Überwärmung des Augapfels und nachfolgender Linsentrübung kommen kann. Aus diesem Grunde sind hierfür spezielle Schutzbrillen mit einem Drahtgitter entwickelt worden.

8.3.5   Mittelfrequenztherapie

Das Frequenzspektrum der Mittelfrequenz liegt zwischen der Niederfrequenz und der Hochfrequenz. Hier kommt es im Allgemeinen nicht zu einer sensiblen Reizung der Haut unter den Elektroden. Mittelfrequente Ströme können unmittelbar oder als Interferenzstromverfahren angewandt werden, bei dem sich zwei mittelfrequente Ströme aus zwei Stromkreisen überlagern. Man arbeitet dabei mit 4 Elektroden um den zu behandelnden Herd herum. Das Schmerz- oder Erkrankungsfeld liegt im Kreuzungspunkt der beiden Ströme. Es kommt zur so genannten Schwebungen im niederfrequenten Bereich, die dann den eigentlichen schmerzlindernden Effekt hervorrufen. Wegen ihres guten Effektes und der geringen Nebenwirkungen erfreut sich die mittelfrequente Elektrotherapie zunehmender Beliebtheit.

8.4 Naturheilkundliche Verfahren zur Schmerztherapie

Es gibt eine Vielzahl naturheilkundlicher Verfahren die zur Behandlung von Schmerzen oder Erkrankungen eingesetzt werden. Einige lassen sich durch schulmedizinische Vorstellung gut und andere gar nicht erklären. Im Folgenden sollen zwei Beispiele mit besonderer Wirkung auf funktionelle Störungen des Bewegungssystems besprochen werden.

8.4.1 Blutegel (◘ Abb. 1.22c)

Blutegel wirken unter anderem durch das Auslösen einer lokalen Entzündung und damit angeregter Reparaturvorgänge. Zusätzlich ist in ihrem Speichel ist eine gerinnungshemmende Substanz (Hirudin) enthalten. Pro Behandlung werden in der Regel 3 bis 10 Egel angesetzt. Typische, inzwischen auch durch Studien belegte Indikationen sind der arthrotisch bedingte Schmerz, insbesondere bei der Gonarthrose. Hier wird oft eine über Monate anhaltende Besserung erzielt. Verquollenes Bindegewebe stellt eine weiter wichtige Indikation dar. Blutegel hinterlassen mitunter kleine Narben und es kommt zu einer erwünschten mehr oder weniger langen Nachblutung. Neben Allergien stellen Blutgerinnungsstörungen daher eine Kontraindikation dar.

8.4.2 Schröpfen (◘ Abb. 1.22d)

Das Schröpfen ist eine der ältesten Behandlungsmethoden überhaupt. Hier werden Glasglocken, die sich durch Unterdruck festsaugen, auf die zu behandelnde Region gesetzt oder es wird mit ihnen massiert. Der Unterdruck kann entweder mit einer Flamme, mit einem Gummiballon oder apparativ erzeugt werden. Vielfach ist man bestrebt, die reflektorische Wirkung des Schröpfens auf innere Organe oder Wirbelsäulensegmente durch Behandlung der entsprechend segmental verschalteten Hautareale zu nutzen (◘ Abb. 1.20) und hat es somit mit einer kausal orientierten Therapie zu tun. Andererseits kann man auch den geweblichen Aspekt (Bindegewebsbefunde) des Schröpfens nutzen, wobei man es dann mit einer Art Massageersatz zu tun hat. Durch das Schröpfen können Hämatome entstehen, Blutgerinnungsstörungen oder örtliche Hautveränderungen stellen somit eine Kontraindikation dar. Allgemein unterscheidet man 3 Arten des Schröpfens:

- Trockenes Schröpfen: Insbesondere als Ersatz für eine Massage, weiter bei chronischen Krankheiten allgemein, Durchblutungsstörungen, Obstipation, Reizkolon und Menstruationsbeschwerden. Unter gewerblichem Aspekt ist das trockene Schröpfen bei Leerezuständen geeignet, erkennbar unter anderem an der eher blassen Farbe der durch den Schröpfkopf angesaugten Haut.
- Blutiges Schröpfen: Hierbei wird die Haut zuvor angeritzt, der Schröpfkopf füllt sich teilweise mit Blut. Als Indikation kann eine Energiefülle angesehen werden, die man z. B. an der Rot- oder Dunkelverfärbung der im Schröpfkopf angesaugten Haut erkennt. Blutiges Schröpfen führt zusätzlich zu einer Verbesserung der Fließeigenschaften des Blutes.
- Schröpfkopfmassage: Kommt der typischen Massage am nächsten, die Haut wird eingeölt und anschließend mit kreisförmigen oder elliptischen Bewegungen mit einem relativ großen Schröpfkopf z. B. beiderseits der Wirbelsäule behandelt.

Literatur

Eitner D (1990) Passive Behandlungsmethoden - Wärmeanwendungen. In: Eitner D, Kuprian W, Meissner L, Ork H: Sportphysiotherapie, 2. Aufl., Gustav Fischer, Stuttgart New York

Lee CK, Pardun J, Buntic R, Kiehn M, Brooks D, Buncke HJ (2007) Severe frostbite of the knees after cryotherapy. Orthopedics Jan;30(1):63–64

Mora S, Zalavras CG, Wang L, Thordarson DB (2002) The role of pulsatile cold compression in edema resolution following ankle fractures: A randomized clinical trial. Foot Ankle Int Nov; 23(11):999–1002

Ork H (1990) Passive Behandlungsmethoden — Kälteanwendungen. In: Eitner D, Kuprian W, Meissner L, Ork H: Sportphysiotherapie, 2. Aufl., Gustav Fischer, Stuttgart New York

Ownby KK (2006) Effects of ice massage on neuropathic pain in persons with AIDS. J Assoc Nurses AIDS Care Sep-Oct;17(5):15–22

Piso U, Küther G, Gutenbrunner C, Gehrke A (2001) Analgetische Wirkungen der Sauna bei der Fibromyalgie. Phys Rehab Kur Med; 11: 94–99

Shibuya N, Schinke TL, Canales MB, Yu GV (2007) Effect of cryotherapy devices in the postoperative setting. J Am Podiatr Med Assoc Nov-Dec; 97(6):439–446

Trnavsky G (1986) Kryotherapie. 2. Aufl. Pflaum, München

Massagen

Rainer Brenke

Wohl keine andere Methode ist in den letzten Jahren innerhalb der Medizin derartig abqualifiziert und diffamiert worden wie die Massagen. Dabei waren sie vor etwas über 100 Jahren noch ärztliche Aufgabe und wurden erst gegen Ende des 19. Jahrhunderts zum Ausbildungsinhalt für medizinische Assistenzberufe. Das Ansehen der Massagen hat aus verschiedenen Gründen gelitten und sie weitgehend in den Wellness-Bereich gedrängt. Zum einen gelten sie als etwas »Passives«, das nicht so recht in unser aktives Weltbild passt. Die ökonomisch bedingte Rezession in den Kurorten und ihr abnehmendes Image haben ebenfalls zu dem Trend beigetragen. Teilweise geht man heute sogar so weit, den Massagen völlig zu Unrecht jede Wirksamkeit abzusprechen und ignoriert dabei nicht nur den großen Erfahrungsschatz von Ärzten, Physiotherapeuten, Masseuren und auch Patienten, sondern ebenso die Fülle von wissenschaftlichen Untersuchungen, die allerdings meist älter sind und daher den heutigen Ansprüchen an eine Evidenz-basierte Medizin nicht immer genügen. Für neue Untersuchungen fehlt es aber oft an Sponsoren – wer Massagen untersucht, kann kaum auf die finanzielle Unterstützung einer finanzkräftigen Industrie hoffen.

Bei aller Diskussion wird vergessen, dass durch die verschmähten »passiven« Verfahren oftmals erst die Voraussetzungen für eine aktive Therapie geschaffen werden.

Man sollte die Massagen nicht diffamieren, sondern sie befund- und zielgerecht einsetzen und gleichzeitig hoffen, dass sich in Zukunft medizinische Forschung nicht weiter vordergründig an dem ökonomischen Zwang des Erwerbs von »Drittmitteln« orientiert. Dass die Diskussion auch sehr eng mit Fragen der Kostenerstattung durch die gesetzlichen Krankenkassen und deren finanzieller Misere zusammenhängt, bedarf wohl keiner näheren Erläuterung.

Nach Kohlrausch (1971) handelt es sich bei der Massage um eine »… Meist manuell mechanische Einwirkung auf den Körper zum Zwecke der Körperpflege, Krankheitsvorbeugung oder Krankheitsbekämpfung«. Die Einflussnahme erfolgt dabei auf Haut, Unterhaut, Muskulatur und tiefer liegende Gewebe mit reflektorischer Auswirkung auf innere Organe, Stoffwechsel, Kreislauf und Lymphstrom.

Der Begriff lässt sich aus dem Französischen »masser« oder Arabischen »mass« = »berühren« ableiten. Aus der Sicht des Autors wird man daher der Massage nur dann gerecht, wenn man damit manuell ausgeübte Behandlungen meint. Das »Hand anlegen« hat dabei eine weitaus umfassendere Bedeutung als die Einflussnahme auf einen tastbaren Gewebsbefund. Behandeln bedeutet auch, Zuwendung zuteil werden lassen. Es ist seit langem bekannt und sogar experimentell nachgewiesen, dass fehlender Körperkontakt im Zusammenhang mit Vereinsamung als krankheitsauslösender Faktor gilt. Insofern sollten bei allem Streben nach Rationalisierung apparative Methoden, seien es Massageliegen, Vibrationsgeräte, Bäder mit Gummilaken und von unten dagegen geleiteten Wasserstrahlen oder die klassische Unterwasserdruckstrahlbehandlung, nicht mit einer Massage gleichgesetzt oder als Massageersatz angeboten werden. Bei all diesen Geräten kommt noch die weitgehend fehlende Befundorientiertheit hinzu. Massieren bedeutet tasten und gleichzeitig gezieltes Behandeln des getasteten Gewebsbefundes, ein Wasserstrahl oder ein Vibrationsgerät können nun einmal nicht tasten und sollten daher gezielten Indikationen vorbehalten bleiben. Das gilt auch für Massagen, die auf energetischen Vorstellungen beruhen wie z. B. die Akupunktmassage.

9.1 Befundaufnahme als Voraussetzung für eine Massageverordnung

Die Besonderheit einer Massage ist in den meisten Fällen das Wechselspiel zwischen Befundaufnahme (Tasten) und gezielter manueller Behandlung. Massagen sollten daher nicht nur nach der klinischen Diagnose, sondern nach dem Tastbefund verordnet werden. Die wichtigsten tastbaren Gewebsveränderungen sind:

Haut:

– Verdickung oder Ödematisierung
– Schlechte Abhebbarkeit
– Oberflächliche Hyperalgesie (Head-Zonen, ◨ Abb. 1.20), Nachweis von Maximalpunkten

Unterhautbindegewebe:
- Rinnen- oder punktförmige Einziehungen (»Bindegewebszonen erster Ordnung«)
- Verquellungen (»Bindegewebszonen zweiter Ordnung«)
- Veränderungen in der Verschieblichkeit einer Hautfalte

Muskulatur:
- Tiefe Spannungsvermehrung
- Flächiger oder strangförmiger Hypertonus
- »Myogelosen«: Kleine, umschrieben Muskelhärten, die bei Palpation zur Seite gleiten (verschwinden im Gegensatz zum Muskelhypertonus nicht unter Narkose)
- Tiefe Muskel-Hyperalgesien (Mackenzie-Zonen) mit Maximalpunkten

Periost und Knochen:
- Schwellungen oder Druckschmerzhaftigkeit am Periost
- Knochenhyperplasie (Erhabenheiten)
- Eindellungen (Knochenatrophie)

9.2 Allgemeine Wirkungen und Zielsetzungen

Massagen haben je nach Ausführung unterschiedliche Wirkungen, die von einer örtlichen Gewebsbeeinflussung über die Auslösung reflektorischer Vorgänge bis hin zu einer Beeinflussung des Nervensystems allgemein, Stressabbau und Veränderungen am Immunsystem reichen. Die wichtigsten Effekte und ihre Unterscheidung je nach Massageart sind in ◘ Tab. 9.1 aufgelistet:

Hinzu kommen die schon im Zusammenhang mit der physikalischen Therapie allgemein genannten Wirkungen (► Kap. 8, physiologisch, psychosomatisch, Placebo). Bei der klassischen Massage besteht vermutlich ein ausgeglichenes Verhältnis zwischen physiologischen und psychosomatischen Wirkungen. Demgegenüber kann vermutet werden, dass der psychosomatische Wirkungsaspekt bei der Fußreflexzonenbehandlung besonders hoch ist, wenngleich auch für diese Massageart Hinweise für spezifische physiologische Wirkungen vorliegen.

Massagen haben folgende Ziele:
- Beseitigung muskulärer Fehlspannungen
- Verbesserung von Trophik und Turgor des Gewebes
- Beeinflussung von Unterhaut und Bindegewebe
- Lockerung von Narbengewebe
- Lösung arteriolärer Spasmen und damit Durchblutungsverbesserung
- Venöse Entstauung
- Steigerung des Lymphflusses
- Stoffwechselanregung, Förderung des Abtransportes von Stoffwechselprodukten
- Einflussnahme auf innere Organe (Reflextherapie)

Taktile Reizungen wie die Massage werden auch mit dem Ziel einer Vermittlung einer neuen Körperwahrnehmung verordnet. Sie führen zu einer Beeinflussung des Zentralnervensystems mit möglicher besserer Regulation der Motorik, vegetativem Ausgleich und Schmerzmodulation. Natürlich ist die schon angesprochene Einflussnahme auf psychischer Ebene von besonderer Bedeutung (Entspannung oder Anregung und Aktivierung, körperliche Zuwendung, Therapeut als Gesprächspartner).

9.3 Methodik

9.3.1 Nadelreizmatte

Obwohl die Nadelreizmatte laut Definition nicht zu den Massagen zählt, soll sie wegen der Einfachheit ihrer Anwendung an dieser Stelle kurz Erwähnung finden. Die Nadelreizmatte besteht aus einer Unterlage aus textilem Material oder aus Kunststoff von unterschiedlicher Größe, auf der in kleinen Plastik-Sechsecken über 1000 kleine »Stacheln« verteilt sind. Auf diese legt man sich mit dem Körpergewicht. Durch die Vielzahl der »Stacheln« oder »Nadeln« lastet auf jeder nur ein geringer Druck. Der Ursprung einer Behandlung mit Nadelreizen scheint in den asiatischen Volksmedizinen Ayurveda und der Chinesischen Medizin zu liegen. Ein genauer Ursprung lässt sich trotz vieler überlieferter

◘ Tabelle 9.1 Postulierte Massagewirkungen allgemein

Art der Massage	Örtliche Wirkung	Reflektorische Wirkung	Vegetative Allgemeinwirkung	Bemerkungen
Klassische Massage	+++	+	+	Multisegmentale Gewebsbefunde in verschiedenen Gewebsschichten
Segmentmassage	+	+++	++	Befundorientiert
Bindegewebsmassage	+	++	+++	Bindegewebsbefund, meist reflektorisch, z. B. bei Funktionsstörungen der inneren Organe oder des Bewegungssystems
Periostmassage	+	+++	+	Reflektorische und vegetative Allgemeinwirkung steht im Vordergrund
Unterwasserdruckstrahlbehandlung	+++	+	++	Wie klassische Massage, aber weniger befundorientiert (dafür zusätzliche Wasserwirkung)
Kolonbehandlung	++	++	+	Funktionsstörungen Abdomen
Lymphdrainage	++	++	++	Spezielle Indikationen

Schriften heute nicht mehr genau verifizieren, da es zwischen 1000 und 700 v. Chr. durch Wandermönche zu intensiven Kontakten zwischen beiden Medizinsystemen kam. In beiden Ethnomedizinsystemen spielten Nadeln seit jeher eine große Rolle: in der Chinesischen Medizin durch die Akupunktur, im Ayurveda durch die sog. »Fakirmatte«, die unserer heutigen »Nadelreizmatte« ähneln dürfte.

Gezielte Untersuchungen zum Mechanismus der Schmerzlinderung durch die Nadelreizmatte sind nicht bekannt. Eine Reizung von Akupunkturpunkten könnte sowohl eine Schmerzlinderung als auch eine Normalisierung der Funktion innerer Organe bewirken, wobei sich jedoch die Frage nach der Spezifität der Akupunkturpunkte stellt.

9.3.2 Klassische Massage

Die klassische Massage ist die Massage schlechthin, wenn es um die Behandlung von Befunden am Bewegungssystem geht. Ihre Anwendung kann bis in die Antike zurückverfolgt werden. Der Schwede Ling hat die Massagegriffe im 19. Jahrhundert syste-

matisiert, was auch den Begriff der »schwedischen Massage« für die klassische Massage erklärt.

Sinnvoll sind unter medizinischer Indikation nur Teilmassagen (Ganzmassagen können nie befundorientiert durchgeführt werden). Anders sieht es unter dem Aspekt einer Wellness-Massage oder bei dem Ziel einer allgemeinen Entspannung bei Sportlern aus. Hier können Ganzmassagen durchaus ihre Berechtigung haben.

Indikationen für eine klassische Massage sind:
-   Muskelverspannungen, Triggerpunkte und ein Muskelhartspann primär oder sekundär zu Wirbelsäulen- und Gelenkveränderungen
-   Narbige und strukturelle, postoperative oder posttraumatische Veränderungen
-   Bindegewebsbefunde, fasziale Verklebungen
-   Vorbereitung auf eine Bewegungstherapie (Detonisierung und Lockerung der Muskulatur)

Die nachfolgend aufgeführten Kontraindikationen gelten in ähnlicher Form für die meisten Massagen:
-   Akute fieberhafte Erkrankungen, Kachexie
-   Dekompensierte Herzinsuffizienz, ausgeprägter Hypertonus, frischer Herzinfarkt

- Antikoagulantien-Therapie (umstritten, keine Probleme bei Low-dose-Heparinisierung)
- Frische Thrombosen wegen der Emboliegefahr
- Bei peripherer AVK und sympathischer Reflexdystrophie: keine lokalen Behandlungen!
- Akute Entzündungen der Haut und frische OP-Narben: keine Behandlung im entsprechenden Gebiet

Dosierung bei akuter Erkrankung:
- 6–8 Massagen
- täglich bis 3-mal pro Woche

Dosierung bei chronischer Erkrankung:
- 10–12 Massagen
- 2-mal pro Woche

Bewährte Kombinationen sind die Anwendung von Wärme vor der Massage und Krankengymnastik nach der Massage.

Massageöl oder anderes Gleitmittel sollten sparsam eingesetzt werden, um nicht über die Befunde hinweg zu rutschen. Besonders bei sehr trockener Haut oder bei starker Behaarung haben sie ihre Berechtigung. Die Dauer der klassischen Massage beträgt 20–30 min, kürzere Zeiten sind in Rehabilitationskliniken unter dem ständig zunehmenden Kostendruck zwar nachzuvollziehen, medizinisch aber nicht hinzunehmen. Das Einhalten einer Nachruhe ist wegen der erwünschten »Umschaltung« des vegetativen Nervensystems in Richtung »Trophotropie« unumgänglich.

Folgende Massagegriffe werden bei der klassischen Massage eingesetzt:
- Streichungen stehen am Anfang und Ende einer Massage und werden z. B. am Rücken von peripher nach zentral entlang des Muskelfaserverlaufes ausgeführt. Zielsetzungen sind eine venöse Entstauung, Verminderung der Abwehrspannung, ein vegetativer Ausgleich und allgemein eine Beruhigung. In sofern ist die Streichung gut geeignet, Schmerz und dessen Nebenreaktionen positiv zu beeinflussen.
- Knetungen und Walkungen haben dagegen eine größere Tiefenwirkung und sind intensiver als Streichungen. Sie werden schräg oder quer zum Muskelverlauf eingesetzt und dienen der Regulation des Muskeltonus. Durch die

Freisetzung vasoaktiver Substanzen, das Lösen von Verklebungen sowie einer »Entmüdung« kann man Knetungen und Walkungen bei entsprechendem Befund auch eine kausale Wirkung auf Schmerzen zuschreiben.
- Bei den Reibungen oder Friktionen handelt es sich um kreisförmige oder elliptische, kleinflächige Behandlungen mit Fingerkuppen oder Daumen. Die schnellen Handbewegungen dienen zur Erwärmung und sind mit einer Durchblutungssteigerung verbunden. Im Zusammenhang mit der Schmerzbeeinflussung kann hier ein schnellerer Abtransport von Schmerzmediatoren genannt werden.
- Die Wirkung von Klopfungen und Hackungen ist abhängig von der Technik. Zarte, niederfrequente Klopfungen bewirken eine Muskeldetonisierung, harte Klopfungen mit hoher Frequenz sollen den Tonus steigern. Klopfungen mit »hohler Hand« im Thoraxbereich erleichtern das Abhusten, Hackungen mit der Handkante erhöhen die Wachaktivität und verbessern den Tonus atrophischer Muskeln. Für die Schmerztherapie dürften in erster Linie die niederfrequenten Klopfungen und die mit ihnen verbundene Muskeldetonisierung bei einem schmerzhaften Muskelhypertonus relevant sein.
- Vibrationen werden mit dem Ziel der Muskeldetonisierung eingesetzt. Verbreitet ist der apparative Ersatz durch Vibrationsgeräte, die jedoch nur wenig befundorientiert eingesetzt werden können.

9.3.3 Unterwasserdruckstrahlmassage (UWM)

Die UWM wird nicht mit der Hand, sondern mit einem Wasserstrahl im warmen Wasserbad ausgeführt. Als Vorteil kann die zusätzliche muskelentspannende Wirkung des warmen Wassers genannt werden. Außerdem ist die Lagerung von schmerzgeplagten, schwer beweglichen Patienten durch den Auftrieb des Wassers einfacher. Es besteht eine gute Behandelbarkeit auch für großflächige Befunde. Die Dosierung erfolgt durch verschiedene Düsenformen, die Druckstärke des Wasserstrahls und den Anstellwinkel des Strahls zur Haut. Als Nachteile können die geringere Befundorientiertheit gegenüber der klassischen Massage und die größere Kreislaufbelastung genannt werden. Die Indikationen entsprechen weitgehend denen der klassischen Massage.

9.3.4 Reflexzonenmassagen

Grundlage für die Reflexzonenbehandlung ist die Repräsentation von inneren Organen auf der Körperoberfläche. Dabei reichen die Vorstellungen von einfachen, aus der Embryonalentwicklung ableitbaren nervalen Beziehungen z. B. in Form der Head-Zonen (◘ Abb. 1.20) bis hin zu sehr alternativen Vorstellungen eines »Pars pro toto«-Prinzips, nach denen sich der Organismus als ganzes auch in seinen Teilen repräsentiert findet (»Somatotopien«, ◘ Tab. 9.2).

Ziel von Reflexzonenbehandlungen ist die Beeinflussung innerer Organe oder des vegetativen Nervensystems auf reflektorischem Weg. Zumindest bei den auf der europäischen Physiologie fußenden Techniken bilden dabei anatomische Verbindung der von einem Spinalnerven versorgten Gebiete (Dermatom, Myotom, Enterotom) mit den inneren Organen und dem vegetativen Nervensystem die Grundlage. Im Nervenversorgungsgebiet kommt es reflektorisch oft zu typischen Gewebsveränderungen – den sog. »Bindegewebszonen« 1. und 2. Ordnung (▸ Kap. 9.1), die weitgehend identisch von der Lokalisation her mit den Head-Zonen sind.

Bindegewebsmassage

Als Begründerin der Bindegewebsmassage gilt Elisabeth Dicke (1884–1952). Sie litt an schweren Durchblutungsstörungen des rechten Beines und gleichzeitig bestehenden Kreuzschmerzen. 1929 entdeckte sie im Selbstversuch, dass sich die Beschwerden im Bein durch eine Behandlung im Lumbalbereich besserten. Durch Behandlung von Haut und Unterhaut gelang ihr eine völlige Genesung.

Man unterscheidet heute bei der Bindegewebsmassage 2 Techniken:

— Technik nach Elisabeth Dicke (Schliack und Wolf):
Lange Fingerkuppenzüge, die überwiegend lokal wirken. Der Grundaufbau erfolgt mit anhakenden Strichen, die am Kreuzbein beginnen, an der LWS entlang geführt werden und zur unteren Thoraxgrenze reichen. Beim »großen Aufbau« werden Schulter, Achsel, Nacken, Hals und Extremitäten zusätzlich behandelt.

— Technik nach Hede Teirich-Leube:
Hier wird mit kurzen, anhakenden Fingerkuppenstrichen mit dem überwiegenden Ziel einer neurovegetativen Gesamtbeeinflussung gearbeitet. Es erfolgt eine gezielte Behandlung von Lokalbefunden ohne zusätzlichen Grundaufbau.

Ein gutes Beispiel für die Wirkung der Bindegewebsmassage ist die Behandlung einer schmerzhaften pAVK. Hier überwiegt die vegetative Wirkung im Sinne einer Sympathikolyse. Es sollten ca. 10 Behandlungen als Serie verordnet werden (2- bis 3-mal pro Woche). Oft sind Befunde in den Segmenten Th6–12 sowie L1–5 und S1–5 zu finden. Bei Befall der Armarterien sucht man entsprechende Befunde bei C3 bis Th5. Eine subjektive Besserung tritt meist nach der 3.–5. Behandlung auf. Die auftretende Schmerzlinderung ist als kausaler Effekt infolge der Durchblutungsverbesserung aufzufassen. Ältere Untersuchungen lassen den Schluss zu, dass der Akuteffekt einer Bindegewebsmassage auf die Durchblutung einer intraarteriellen Injektion eines Vasodilatans vergleichbar ist.

Indikationen für die Bindegewebsmassage:
— Periphere arterielle Verschlusskrankheit
— Funktionelle Magen-Darm-Störungen (Reizmagen, Reizkolon)
— Allgemeinstörungen des vegetativen Nervensystems
— Asthma bronchiale
— Hypertonus
— Raynaud-Syndrom
— Systemische Sklerodermie
— Sympathische Reflexdystrophie
— Rheumatische Erkrankungen (flächige Technik)
— »Bindegewebsbefunde« allgemein (lokale Ziele)

⧉ Tabelle 9.2 Beispiele für Reflexzonentherapien und Somatotopien

Art der Behandlung	Prinzip	Grundlagen	Bewertung
Segmentmassage Bindegewebsmassage Periostmassage	Ausnutzen kutiviszeraler Reflexe bzw. von Reflexbeziehungen zwischen anderen Strukturen und inneren Organen	Head-Zonen (schmerzhafte Hautareale), Bindegewebszonen, Muskelveränderungen (Myotome bzw. Mackenzie-Zonen)	Ausnutzung von Reflexbeziehungen auf segmentaler Ebene, aus Embryonalentwicklung ableitbar, »angewandte Physiologie«
Fußreflexzonenmassage	Form der »Somatotopie« mit Projektion innerer Organe auf die Körperoberfläche	Unklar	Mit Sicherheit unspezifische Wirkungen, da viele Afferenzen von der sensiblen Fußsohle ausgehen. Aber auch Nachweis spezifischer Wirkungen z. B. auf die Durchblutung im Abdominalbereich
Ohrakupunktur nach Nogier	Somatotopie am Ohr	Unklar	Bisher kein Beweis für spezifische Effekte
Weitere Therapien, die auf postulierten Somatotopien beruhen: Schädel, Zunge, Hand, Nase, Fitzgerald-Zonen		Spekulativ	Bisher keine Beweise für Spezifität

Segmentmassage

Die Segmentmassage erfolgt im segmental verschalteten Dermatom bzw. Myotom des erkrankten inneren Organs (⧉ Abb. 1.20). Eine klare Gliederung in Segmente ist nur in den Dermatomen zu erkennen. Bei der Muskulatur und den inneren Organen ist dagegen die segmentale Gliederung durch Innervation aus verschiedenen Segmenten verwischt. Über Verschaltungen im Rückenmark können sich Störungen in einem Teil des Organismus auf andere Strukturen projizieren.

Zur Anwendung kommen modifizierte Griffe der klassischen Massage. Ziel ist eine Beeinflussung des inneren Organs, womit man die Segmentmassage im Rahmen der Schmerztherapie mehr als kausale denn als symptomatische Therapie einordnen kann. Ein typisches Beispiel für die Segmentmassage ist die Herzsegmentmassage. Bisher gibt es zu diesen plausiblen Massagen nur wenig gesichertes Wissen, die meisten Untersuchungen sind mehrere Jahrzehnte alt. Bei koronaren Durchblutungsstörungen konnte jedoch eine Reduktion von ST-Streckensenkungen im EKG gezeigt werden.

Periostmassage

Das Periost wurde erst relativ spät in die Massagepraxis gezielt einbezogen. Die Gründe liegen darin, dass der Knochen nicht als etwas »Lebendiges« gesehen wurde. Das Prinzip der Periostmassage besteht in der Auslösung reflektorischer Vorgänge durch punktförmige Reizung des Periostes.

Eine moderne Definition der Periostbehandlung stammt von Conradi (1995): »Bei der Periostbehandlung nach P. Vogler und H. Krauß handelt es sich um schmerzhafte Zirkelungen von akupressurähnlichem Charakter am Periost. Auch die Auswirkungen der an- und abschwellenden Druckreize sind den Akupressureffekten gleichzusetzen.

Die Lokalisation der Periostpunkte entspricht nicht denen der Akupressur und anderer asiatischer Behandlungsverfahren, sondern ist den Dermatomen der Segmentlehre entnommen. Sie ist eine wirksame Behandlung bei akuten und chronischen Schmerzzuständen.«

Praktische Durchführung: 2–4 min wird jeder relevante Periostpunkt mit Daumen oder Zeigefingergrundgelenk massiert (kreisende Fingerbewegungen, ohne den Kontakt zur Haut zu verlieren).

Hauptindikationen sind beim Vorliegen entsprechender funktioneller Befunde am Periost:
- Angina pectoris
- Paroxysmale Tachykardien
- Vertebragene Schmerzen
- Kopfschmerzsyndrome
- Nieren- oder Gallenkoliken
- Dysmenorrhoe

Optimal und rationell wird die Periostmassage heute nicht alleine angewandt, sondern in Kombination mit der Segmentmassage. Die Anleitung zur Selbstbehandlung (z. B. für den Fall eines Angina-pectoris-Anfalls) sollte nie unterbleiben.

Fußreflexzonenmassage

Die Grundlagen für die Fußreflexzonenmassage oder -therapie sind unklar. Es besteht die Vorstellung, dass sich einzelne Organe an der Fußsohle repräsentieren (der Fuß ähnelt einem sitzenden Menschen). Zusätzlich gibt es eine Einteilung des Körpers in 10 Längszonen nach Fitzgerald. Wie bei den traditionellen Massagetechniken steht am Anfang der Behandlung eine Befunderhebung, bei der insbesondere Schmerzhaftigkeit und vegetative Reaktionen bei der Erstbehandlung Beachtung finden.

Auch wenn die physiologischen Grundlagen für eine Fußreflexzonenbehandlung völlig unklar sind, so scheint diese Behandlungstechnik bei einer ganzen Reihe von vegetativ vermittelten Störungen und chronischen Schmerzen Erfolge zu haben. Nach eigenen Beobachtungen scheint der Erfolg bei Krankheiten mit einer psychosomatischen Komponente besonders ausgeprägt zu sein. Dies soll aber mögliche spezifische Wirkungen nicht ausschließen. In diesem Zusammenhang ist die Arbeit von Sudmeier et al. (1999) bemerkenswert, da sie mit Hilfe der farbkodierten Duplex-Sonographie eine Zunahme der Nierendurchblutung bei Behandlung der Nierenzone im Gegensatz zu einer Placebo-Behandlung beobachten konnten.

Als Indikationen werden von den Befürwortern genannt:
- Fehlhaltungen
- Wirbelsäulenbeschwerden
- Gelenkblockierungen
- Funktionelle Organbeschwerden.

9.3.5   Lymphdrainage bei Schmerzen

Als besonders sanfte Technik erscheint die manuelle Lymphdrainage zunächst besonders für die Therapie von Schmerzen geeignet. Hierbei ist jedoch der Grundsatz zu beachten, dass die Verordnung einer Massage in aller Regel einen für eine Massage zugänglichen Gewebsbefund als Voraussetzung haben sollte. In idealer Weise trifft dies für die Lymphdrainage auf einen durch einen entzündlichen rheumatischen Prozess verursachten Schmerz zu. Durch die Lymphdrainage werden ödematöse Schwellungen schneller abklingen und Entzündungsmediatoren abtransportiert, wodurch unmittelbar Einfluss auf pathogenetische Abläufe genommen und ein Schmerz kausal behandelt werden kann. Ähnliches trifft auch auf eine traumatische Schwellung (Ödem oder Hämatom) zu. Problematischer wird es, wenn sich kein für eine Massage relevanter Befund findet, wie dies z. B. bei der Fibromyalgie (▶ Kap. 18) der Fall ist. Gerade von diesen Patienten wird aber häufig eine Lymphdrainage nachgefragt. Hier ist der Haupteffekt vermutlich neben der »Streicheleinheit« in der nachgewiesenen vegetativen Beeinflussung zu sehen (▶ Kap. 1.6, 18 u. 20). So liegt hier zwar kein tastbarer Gewebsbefund vor, dennoch besteht ein durch eine Massage beeinflussbarer Befund im Sinne der vegetativen Dysbalance. Die Anwendung der Lymphdrainage bei der Fibromyalgie wäre somit zwar nicht konform zum Heilmittelkatalog, aber dennoch nicht sinnlos. Derartige Indikationen können und sollen nicht der Hauptgrund für den Einsatz von Massagen allgemein und der Lymphdrainage im besonderem sein, die Nebeneffekte dieser Therapie können jedoch im Einzelfall durchaus bewusst genutzt werden (◘ Tab. 9.3).

Die Lymphdrainage kommt im Rahmen der Schmerztherapie bei den folgenden Indikationen infrage:

◘ Tabelle 9.3   Mögliche Wirkungen der manuellen Lymphdrainage im Rahmen einer Schmerztherapie

Wirkhypothese	Evidenzlage
Unspezifischer »Streicheleffekt«, Counterirritation	Hypothetisch, Analogieschluss
Eingriff in den pathogenetischen Ablauf	Theoretisch fundiert bei Migräne, durch klinische Studien belegt
Senkung des Sympathikotonus	Hypothetisch z. B. bei der pAVK, erste klinische Studien
Gewebe- und Trophikverbesserung	Klinisch gut belegt bei posttraumatischen Zuständen
Entzündungshemmung	Gut fundiert beim entzündlichen Rheumatismus

— Migräne

Der Einsatz der Lymphdrainage bei der Migräne gehört seit Jahren zu den umstrittenen Themen in der Lymphologie. Dabei gibt es durchaus pathophysiologisch begründete Ansatzpunkte für ihre Anwendung bei diesem Krankheitsbild. So kann der bei Migräne auftretende erhöhte Sympathikotonus durch eine Lymphdrainage gesenkt werden.

Nach allen bisherigen Erfahrungen ist sie eine gute Therapiemaßnahme zur Vorbeugung von Anfällen, im Anfall selbst ist die Lymphdrainage jedoch weitgehend unwirksam. Umso wichtiger ist daher die Anleitung des Patienten oder Angehörigen des Patienten, um einen durch eine Serie von Kopflymphdrainagen einmal erzielten Behandlungseffekt durch regelmäßige Selbstbehandlung aufrecht zu erhalten. Die einleitende Therapie sollte auch als »Lehrstunde« verstanden werden.

— »Complex regional pain syndrome« (CRPS, ► Kap. 16.2)

Weniger umstritten und inzwischen allgemein etabliert ist der Einsatz der Lymphdrainage beim CRPS. Die manuelle Lymphdrainage ist mit ihren milden Reizen durchaus schon im Frühstadium angezeigt, sollte jedoch zunächst proximal des eigentlichen Erkrankungsgebietes angewandt werden. Als Wirkmechanismen werden eine Entödematisierung und eine Senkung des Sympathikotonus diskutiert.

— Periphere arterielle Verschlusskrankheit (pAVK)

Wesentlich umstrittener ist dagegen wieder der Einsatz der Lymphdrainage bei peripheren arteriellen Durchblutungsstörungen, deren typisches Symptom im Stadium II der Belastungsschmerz ist. Grundsätzliche werden von den Befürwortern der Therapie folgende Überlegungen angestellt:

— Durch eine Lymphdrainage entlang der Arterien könnte es zu einer Entödematisierung der Gefäßwand kommen, wobei auf die Bedeutung des Intimaödems bzw. Gefäßwandödems allgemein hingewiesen wird.

— Eine Lymphdrainage senkt den Sympathikotonus und könnte damit die Mikrozirkulation verbessern.

In einer Studie von Hutzschenreuter und Ehlers aus dem Jahr 1988 wurden 15 Patienten mit pAVK im Stadium IIa nach Fontaine mit Lymphdrainage behandelt. Der Hautwiderstand näherte sich den Normwerten, was für eine vegetative Beeinflussung spricht, vor allem nahm aber die schmerzfreie Gehstrecke zu und Blutdruck sank. In der Kontrollgruppe die mit Bindegewebsmassage behandelt wurden, konnte kein vergleichbarer Effekt gezeigt werden. Dies würde bedeuten, dass die Lymphdrainage sogar wirksamer bei der Behandlung von Durchblutungsstörungen wäre als die etablierte Bindegewebsmassage.

Zusammengefasst kann man schlussfolgern, dass bei gezieltem und überlegtem Einsatz die manuelle Lymphdrainage mit verschiedenen Ansatzpunkten hilfreich in der Schmerztherapie sein kann und gezielt eingesetzt werden sollte. Weitere Untersuchungen zu diesem Thema wären wünschenswert.

9.3.6 Akupunktmassage nach Penzel (APM)

Diese Massage beruht auf Vorstellungen, nach denen eine Krankheit als Energieflussstörung angesehen wird. Damit ist diese Massagetechnik an die chinesische Medizin angelehnt. Als Ziel wird der Ausgleich des gestörten Energieflusses genannt. In der Praxis steht am Anfang der Behandlung ein Probestrich im Sinne einer Befunderhebung zur indirekten Ermittlung der energetischen Ausgangslage. Es folgt eine Erfassung des energetischen Zustandes durch Striche entlang der aus der Traditionellen Chinesischen Medizin (TCM) bekannten Meridiane. Je nach subjektivem Tastgefühl unterscheidet man einen Seidenstrich bei Energiemangel, einen Sandstrich bei Energiefülle und einen Indifferenzstrich bei ausgeglichenen Verhältnissen. Behandelt wird entweder mit der Meridiantherapie, bei der die Meridiane mit Metallstäbchen massiert werden oder mit der Punktbehandlung, bei der ausgewählte Punkte mechanisch z. B. mit einem speziellen Vibrationsgerät stimuliert werden. Außerdem gibt es Spezialtherapien wie die Narbentherapie, die Wirbelsäulentherapie, eine niederfrequente Elektrotherapie, eine Ohrtherapie und YIN-Striche.

Als Indikationen werden von den Befürwortern z. B. genannt:

— Funktionelle Störungen am Bewegungsapparat oder an inneren Organen
— Schmerzzustände
— Allgemeine Prophylaxe zur Stärkung der Abwehr

Wissenschaftliche Untersuchungen zur Akupunktmassage fehlen weitgehend, die APM ist mit der westlichen Physiologie nicht zu erklären.

Literatur

Bernhardt S (1953) In: Gläser O, Dalicho AW: Segmentmassage. Georg Thieme, Leipzig

Brady LH, Henry K, Luth JF, Casper-Bruett KK (2001) The effects of shiatsu on lower back pain. J. Holist. Nurs. Mar;19(1):57–70

Cherkin DC, Sherman KJ, Deyo RA, Shekelle PG (2003) A rview of the evidence for the effectivness, safety, and cost of acupuncture, massage therapy, and spinal manipulation for back pain. Ann. Inter. Med. Jun 3;138(11):898–906

Conradi E (1995) Massagetherapie. In: Grifka J (Hrsg) Naturheilverfahren. Bewährte Methoden – anerkannte Therapien. Urban & Schwarzenberg. München, Wien, Baltimore. S. 40–45

Delaney JP, Leong KS, Watkins A, Brodie D (2002) The short-term effects of myofascial trigger point massage theapy on cardiac autonomic tone in healthy subjects. J. Adv. Nurs. Feb;37(4):364–371

Ernst E (2004) Manual therapies for pain control: Chiropractic ans massage. Clin. J. Pain Jan-Feb; 20(1):8–12

Furlan AD, Brosseau L, Imamura M, Irvin E (2002) Massage for low-back pain: A systematic review within the framework of the Cochrane Collaboration Back Review Group. Spine Sep 1;27(17):1896–1910

Kubsch SM, Neveau T, Vandertie K (2001) Effect of cutaneous stimulation on pain reduction in emergency department patients. Accid. Emerg. Nurs. Jul;9(3):143–151

Soden K, Vincent K, Craske S, Lukas C, Ashley S (2004) A randomized controlled trial of aromatherapy massage in a hospice setting. Palliat. Med. Mar;18(2):87–92

Wang HL, Keck JF (2004) Foot and hand massage as an intervention for postoperative pain. Pain Manag. Nurs. Jun;5(2):59–65

Krankengymnastik

Joachim Dries

Krankengymnastik wird ambulant (▶ Kap. 23.1), in Komplexprogrammen (▶ Kap. 22), in der Rehabilitation (▶ Kap. 24) und unter stationären Bedingungen (▶ Kap. 23.2) angewendet. Unabhängig vom Setting bilden funktionelle Störungen des Bewegungssystems und des Vegetativums (▶ Kap. 1), primär oder auf der Basis neurologischer, orthopädischer sowie traumatischer Erkrankungen, die Indikation für den Einsatz von Krankengymnastik. Dabei sind der Schmerz und die Einschränkungen der Alltagsfunktion meist die Leitsymptome, welche die Patienten zum Arzt und Therapeuten führen.

Bei der Behandlung von akuten Schmerzen, z. B. in der Traumatologie, lässt es sich nicht immer vermeiden, mit dem Schmerz bzw. »in den Schmerz hinein« zu arbeiten. Kontraktur gefährdete Gelenke und verkürzte Muskulatur lassen sich oftmals nur mit einem »guten« Maß an Schmerz therapieren. Sowohl der Patient als auch der Therapeut wissen um das Problem und sehen es als Teil der Behandlung an. Da der Schmerz temporär ist, wird er meist vom Patienten mit der Sicht auf das Ergebnis toleriert.

In der Therapie chronischer Schmerzen des Bewegungssystems steht die Krankengymnastik vor anderen Herausforderungen. Die Wahrnehmungen des Patienten haben sich durch Funktionseinschränkungen und das chronische Schmerzgeschehen verändert. Oft begleitet ihn ein bestimmtes Modell der Schmerzentstehung bzw. -unterhaltung. Die Erwartungen an den Therapeuten oder eine bestimmte Behandlungstechnik sind häufig unrealistisch hoch und der Misserfolg vorprogrammiert. Die Krankengymnastik sollte demnach anderen Regeln als in der Akuttherapie folgen. Anwendungen singulärer Techniken ist meist wenig zielführend, eine Kombination aus mehreren krankengymnastischen und physikalischen Verfahren (multimodale Physiotherapie) hingegen sinnvoll. Das erfordert die aktive Mitarbeit der Patienten und die selbständige Durchführung von Übungen (Hausaufgaben). Bei vielen Patienten ist allein die aktive Mitarbeit und damit das Erfahren von Selbstwirksamkeit ein wesentliches Ziel der Therapie.

10.1   Diagnostik und Therapieplanung

Die primäre Zielstellung des Patienten ist natürlich die Schmerzlinderung. Die Aufgabe der Krankengymnastik ist jedoch die Diagnostik und Behandlung von Funktionsstörungen. Eine Reduktion von Funktionsstörungen hat in der Regel eine Schmerzlinderung und Verbesserung der Alltagsfähigkeit zur Folge.

10.1.1   Diagnostik

In der Krankengymnastik stellen die übermittelten Vorbefunde, die Anamnese und die funktionelle Untersuchung die Grundlage für die Therapie dar. Die kurze Anamnese wird durch eine Schmerzzeichnung (Bodychart) des Patienten ergänzt. Viele Patienten finden das ungewöhnlich, es gibt jedoch vier wesentliche Vorteile:

- Der Patient fühlt sich in seiner Schilderung der Schmerzen ernst genommen.
- Ein Abgleich der Bodycharts zwischen Arzt und Therapeut führt zu interessanten Ergebnissen.
- Zum Abschluss der Behandlung oder eines Behandlungsabschnittes können Therapeut und Patient die Änderungen besprechen.
- Beschwerden, die der Patient zu Beginn der Behandlung nicht eingezeichnet hat, kann er am Ende nicht anmahnen. Seine persönliche Verantwortung für den Umgang mit den Beschwerden kann besser gespiegelt werden.

Der Physiotherapeut ergänzt die Ergebnisse der ärztlichen Untersuchung mit seiner funktionellen Befunderhebung. Anhand von Tests kann die körperliche Leistungsfähigkeit des Patienten verifiziert werden:

- Muskelfunktion (Kraft, Verlängerbarkeit, TRP, Dysbalancen)
- Gelenkstatus (Hyper-/Hypomobilität, Instabilität, Achsabweichung)
- Wirbelsäulenbeweglichkeit/-statik (segmentale Hyper-/Hypomobilität, Instabilität, Wirbelsäulenschwingungen)
- Stabilisation von Gelenken und der Wirbelsäule

- Koordinationsprüfung
- Konstitution (z. B. konstitutionelle Hypermobilität)
- Körperwahrnehmung
- Reflexzonenstatus
- Vegetative Regulation

10.1.2 Therapieplanung

Entsprechend der Befundkonstellation wird ein Therapieplan erstellt. Folgende Ziele kann sich die Krankengymnastik stellen:
- Funktionsverbesserung
    - Verbesserung von sekundären, schmerzhaften Funktionsstörungen (Gelenke, Muskeln, Bindegewebe, Viszerum)
    - Verbesserung von primären, grundlegenden wie
        - Koordination
        - Stabilisation
        - Körperwahrnehmung
        - Vegetative Regulation
- Abbau der Bewegungsangst
- Umsetzung des Erlernten in die Alltags- und Arbeitssituation
- Entwicklung von Kompensationsmechanismen bei irreversiblen Schäden

In Abhängigkeit von der Befunden und Zielen werden verschiedene krankengymnastische, trainingstherapeutische und physikalische Behandlungen kombiniert und mit den ärztlichen Maßnahmen abgestimmt. Im Verlauf sollten sich die Befunde und der Aktivitätsgrad der Patienten ändern und somit zu Änderungen in der Therapie führen. So mag am Anfang die Behandlung von schmerzhaften Einzelbefunden wie Blockierungen, TRP oder muskulären Verspannungen im Vordergrund der Krankengymnastik stehen. Parallel wird jedoch mit Übungen zur Verbesserung der Wahrnehmung, Koordination oder Stabilität begonnen (kurzfristige Therapieplanung). Im weiteren Verlauf stehen diese Übungen im Mittelpunkt und es erfolgt die Einführung von trainingstherapeutischen Aspekten, wie z. B. dem Training von Koordination, Stabilität, Kraft und Kraftausdauer (mittelfristige Therapieplanung). Später sollte der Patient unab-

hängig vom Therapeuten seinen Sport und einzelne Übungen weiterführen können (langfristige Therapieplanung).

Eine gute Therapie benötigt Zeit. Es ist unrealistisch in 6 Therapieeinheiten alle Defizite beheben bzw. die Grundlage für ein fundiertes Eigenübungsprogramm legen zu können. 6 Therapieeinheiten reichen für die Behandlung von akut schmerzhaften Funktionsstörungen beim Akutschmerz oder Schmerzrezidiv aus. Die grundlegenden Störungen bleiben erhalten und führen zu Rezidiven oder tragen zur Schmerzchronifizierung bei. Eine nachhaltige Behandlung benötigt mehr Zeit. Dem Patienten muss der Therapeut den Faktor Zeit jedoch erst bewusst machen. Der Patient und seine Umgebung erwarten in der Regel mehr, als sie einem Sportler abverlangen würden. Dass der Patient sich damit überfordert, ist für ihn nicht erkennbar. Er geht davon aus, dass er in einem bestimmten Zeitabschnitt ein für ihn zufrieden stellendes Ergebnis erhält. Damit setzt er sich und den Therapeuten unter Druck. Für den chronischen Schmerzpatienten muss ein entsprechend langer Therapiezeitraum angesetzt werden. Bis sich alle Systeme stabilisiert bzw. ihren Normbereich wieder erlangt haben, ist ein Zeitraum von 9–12 Monaten realistisch. Unter den gegebenen Umständen ist diese Anforderung nur schwer umsetzbar. Mit einer Kombination der verschiedenen Therapiesettings und Maßnahmen wie dem Rehasport ist jedoch eine längerfristige Therapieplanung möglich (▶ Kap. 22, 23, 24).

Einige Patienten benötigen trotz aller Bemühungen über Jahre hinweg eine Dauertherapie. Sie können aus verschiedenen Gründen nicht das entsprechende Eigenmanagement entwickeln oder benötigen z. B. aufgrund von schweren morphologischen Schäden regelmäßige funktionelle Behandlungen. Neben der funktionellen Behandlung gewährt die gemeinsame Führung durch Arzt und Therapeut eine gewisse Stabilität für den chronisch kranken Patienten.

> **Je nach Dauer, Art und Verlauf des Schmerzgeschehens wird sich die Wirkung der Therapie rasch oder zeitverzögert einstellen. Je länger die Irritation besteht, umso intensiver muss der Patient selbständig am Harmonisierungsprozess mitwirken.**

Neben der Gesamtdauer der Therapie spielen die Behandlungsfrequenz und -intensität eine wichtige Rolle in der Therapieplanung. Die Dosierung der Krankengymnastik ist abhängig vom Krankheitsstadium und -intensität, dem aktuellen Stand der Therapie, vom Behandlungssetting, der Person, ihren Wünschen und ihrem Umfeld.

Am Beginn der funktionellen Behandlung ist eine hohe Therapiedichte mit geringer Intensität und kurzen Therapieeinheiten oft sinnvoll. Der Organismus erhält Zeit sich auf die Reize einzustellen und Adaptationen zu entwickeln. Der oft bei Schmerzpatienten verloren gegangene Rhythmus von Anspannung und Entspannung kann wieder erlernt werden. In Abhängigkeit von der Befundlage werden im Verlauf die Intensität und die Dauer der Therapieeinheiten erhöht und die Therapiefrequenz vermindert. Trotzdem gilt weiterhin, dass mehrmals täglich, kurze und auf die Situation abgestimmte Übungseinheiten besser sind, als einmal täglich ein langer Übungsblock. Dieser Grundsatz sollte auf den häuslichen und beruflichen Alltag übertragen werden.

Wichtig ist jedoch, dass Patienten nicht zu früh in die selbstverantwortliche Arbeit mit oder ohne Geräte entlassen werden. Zu rasch entgleitet dem Patienten das persönliche Schmerzmanagement, da er Irritationen, Schmerzverstärkungen und/oder Muskelkater noch nicht einzuordnen weiß.

10.2   Probleme im Behandlungsverlauf

10.2.1 Schmerzverstärkung

Schmerzverstärkungen lassen sich in der Diagnostik und Therapie oft nicht vermeiden. Arzt und Therapeut sollten dem Patienten auch ungefragt darauf vorbereiten. Zeitgleich werden dem Patienten Bewältigungsstrategien an die Hand gegeben, damit er z. B. mit einer Eisabreibung auf einen Schmerzanstieg reagieren kann.

Die Ursachen für eine Schmerzverstärkung können vielfältig sein und sollten von Arzt/Therapeut und Patient gemeinsam analysiert werden. Die Aufklärung des Patienten über Zusammenhänge ist wichtig. Das ändert zwar nichts an seiner augenblicklichen Schmerzstärke, aber er kann sie besser einordnen und wird sie nicht als Bedrohung erleben. Arzt und Therapeut sollten bei einer Schmerzexazerbation frühzeitig Kontakt aufnehmen. Beide können so zusammen die Ausgangslage des Patienten neu definieren, ihre Befunde und Informationen austauschen und eventuelle Therapieänderungen besprechen.

Gründe für eine Schmerzverstärkung können sein:

- Die Schmerzverstärkung ist beabsichtigt mit der Idee der Aktivierung von Selbstheilungskräften.
- Die Schmerzverstärkung resultiert aus der Reaktion der behandelten, betroffenen Strukturen.
- Das Übungsprogramm wurde zu rasch gesteigert.
- Die Ausgangslage des Patienten wurde falsch eingeschätzt und die Dosierung zu stark gewählt.
- Die Dauer/Intensität der Einheit war zu lang.
- Erforderliche Ruhephasen wurden nicht eingehalten.
- Das Gefühl des Muskelkaters wird nicht mehr wahrgenommen, sondern vom Körper als stärkerer Schmerz interpretiert.

10.2.2 Keine Verbesserung

Patienten mit chronischen Schmerzsyndromen berichten oft über fehlgeschlagene Therapien und Misserfolge. Genauere Nachfragen ergeben jedoch immer wieder Teilerfolge, die aber dem Patienten nicht genügen oder für die er keine Wahrnehmung mehr hat. So werten Patienten z. B. eine Medikation gegen ihre Neuropathie als nicht wirksam, da ihr funktioneller Rückenschmerz weiter besteht.

Wenn trotz intensiver Therapie keine Besserung eintritt, sind mehrere Punkte zu beachten:
- Die funktionellen Befunde werden besser, der Schmerz und die Einschränkungen jedoch nicht. Häufige Ursachen sind:
  - Die funktionellen Störungen waren nicht primär verantwortlich für das Schmerzsyndrom

– Zurunde liegende morphologische
Störung
– Relevante psychosoziale Einflüsse
– Neuropathie als primäre Schmerz-
ursache
– Die behandelten funktionellen Störun-
gen waren nicht verantwortlich für das
Schmerzsyndrom. Es liegen weitere rele-
vante Funktionsbefunde vor.
– Häufige Rezidive von Funktionsbefunden und
Schmerz. Mögliche Ursachen sind:
– Primäre Funktionsstörungen wurden nicht/
nicht ausreichend behandelt
– Zugrunde liegende morphologische Stö-
rungen
– Hohe psycho-vegetative Anspannung
– Hausübungsprogramm wurde nicht fort-
gesetzt
– Hausübungsprogramm wurde falsch um-
gesetzt. Der Patient trainiert in seine Fehl-
muster.
– Die funktionellen Befunde und der Schmerz
verbessern sich nicht. Mögliche Ursachen sind:
– Nicht-adäquate Behandlung
– Zu hohe/niedrige Behandlungsinten-
sität und/oder Intervalle
– Zu kurzer Therapiezeitraum
– Technik ist für die Befunde bzw. den
Patienten nicht geeignet
– Technik wird falsch angewendet
– Mangelnde Mitarbeit des Patienten
– Patient macht in der Therapieeinheit
nicht mit
– Patient setzt das Hausübungspro-
gramm nicht um
– Der Patient ist nicht in der Lage, die Therapien
umzusetzen
– Intellektuell
– Komorbiditäten
– Schmerzbedingt
– Körperliche Voraussetzungen stimmen
nicht
– Patient fehlt die nötige Motivation die Thera-
pien umzusetzen
– Relevante psycho-sozialen Einflüsse
– Mangelnder Glauben an oder Wissen um
die Therapie
– Zu hohe Anforderung an den Patienten

– Zeitrahmen nicht richtig gewählt
– Übungen überfordern den Patienten
– Fehlende Boostereinheiten
– Patient fehlt die nötige Motivation die The-
rapien umzusetzen

Gegebenenfalls ist eine erneute interdisziplinäre
Diagnostik erforderlich, um die Therapie an das
Problem des Patienten anzupassen.

> **Nicht der Patient wird der Therapie, son-
dern die Therapie an den Patienten angepasst.**

10.2.3 Transfer in den häuslichen Alltag

Patienten arbeiten in der Regel gut an den Behandlungsprogrammen mit und profitieren entsprechend. Der Transfer des Erlernten in den Alltag
stellt jedoch oft ein großes Problem dar. Um den
Transfer zu erleichtern, sollten Therapeut und Patient gemeinsam einen Stundenplan für zu Hause
erstellen. Diese strukturierte Vorgehensweise hilft
die erlernten Maßnahmen in den häuslichen und
beruflichen Alltag zu integrieren und somit langfristig das Schmerzgeschehen zu beeinflussen. Dabei ist es wichtig, den Patienten aufzuklären und
berechtigte Ängste vor Schmerzverstärkungen zu
nehmen bzw. zu mindern. Eine gute Möglichkeit
ist der Vergleich des Schmerzgeschehens mit dem
DAX. Der DAX steigt beständig an, auch wenn es
immer wieder Tageseinbrüche gibt. Solche Verglei-
che helfen dem Patienten, das Geschehen besser
einzuschätzen. Möglichst von Beginn der Behandlung an sollte die Umsetzung des Erlernten in den
Alltag thematisiert werden.

Eine langfristige Anbindung an eine Einrichtung im Sinne von Boostereinheiten oder Kontroll-
terminen erscheint ein guter Weg zur besseren Umsetzung des Erlernten in die persönliche Lebens-
führung des Patienten zu sein.

Nach einer stationären oder tagesstationären
Behandlung ist es wichtig, dass die Befunde und
Therapieberichte auch an den weiterbehandelnden
Krankengymnasten geleitet werden. So kann er die
Vorbefunde und neuen Erfahrungen des Patienten

in die eigene Behandlung einfließen lassen, modifizieren und weiter ausbauen.

10.3 Krankengymnastische Behandlung

Es gibt ein großes Spektrum an krankengymnastischen Techniken. Welche Maßnahme letztendlich zum Ziel führt, hängt davon ab, ob die Indikation stimmt, wie der Therapeut sie anwendet und ob der Patient sich auf die Behandlung einlassen kann.

Bei Patienten mit einem chronischen Schmerzsyndrom ist es sinnvoll, die entscheidenden Funktionsbefunde und damit die Behandlungsziele zwischen Therapeut und Arzt abzustimmen. Die Wahl einzelner Behandlungstechniken kann dem erfahrenen Therapeuten überlassen werden. In den ersten Behandlungseinheiten erspürt der Therapeut die Befunde und kann anhand der Verbesserungen überprüfen, welche Technik oder Kombination aus verschiedenen Techniken beim Patienten zum Erfolg führen wird.

10.3.1 Einzel- und Gruppentherapie

Grundsätzlich kann Krankengymnastik einzeln oder in einer Gruppe durchgeführt werden. Beide Formen haben ihre Indikationen und Vorteile. In der Einzeltherapie lässt sich der Therapieverlauf individuell steuern. Der Therapeut kann seine Techniken direkt einsetzen und damit Defizite und funktionelle Störungen beeinflussen. Eigenübungen können erklärt, individuell geübt und korrigiert werden. Gerade in der Anfangsphase und bei ausgeprägten sekundären schmerzhaften Funktionsstörungen ist die Einzelkrankengymnastik sinnvoll. In der Gruppenkrankengymnastik werden Übungen gemeinsam durchgeführt. Eine individuelle Anpassung der Übungen ist in Grenzen möglich. Der Informationsfluss wird durch immer wieder neue Fragen der Patienten angeregt. Es entsteht eine Dynamik, die mit der in der Einzeltherapie nicht zu vergleichen ist. Patienten, die eher ruhig und passiv erscheinen, profitieren von dieser Dynamik und erkennen für sich relevante Gesichtspunkte. Viele Patienten registrieren, dass sie mit ihren Schmerzen nicht alleine sind. Der Therapeut ist in diesem Fall auch Moderator. Die Gruppentherapie baut fast immer auf die Einzelbehandlung auf und kann die dort erlernten aktiven Übungen fortführen, verfeinern und festigen.

10.3.2 Behandlungstechniken

Grundsätzlich ist es sinnvoll, Techniken, die auf schmerzhafte Funktionsstörungen gerichtet sind (◘ Tab. 10.1), von Techniken zu unterscheiden, die auf grundlegende Funktionsstörungen abzielen (siehe auch ◘ Tab. 15.3 und 15.4).

Vor allem Muskelrelaxationen und Dehnungen haben eine hohe Wirksamkeit und stellen deshalb einen großen Teil der krankengymnastischen Therapie dar.

Ein häufiges Problem stellt die reduzierte Körperwahrnehmung von Patienten mit einem chronischen Schmerzsyndrom dar. Der therapeutische Schwerpunkt liegt dann primär in der Schulung der Körperwahrnehmung mittels sensomotorischer Übungssequenzen (sensomotorisches Training). Einfache sensorische Reize, z. B. durch einen Igelball oder Übungen mit Chinakugeln sind ein guter Beginn für ein sensomotorisches Training (◘ Abb. 10.1 u. 10.2, ◘ Tab. 12.2). Patienten lernen Übungen mit geringer Dosis durchzuführen und erfahren, dass auch vermeintlich leichte Übungen einen Trainingseffekt haben. Bei der Einweisung sollte vermittelt werden, dass es nicht um Schnelligkeit, Kraft oder Ausdauer geht. Entscheidend sind die Wahrnehmung und ein gezieltes Training der gewünschten Muskelketten. Später sind Steigerungen und Übungen auf anspruchsvolleren Geräten möglich (z. B. Posturomed).

Die Behandlung von grundlegenden Funktionsstörungen der Stabilisation, der Koordination und von muskulären Defiziten erfolgt durch ein spezifisches Training im Rahmen der Krankengymnastik (► Kap. 21) und der Trainingstherapie (► Kap. 12). Unter anderem kommt die sog. neurophysiologische Krankengymnastik zum Einsatz. Neurophysiologische Physiotherapien beruhen auf der Grundlage, dass eine physiologische Ausgangsstellung die Tiefenstabilität und optimale Bewegungsabläufe fördert und somit eine gute

Tabelle 10.1	Beispiele für krankengymnastische Techniken zur Beeinflussung von schmerzhaften Einzelbefunden	
Muskelbefunde	Verspannung	– Muskelrelaxation – Postisometrische Relaxation – Muskeldehnung
	Triggerpunkte	– Muskelrelaxation – Postisometrische Relaxation – Ischämische Kompression
	Verkürzung	– Dehnung

Gelenkbefunde/segmentale Wirbelsäulenbefunde	Hypomobilität	– Mobilisation
		  – Repetitiv
		  – Automobilisation durch Eigenmuskulatur
		– Traktion
		– Kompression

	Lokale Hypermobilität	– Mobilisation der Nachbarsegmente
Bindegewebsbefunde	Fasziale Hypomobilität	– Faszienmobilisation
	Insertionstendopathien	– Querfriktion
Akute Reizzustände	– Bandscheibenvorfall – Akuter entzündlicher Schub – Etc.	– Lagerung – Sanfte Mobilisation bzw. Beanspruchung

Trainingsgrundlage bildet. Aus verschiedenen Ausgangsstellungen werden unterschiedlichste Übungssequenzen trainiert. Beispiele für neurophysiologische Krankengymnastiktechniken sind FBL (funktionelle Bewegungslehre), das Janda-Training (Abb. 10.3), Brunkow, Brügger und die propriozeptive neuromuskuläre Fazilitation (PNF), um nur eine Auswahl aus ca. 50 Techniken zu nennen. So wichtig wie die Wahl einer speziellen Krankengymnastiktechnik bzw. die Kombination aus verschiedenen Techniken ist, so wichtig ist auch die gute Anleitung der Patienten durch den Therapeuten und die Compliance in der täglichen häuslichen Anwendung.

10.3.3 Einsatz von Therapiegeräten

Der Einsatz von Trainingsgeräten ergänzt das manuelle Spektrum des Therapeuten und erweitert die Behandlungen um den Einsatz von gezieltem und kontrolliertem Training. Zudem machen sie die Therapie für den Patienten interessant und abwechslungsreicher.

Anstrengend, doch wegen der geführten Widerstände gut zu tolerieren, ist die Arbeit mit dem Theraband. Die richtige Stärke und die entsprechende Länge sind ausschlaggebend für den motivierten Einsatz. Wenn das Band zu kurz oder der Widerstand zu stark ist, kann der Patient die ausgewählten Übungen nur mit maximalem Kraftaufwand durchführen. Eine Schmerzverstärkung durch Überlastung sowie der Einsatz von Kompensationsmechanismen (Fehlmuster) ist die Folge.

Das Balance Pad (Abb. 10.4) zeigt besonders hohe Wirkung im Bereich der Körperwahrnehmungsschulung. Patienten, die vermeintlich kein Problem mit Koordination und Stabilisation haben, werden auf dem Pad ihre Defizite schnell erkennen. Bei entsprechender Anleitung werden sie jedoch ebenso rasch eine Verbesserung erleben, was die Motivation und den Spaß am Bewegen deutlich steigert. Ebenso verhält es sich mit allen Geräten, welche die Sensomotorik, z. B. Posturomed oder Spacecurl (Abb. 10.5), verbessern.

Zu allen Übungsgeräten gibt es inzwischen Übungsposter oder Erklärungen. Entscheidend bleibt jedoch die Kreativität des Therapeuten für jeden einzelnen Patienten die geeignete Übungs-

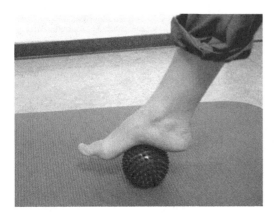

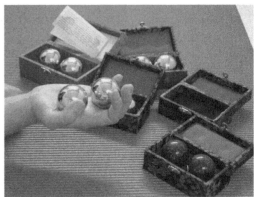

❑ **Abb. 10.1.** Sensorische Reizung der Fußsohle durch einen Igelball

❑ **Abb. 10.2.** Sensomotorisches Training der Finger-Hand-Koordination durch Chinakugeln

variation zu finden. Geräte unterstütze Übungen lassen sich gut als Hausaufgabe vermitteln und im Rahmen der Behandlungen gut kontrollieren.

10.4 Besonderheiten der Krankengymnastik in der Schmerztherapie

10.4.1 Was bedeutet »aktiv« in der Schmerztherapie?

Aktivität steht in der Schmerztherapie an primärer Stelle. Das ist für einen Patienten, der sich in seinem bisherigen Leben nicht mit dem Thema Bewegung auseinandergesetzt hat, eher erschreckend. Der Begriff Aktivität sollte jedoch nicht ausschließlich mit Bewegung gleichgesetzt werden. Vielmehr geht es darum, dem Patienten aktive Strategien gegen sein Schmerzgeschehen zu vermitteln. Selbstwirksamkeit ist eine entscheidende Erfahrung für Patienten mit chronischen Schmerzen. Aktive Strategien können auch sog. passive Komponenten enthalten. Reflexzonentherapie, Entspannungstechniken sowie adjuvante physikalische Maßnahmen stellen nur einen Teil des großen physiotherapeutischen Behandlungsspektrums dar. Eine gesunde Mischung aus Anspannung und Entspannung sowie die dosiert gesteigerte Belastung sollten individuell auf den jeweiligen Patienten angepasst werden. Dysfunktionale Verhaltensmuster müssen dabei berücksichtigt werden. So ist die Strategie bei Pa-

tienten mit einem Durchhaltemuster anders als bei Patienten mit Vermeidungsstrategien.

❯ **Aktiv heißt, der Patient hat seinen Schmerz in der Hand und nicht der Schmerz den Patienten.**

10.4.2 Verhaltensbeobachtung

Die Körperwahrnehmung spielt beim chronischen Schmerzgeschehen immer wieder eine zentrale Rolle. Oft genug empfindet der Patient eine starke Reduzierung seiner Bewegungsmöglichkeiten. Beobachtet man ihn dann objektiv, auch in vermeintlich unbeobachteten Situationen, ist das nicht unbedingt nachzuvollziehen. Das heißt jedoch nicht, dass der Patient »spinnt« oder etwas »vorspielt«. Der Therapeut ist kein Detektiv. Der Patient soll und darf nicht überführt werden. Vielmehr ist der Therapeut gefordert, seine Beobachtungen auf die Therapie zu übertragen, das Bewegungsspektrum zu erweitern und am Ende der Therapieeinheiten mit dem Patienten gemeinsam eine neue Ausgangslage zu bestimmen. Von dieser kann dann das neue Bewegungsverhalten etabliert bzw. weiter ausgebaut werden.

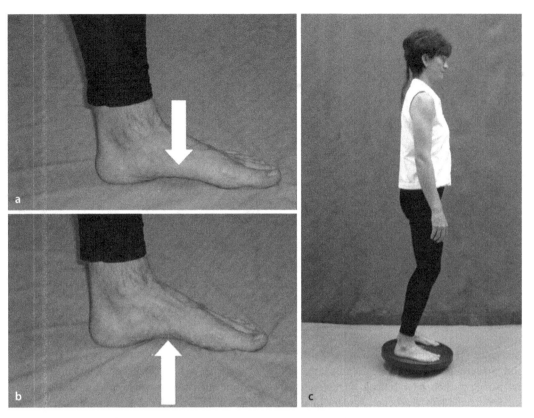

◻ **Abb. 10.3a–c.** Patientin beim Janda-Training. Beim Janda-Training erfolgt die Aktivierung der tiefen Muskulatur über den Aufbau des physiologischen Fußgewölbes. **a.** Ausgangsstellung, **b.** aktiver Aufbau des Fußgewölbes, **c.** aktive Übung auf dem Therapiekreisel in Janda-Grundstellung. (Mit freundlicher Genehmigung der Sana Kliniken Sommerfeld)

10.4.3 Korrekturen durch den Therapeuten

Eine der Aufgaben des Therapeuten ist es, mit dem Patienten ökonomische Bewegungen, Bewegungsabläufe und Beanspruchungen zu trainieren. Das ist beim chronischen Schmerzgeschehen, mit der damit in der Regel verbundenen reduzierten Körperwahrnehmung, oft schwierig. Um Patienten mit einer schlechten Körperwahrnehmung nicht zu demotivieren, sollte die Übungskorrektur nicht zu offensichtlich sein und nicht zu häufig angewendet werden. In einigen Fällen ist es durchaus angebracht Kompensationen zuzulassen. Häufige Korrekturen bei Patienten mit reduzierter Körperwahrnehmung rufen den Stress hervor, bewirken Unsicherheiten und verringern die Chance, Bewegung als etwas Positives zu erleben. Insbesondere in der Gruppentherapie lösen häufige Korrekturen beim Einzelnen Stress aus.

10.4.4 Hands on – Hands off

Hands on oder off ist eine oft diskutierte Frage. Soll man Schmerzpatienten behandeln (hands on) oder die Patienten handeln lassen (hands off).

Unstrittig ist, dass hands on im Rahmen der Befunderhebung unerlässlich ist. Ebenso gilt das für Beschwerdebilder mit einem kausalen Zusammenhang zwischen Schmerz und Funktionsbefund. Hier ist die Behandlung der Funktionsstörungen, also hands on, indiziert.

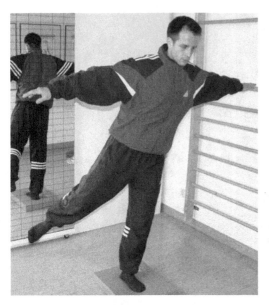

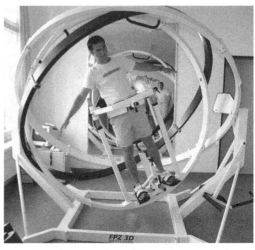

◻ **Abb. 10.5.** Sensomotorisches Training beispielhaft auf dem Spacecurl. Am Beginn der Therapie soll der Patient das Gerät in der aufrechten Haltung stabil halten. Später sind dreidimensionale Drehungen durch Verlagerung des Körperschwerpunktes möglich. (Mit freundlicher Genehmigung der Sana Kliniken Sommerfeld)

◻ **Abb. 10.4.** Übungen auf dem Balance Pad

Hands off im Sinne von Übungsanweisungen und Steuerung der Übungsdurchführung sollte bei panalgetischen oder bislang therapieresistenten Schmerzbildern gearbeitet werden. In diesen Fällen entsteht bei hands on entweder eine hohe Abhängigkeit von der Behandlung oder die häufig wechselnden Schmerzlokalisationen lassen keine strukturierte Behandlung zu. Das führt zu vorprogrammierten Misserfolgen und erheblichen Frustrationen auf beiden Seiten.

Hands off gilt auch bei Patienten mit extrem irritiertem Schmerzgeschehen, wie z. B. bei neuropathischen Schmerzen oder dem CRPS. Der Therapeut geht unbeabsichtigt, auch bei noch so sanft eingestellter Therapie über Grenzen hinaus. Hier ist es wichtiger dem Patienten die Sicherheit zu geben, dass er darüber bestimmen kann wie weit bzw. intensiv er seine Bewegungen durchführt. Der Patient erweitert unter genauer Anleitung des Therapeuten sukzessive sein Bewegungsausmaß.

Hands off ist zudem bei unzureichender Compliance des Patienten sinnvoll, um die eigenen Ressourcen zu schonen.

Bei aller sich in der Behandlung einstellenden Routine muss man jedoch immer aufmerksam bleiben. Sollte es zu einer Symptomveränderung oder neuen Beschwerden kommen, gilt für eine erneute Befunderhebung und ggf. Behandlung wieder hands on.

Hands off oder hands on muss im Team besprochen sein, damit alle an der Therapie Beteiligten am gleichen Strang ziehen und für den Patienten ein schlüssiges Konzept spür- und erkennbar wird.

Manuelle Medizin

Gabriele Harke

Die Manuelle Medizin ist eine medizinische Disziplin, die zur Diagnostik und Behandlung von Funktionsstörungen und reflektorischer Befunde des Bewegungssystems, des Bindegewebes und der viszeralen Strukturen die Hand nutzt. Die Manuelle Medizin arbeitet unter präventiver, kurativer und rehabilitativer Zielsetzung. Sie bedient sich hierbei auch theoretischer Grundlagen, Kenntnisse und Verfahren weiterer medizinischer Gebiete.

Manuelle Therapie umfasst die von Physiotherapeuten ausgeführten manuellen Untersuchungs- und Behandlungstechniken, die zur Behandlung von Gelenkfunktionsstörungen und ihrer muskulären reflektorischen Manifestierung dienen. Darüber hinaus wird der Patient in einem Programm in der Selbstmobilisation und Selbststabilisation geschult.

Die manuelle Diagnostik ist zur Differenzierung der Schmerzursachen im Bewegungssystem unerlässlich. Die Erhebung von Funktionsbefunden und ihre klinische Wertung bestimmen den Therapieansatz und führen zum Aufbau des manualmedizinischen Behandlungskonzeptes.

Im Zentrum der manualmedizinischen Untersuchung steht die Funktionsstörung eines Gelenkes mit seinen periartikulären Strukturen (Arthron) oder eines Bewegungssegmentes der Wirbelsäule (Vertebron). Bei einer angulären Funktionsbewegung (z. B. Beugung in einem Gelenk) finden in geringem Maß gleitende Bewegungen infolge von Rollgleitprozessen statt. Dabei wechseln Druck und Lösen des Kontaktes der sich fortlaufend zueinan-

der ändernden Kontaktpunkte der Gelenkflächen ab (◘ Abb. 11.1). Diese feinsten Bewegungen können durch eine gezielte manualmedizinische Untersuchung passiv als Gelenkspiel im Sinne von Translation nachvollzogen werden. Die Muskulatur hat auf diese passiven translatorischen Bewegungen kaum Einfluss, sodass das Ausmaß und die Härte des Widerstandes am Ende dieser Bewegungen zur Beurteilung des freien oder gestörten Gelenkspiel herangezogen werden können. Bei eingeschränktem oder fehlendem Gelenkspiel sprechen wir von Blockierung (◘ Abb. 11.2). An der Wirbelsäule sind nur gelenkspielähnliche Bewegungen möglich. Hier ist das Endgefühl bei exakter Bewegungsführung an das Bewegungsende im Segment als ein dem Gelenkspiel entsprechendes Korrelat akzeptiert.

Anstelle von Blockierung oder artikulärer Dysfunktion wird an der Wirbelsäule von segmentaler Dysfunktion gesprochen. In einem Segment sind immer alle Anteile (Sklerotom, Dermatom, Myotom, Viszerotom, Angiotom) über die nozizeptiven Afferenz einbezogen. Mit Überschreiten einer spinalen Hemmschwelle durch Zunahme der nozizeptiven Afferenz breitet sich die Störung mit Faktor Zeit nach kranial und kaudal aus [1–3].

Störungen in der Qualität der motorischen Steuerung und Veränderungen der Schmerzverarbeitung und -wahrnehmung können entstehen [4, 5]. Bei Ausbreitung oder Generalisation findet sich häufig ein gleichzeitiges Auftreten von mehreren gestörten Regionen [6, 7]. Eine Schlüsselrolle nehmen der kraniozervikale Übergang mit der oberen Halswirbelsäule, der zervikothorakale, der thorakolumbale, der lumbosakrale Übergang einschließlich Sakroiliakalgelenke und der Plantar- und Knöchelregion ein [10] (▶ Kap. 1.2).

11.1   Manualmedizinische Diagnostik

Die Anamneseerhebung durch den Arzt geht der Untersuchung des Patienten voran. Beispielhaft seien der chronisch remittierende Verlauf, der Systemcharakter und die Abhängigkeit von Haltung und Bewegung als wichtige Hinweise für Funktionsstörung in Abgrenzung zur Strukturerkrankung genannt (▶ Kap. 4).

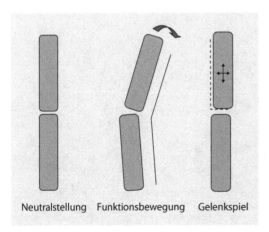

Neutralstellung   Funktionsbewegung   Gelenkspiel

◘ **Abb. 11.1.**   Gelenkspiel

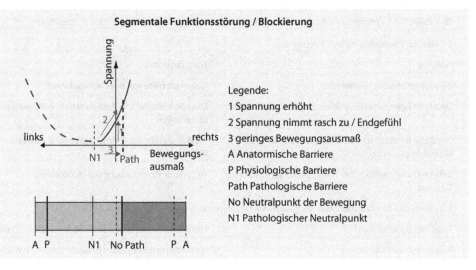

Segmentale Funktionsstörung / Blockierung

Legende:
1 Spannung erhöht
2 Spannung nimmt rasch zu / Endgefühl
3 geringes Bewegungsausmaß
A Anatormische Barriere
P Physiologische Barriere
Path Pathologische Barriere
No Neutralpunkt der Bewegung
N1 Pathologischer Neutralpunkt

�«ȃ **Abb. 11.2.** Segmentale Funktionsstörung/Blockierung

Die allgemeine Untersuchung des Bewegungssystems wurde bereits dargestellt (▸ Kap. 5). Interessant unter manualmedizinischem Aspekt sind die statischen und dynamischen Spannungszeichen bei Stand oder Gang und die Untersuchungen der Koordinationsstörungen. Aus Seitendifferenzen, Ausgleichhaltungen und Ausweichbewegungen können bereits Hinweise auf die gestörte Region, die koordinative Leistungsfähigkeit und Insuffizienzen des stabilisierenden Systems abgeleitet werden (▸ Kap. 1.4).

Ergänzt wird die orientierende Untersuchung um die myofaszialen Spannungszeichen in Rückenlage. Hier festgestellte Asymmetrien ermöglichen eine Aussage über Abweichungen, die nicht als Reaktion auf die Schwerkraft bestehen. Die Erweiterung um spezifische Spannungstests wie z. B. das Zeichen nach Patrick-Kubis grenzt den Befund näher ein.

Die manualmedizinisch gezielte Untersuchung differenziert die Ergebnisse weiter. Aus den Seitendifferenzen und der Qualität des Bewegungsendgefühls der orientierenden Untersuchung ergeben sich die gezielten Gelenk- oder segmentalen Wirbelsäulenuntersuchungen. Ein hartes Endgefühl in der Funktionsbewegung ist dabei wegweisend für eine Blockierung im Gelenk oder Wirbelsäulensegment, wobei Funktionsstörungen der Muskulatur dieses Endgefühl wesentlich mitbestimmen kön-

nen. Die Indikation zur gezielten Muskeluntersuchung vor der Untersuchung des Gelenkspiels oder des segmentalen Bewegungsverhaltens an der Wirbelsäule ergibt sich jedoch nur, wenn deren gezielte Untersuchung nicht schmerzfrei möglich ist.

Im Ergebnis des manualmedizinischen Untersuchungsganges können die segmentale Dysfunktion bzw. Gelenkfunktionsstörung durch folgende klinische Befunde diagnostiziert werden:
1. Bewegungsstörung einschließlich »joint play« (Ausmaß, Endgefühl, Seitendifferenz)
2. Reflektorisch algetische Zeichen (RAZ) – lokal-segmentale oder auf das Gelenk bezogene Befunde (z. B. segmentale Irritationspunkte) und ihre Veränderung auf Bewegungsreize
3. Myofasziale Spannungsveränderungen, Zusammenhänge der Verkettung

�«ȃ Tab. 11.1 zeigt typische Befundmuster und den sich ergebenden therapeutischen Ansatz [14].

11.2 **Manualmedizinische Behandlung**

Die Behandlung der Funktionsstörung und die bevorzugte Therapiemethode richten sich nach dem manualmedizinischen Befund, der Wertung der Befunde und der erwarteten Prognose.

▣ Tabelle 11.1   Zusammenfassung der Funktionsstörung mit Wertung und bevorzugter Therapiewahl

1. Gelenkfunktionsstörung als Einzelstörung

Problem	Therapieansatz
Geringe reflektorische Reaktion	Gelenkmobilisation oder Manipulation
Deutliche reflektorische Veränderungen, kaum Schmerz	Muskelrelaxation z. B. Postisometrische Relaxation vor Mobilisation
Deutliche reflektorische Reaktion mit Schmerz aus Muskelverspannung	Muskelrelaxation z. B. Postisometrische Relaxation vor Mobilisation
Reflektorische Reaktion mit Triggerpunkt vermitteltem Schmerz	Triggerpunktbehandlung vor Mobilisation

2. Gelenk- und Muskelfunktionsstörungen als Verkettungsreaktionen

Ausgangspunkt Gelenk	Mobilisation unter Einbeziehung myofaszialer Strukturen
Ausgangspunkt Muskulatur	Muskelbehandlung unter Einbeziehung von Weichteil- und Gelenktechniken

3. Komplexe Störungen (▶ Kap. 1)

Muskelverspannung und -verkürzung durch Langzeit-fehlbelastung	1. Relaxation vor Dehnung 2. Neurophysiologische Krankengymnastik

Einzelmuskel

Komplexe Muskeldysbalancen – Gekreuzte Syndrome – Etagensyndrom Als Ausdruck von Funktionsstörung der Haltungs- und Bewegungssteuerung	1. Muskelrelaxation 2. Dehnung 3. Fazilitation (gehemmte Muskulatur) 4. Training Tiefenstabilisation
Rezidivierende Gelenk- und Muskelfunktionsstörungen Als Ausdruck von Funktionsstörung der Haltungs- und Bewegungssteuerung	1. Muskelrelaxation 2. Mobilisation – Schlüsselregionen 3. Fazilitation Tiefenstabilisation 4. Neurophysiologische Krankengymnastik

Bei Blockierung des Gelenkes oder einer segmentalen Dysfunktion eines Wirbelsäulensegmentes muss als Voraussetzung für die Funktionsbewegung das ungestörte Gleiten wiederhergestellt werden. Dies kann artikulär als Mobilisation und Manipulation oder muskulär über neuroreflektorische Techniken wie Postisometrische Relaxation (PIR) ausgeführt werden. Die passiv repetetive Gelenkspielmobilisation über translatorischen Verschiebebewegungen ist oft auch dann schmerzfrei möglich, wenn Funktionsbewegungen wegen Schmerz nicht angezeigt sind. Die Manipulation wird über Einleitung eines Impulses mit hoher Geschwindigkeit und geringster Kraft wirksam. Sie stellt den am stärksten auf das reflektorische Ge-schehen Einfluss nehmenden Reiz dar. Es müssen allgemeine und spezielle Kontraindikation beachtet werden. Eine adäquate Aufklärung ist verpflichtend [15].

Häufig finden sich Befundkombinationen und grundlegende Störungen (▣ Tab. 11.1). Bei den grundlegenden Funktionsstörungen findet sich der Übergang, aber auch die Notwendigkeit zur Krankengymnastik [7]. Physiotherapeuten mit der Qualifizierung in manueller Therapie sind in der Lage, Funktionsstörungen zu erkennen und auf der Grundlage der ärztlichen Diagnose zu behandeln, vor allem aber die Behandlung der insuffizienten Koordination und Stabilisation zu übernehmen. Dabei ist die Kenntnis und Kombination der manuellen Therapie mit anderen neurophysiologischen Behandlungskonzepten sehr vorteilhaft. Viele manualmedizinische Techniken zielen auf das Bindegewebe (myofaszialen Techniken, Weichteiltechniken und sog. unspezifische Traktionen) und stehen zu anderen Methoden der Krankengymnastik, Massagen und Physikalischen Therapien in enger Verwandtschaft (▶ Kap. 8, 9, 10). Als vor- und nachbereitende Behandlungsmöglichkeiten angewandt, ergänzen sie die manuelle Therapie sinnvoll.

Eine kritische Prüfung der Funktionsdiagnose in der Nachuntersuchung und die Verlaufsbeurteilung des Behandlungserfolges sind unabdingbarer Bestandteil der Therapie.

Mit dem manualmedizinischen Behandlungsansatz werden nicht allein die Gleitvorgänge im Gelenk wiederhergestellt, sondern neuroreflektorische Vorgänge beeinflusst. Durch die funktionelle Denkweise haben sich die Techniken der Manuellen Medizin weiterentwickelt. Die als sog. osteopathische Techniken verbreiteten myo-, viszero- oder kraniofaszialen oder Positionierungstechniken u. a. beruhen auf diesen funktionellen Zusammenhängen und theoretischen Grundlagen und integrieren sich in das manualmedizinische Konzept [12, 13].

11.3 Stellenwert der Funktionsstörungen bei Schmerzpatienten

Ohne genaue und differenzierte Untersuchung wie sie mit der manuellen Diagnostik möglich wird, kann eine ursächlich dem Beschwerdebild zugrunde liegende arthrogene, myofasziale oder viszerale Dysfunktion übersehen und zu einem Unterhalten der Beschwerden oder Rezidiven führen. Die wiederholt ausgelöste Kaskade insbesondere der apparativen Diagnostik führt zu weiterer Verunsicherung sowohl auf Seiten des Patienten als auch des Untersuchers.

Die schmerzhafte Einzelstörung kann als erstmaliger Schmerz im Bewegungssystem oder als aktuelle akute Symptomatik bei Schmerzpatienten bestehen. Das mit der Einzelstörung bestehende Beschwerdebild ist durch die Manualtherapie rasch behoben. Nach der Therapie sind bei zu erwartenden Rezidiven spezielle Selbstbehandlungen indiziert, integriert in das allgemeine koordinativ stabilisierende und aktivierende Programm. Die Anzahl dieser zusätzlichen Selbstübungen sollte dabei auf ein bis zwei beschränkt bleiben.

Da Schmerz als einer der stärksten Störfaktoren im Bewegungssystem über die Zeit zu vielfältigen Auswirkungen führen kann, gelingt dieser prompte Erfolg oft nur am Anfang. Für akute wie chronische Schmerzpatienten ist deshalb der Zugang zu einem Arzt mit Kenntnissen der manualmedizinischen Funktionsdiagnostik nicht nur aus diagnostischen und differentialdiagnostischen Erwägungen sinnvoll.

Häufig finden sich bei chronischen Schmerzpatienten Funktionsstörungen, die im Laufe der Zeit eher Folgen des bestehenden klinischen Beschwerdebildes sind. Als Kompensationsleistung des Bewegungssystems zeigen sich vermehrte Beanspruchung, Verkettung, Ausbreitung (u. a. Nachbarregionen und Nachbargelenke, Synergisten der Bewegung) und vegetative Störungen bis hin zu Lernvorgängen und dem psychischen Erleben und Interpretieren von Schmerz. Wird die Kompensationsfähigkeit überschritten, kann eine funktionelle Dekompensation in allen Ebenen resultieren [16]. Der Patient mit einer funktionellen Dekompensation kommt im Maximum seiner Beschwerden. In der Untersuchung findet sich eine Vielzahl von einzelnen Funktionsstörungen. Die Frage nach der ursächlichen Einzelstörung tritt hier zugunsten der Aktualitätsdiagnose zurück. Nach Wertung der funktionellen Zusammenhänge einschließlich der Verkettung sind die relevanten segmentalen Funktionsstörungen zu behandeln. Meist sind es die Schlüsselregionen, da sich hier die Zusammenhänge der Funktionspathologie zeigen und die klinischen Beschwerden manifestieren.

Die exakte Funktions- und Schmerzanalyse gestattet auch bei diesen Patienten eine Aufdeckung der aktuellen Störung. Es werden die relevanten funktionellen Störungen mit der adäquaten Technik (◘ Tab. 11.1) behandelt und das Ergebnis nachuntersucht. Im komplexen Therapieansatz wird damit der Gefahr einer Übertherapie, aber auch des Unterschätzens der Funktionsstörung durch die Wertung der funktionellen Zusammenhänge entgegengewirkt.

Klinisch bedeutsam sind ebenso sekundäre Funktionsstörungen nach Verletzungen. Die therapeutische Strategie leitet sich unter Einschluss der Analyse der Verletzung und deren Folgen bzw. dem Ergebnis der chirurgisch notwendigen Intervention auf das Rehabilitationsergebnis ab [17]. Das gilt gleichfalls für sekundäre Funktionsstörungen im Zusammenhang mit neurologischen und orthopädischen Krankheitsbildern.

Die Inhalte der Manuellen Medizin sind in der Weiterbildungsordnung für Ärzte geregelt. Beim Erlernen der funktionsmedizinischen Untersuchungs- und Behandlungstechniken ist die Schulung der Sinnesorgane, v. a. des Tastsinns, mit Entwicklung eines Gewebe und Raumgefühls, die unabdingbare Voraussetzung für die spätere erfolgreiche Anwendung der Manuellen Medizin in der Diagnostik und Therapie. Die Möglichkeiten der Manuellen Medizin liegen sowohl in der Diagnostik als auch in der Therapie. In der ärztlichen, fachübergreifenden Tätigkeit in kooperativer Zusammenarbeit mit den Physiotherapeuten als auch den anderen Fachberufen ist die Manuelle Medizin sinnvoll, rational und effektiv.

Literatur

1 Buchmann J et al. (1998) Gezielte manualmedizinische Untersuchung der Kopfgelenke vor, während und nach einer Intubationsnarkose mit vollständiger neuromuskulärer Blockade, Man Med 36:32–36
2 Mense S (1999) Neurobiologische Grundlagen von Muskelschmerz. Schmerz 13:3–17
3 Sandkühler (1993) Körpereigene Schmerzabwehr: Neue Konzepte aus der funktionellen Neuroanatomie, Neurophysiologie, Neurobiologie und Chaosforschung. Schmerz 7:250–261
4 Egle UT, Nickel R (2008) Chronic low back pain as a somatoform pain disorder. Orthopäde 37: 280–284
5 Manchikanti L, Pampati V, Beyer C, Damron K, Barnhill RC (2002) Evaluation of psycho-logical status in chronic low back pain: comparison with general population. Pain Physician 5:440–451
6 Janda V (2000) Manuelle Muskelfunktionsdiagnostik. Urban & Fischer. München, Jena
7 Schildt-Rudloff K (2006) Indikation zur Verordnung von Manueller Therapie. Man Med 44;533–539
8 Schulze B (2004) Die Muskulatur in der Untersuchung und Behandlung aus der sicht der ÄMM, ManMed 42;220–223

9 Neuhuber WL, Bankoul S (1994) Besonderheiten der Innervation des Kopf-Hals-Übergangs. Orthopäde 23:256–261
10 Neuhuber WL, Bankoul S (1994) Das »Halsteil« des Gleichgewichtsapparates. Verbindungen cervicaler Rezeptoren zu Vestibularis-Kernen. Man Med 30:53–57
11 Beyer L (2001) Die Bedeutung des Bindegewebes für die diagnostischen und therapeutischen Ansätze der manuellen Medizin, Man Med 39: 56–57
12 Buchmann J, Arens U, Harke G, Smolenski U (2006) Manualmedizinische Differentialdiagnose der Kopf- und Gesichtschmerzsyndrome. Phys Med Rehab Kuror 17; 334–347
13 Beyer L (2003) Theoretische Grundlagen der Verkettung von Symptomen in der Manuellen Medizin. Man Med 41:268–271
14 Sachse J, Schildt-Rudloff K (2003) Manuelle Medizin, Kursmaterialien der ÄMM Berlin
15 Graf-Baumann T, Ringelstein EB (2004) Qualitätssicherung, Aufklärung und Dokumentation in der Manuellen Medizin. Frankfurter Workshop 4.-5. Juli 2003. Man Med 42; 141–170
16 Niemier K, Ritz W, Seidel W (2007) Funktionelle muskuloskelettale Diagnostik. Evaluierung eines multiprofessionellen Diagnostiksystems für Patienten mit chronischen und chronifizierungsgefährdeten Schmerzen des Bewegungssystems. Man Med 45:123–127
17 Kayser R, Heyde CE (2006) Funktionelle Erkrankungen der oberen Halswirbelsäule unter besonderer Berücksichtigung der Kopfgelenke. Aktueller Stand und klinische Relevanz. Orthopäde 35:306–318

Medizinische Trainingstherapie

Peter Amelung

Schmerzen verursachen eine Schonung und Inaktivität der einzelnen Strukturen oder des Gesamtorganismus. Im Verlauf der Schmerzentstehung und der Manifestation von Schmerzen im Bewegungssystem entstehen sowohl Atrophien als auch Funktionsverluste der Muskulatur. Die motorischen Fähigkeiten (Kraft, Ausdauer, Beweglichkeit, Koordination und Schnelligkeit) verschlechtern sich, eine Verringerung der allgemeinen körperlichen Leistungsfähigkeit stellt sich ein.

Eine rechtzeitige aktive Übungsbehandlung im Rahmen der medizinischen Trainingstherapie reduziert das Auftreten von Anzeichen einer Dekonditionierung bei Schmerzpatienten. Im Stadium ausgeprägter konditioneller Defizite führen Maßnahmen der medizinischen Trainingstherapie zur Wiedererlangung und Verbesserungen von motorischen Fähigkeiten.

Die medizinische Trainingstherapie ist eine ärztlich indizierte bewegungstherapeutische Maßnahme, die mit geeigneten Mitteln des Sports gestörte körperliche, psychische und soziale Funktionen kompensiert, Regeneration fördert, Sekundärschäden vorbeugt und auf gesundheitlich orientiertes Verhalten gerichtet ist. Grundlage der medizinischen Trainingstherapie sind sowohl biologische Gesetzmäßigkeiten als auch pädagogische, psychologische und sozialtherapeutische Verfahren, deren Ziel es ist, eine überdauernde Gesundheitskompetenz zu erzielen. Die Planung und Durchführung der medizinischen Trainingstherapie obliegt einem Fachtherapeuten nach den Grundprinzipien der Trainingslehre, abgewandelt für den kranken Organismus, seiner veränderten Trainierbarkeit und Anpassungsbreite [1, 2, 3].

Das gemeinsame Handeln von Patient und Therapeut bestimmt über Erfolg und Misserfolg trainingstherapeutischer Interventionen. Der Patient steht im Mittelpunkt der Behandlung, die Herangehensweise ist mehrdimensional. Das heißt, neben dem physischen Aspekt gilt es, psychische und psychosoziale Aspekte in die Behandlung zu integrieren. Individuelle körperliche Voraussetzungen bilden die Basis der Therapieplanung. Berufliche und soziale Verhältnisse, kognitive Fähigkeiten und die Motivation stellen weitere wichtige Aspekte dar.

Nicht der Schmerz selbst ist der Ansatzpunkt für die Planung und Durchführung trainingstherapeutischer Verfahren. Zielstellung der medizinischen Trainingstherapie ist, unter Berücksichtigung der vorhandenen Struktur- und Funktionsstörungen die bestehenden Ressourcen des Patienten zu nutzen, um ein höheres Aktivitätsniveau bzw. eine höhere allgemeine Leistungsfähigkeit herauszubilden. Ergebnis der Durchführung trainingstherapeutischer Verfahren ist im engeren Sinne ein Zuwachs von Kraft und Ausdauer, die erweiterte Beweglichkeit sowie die Verbesserung koordinativer Fähigkeiten. Im erweiterten Sinne erwartet man von der trainingstherapeutischen Behandlung auch einen Zuwachs an sozialer Kompetenz.

12.1 Vorbereitung und Planung

Die medizinische Trainingstherapie versteht sich im Rahmen der Schmerztherapie immer im Kontext einer multifunktionellen Therapie. Die Entscheidung darüber, ob und in welchem Anteil neben den bereits aktivierten Therapieverfahren trainingstherapeutische Maßnahmen genutzt werden, obliegt dem Arzt in Zusammenarbeit mit den Mitarbeitern des Behandlungsteams. In der Regel integriert sich die medizinische Trainingstherapie dann in den Therapieprozess, wenn eine aktive Mitarbeit des Patienten gefordert und gefördert werden soll. Ein positiver Therapieerfolg ist auch nur dann zu erwarten, wenn Einstellungen, Motivation und Compliance des Patienten positiv darauf ausgerichtet sind.

Die medizinische Trainingstherapie wird als eine Form der Behandlung definiert, die ausschließlich aus aktiven Übungen ohne manuelle Mitwirkung des Therapeuten besteht. Das beinhaltet sowohl Übungen, die der Patient einzeln und selbstständig durchführt, als auch Übungen, die zusammen mit weiteren Patienten in Gruppen organisiert werden.

Die Planung von Übungen richtet sich nach der gegebenen Indikation und der momentanen physischen und psychischen Leistungsfähigkeit des Patienten. Die medizinische Trainingstherapie ist in ihren Inhalten auf Wachstums-, Lern- und Trainingsprozesse ausgerichtet. Der Ist-Zustand des Patienten bestimmt zu Beginn der Therapie die Auswahl und die Dosierung geeigneter Körperübungen. Eine permanente begleitende Kontrolle des selbstständig trainierenden Patienten sowie die Anpassung der Belastungsvorgaben innerhalb des Therapieverlaufes gehören zu den Aufgaben des Therapeuten.

12.1.1 Indikationen und Kontraindikationen

Die meisten Patienten mit chronischen Schmerzen im Bewegungssystem profitieren von der Durchführung trainingstherapeutischer Maßnahmen.

Indikationen sind funktionelle Defizite bei

- Pathomorphologische Veränderungen der Wirbelsäule (z. B. Spondylolisthesen, Spondylolysen, Bandscheibenerkrankungen)
- Posttraumatischen Störungen
- Postoperativen Veränderungen
- Rheumatischen Erkrankungen
- Stoffwechselerkrankungen und internistische Begleiterkrankungen, sofern keine Kontraindikation vorliegt, sowie
- Funktionellen Störungen des Bewegungssystems (z. B. Instabilität, Hyper- und Hypomobilität)
- Funktionelle Defizite der Extremitäten- und Rumpfmuskulatur (muskulären Dysbalancen)

Eine unzureichende Kooperationsfähigkeit, mangelnde Compliance und Motivation des Patienten sind von Beginn an Kontraindikationen für eine erfolgreiche trainingstherapeutische Behandlung. Neben den psychisch und psychosozial orientierten Kontraindikationen bei Schmerzpatienten sind folgende Erkrankungen als absolute Kontraindikation für die medizinische Trainingstherapie einzuordnen:

- Akute Schmerzsymptomatik
- Schwere internistische Erkrankungen (ggf. Rücksprache mit dem entsprechenden Facharzt)
- Akut operationswürdige Befunde
- Zustand nach abdominaler oder gynäkologischer Operation (bis ca. 4 Monate)
- Ansteckende Krankheiten
- Patient nicht kooperationsfähig

12.1.2 Der Schmerzpatient in der Trainingstherapie

Die Planung der Therapie mit trainingstherapeutischen Inhalten richtet sich nach den spezifischen Voraussetzungen, die der Patient in die Therapie mitbringt. Bei der Vielzahl der Möglichkeiten und der Ansatzpunkte ist eine Standardisierung von Trainingsplänen nur sehr eingeschränkt möglich.

Die spezifische Zielstellung der Arbeit mit Schmerzpatienten orientiert sich an den allgemeinen Trainingszielen der medizinischen Trainingstherapie:

- Wiedererlangung der körperlichen und psychischen Leistungsfähigkeit
- Beschleunigung des Gesundungsprozesses
- Erweiterung der individuellen Handlungskompetenz
- Verbesserung der Körperwahrnehmung [4]

Der Schmerzpatient braucht klar formulierte Ziele, die sich in Teilzielen definieren. Teilziele sind

- Kognitive Ziele
- Motorische Ziele
- Affektive Ziele

Patient und Therapeut legen gemeinsam das individuell abgestimmte Therapieziel fest. Die notwendigen Informationen zur Definition des Zieles erhält der Therapeut aus dem Behandlungsteam und durch Befragung des Patienten während des Erstkontaktes. Wünsche, individuelle Neigungen, Erwartungen sowie Erfahrungen und Fähigkeiten des Patienten gehen in den Therapieplan ebenso ein, wie vom Therapeuten entsprechend der Indikation und Diagnose ausgewählte Übungen und Übungsfolgen.

Vorrangiges Ziel der Therapie ist der Erwerb einer individuellen Handlungskompetenz. Diesem Ziel ordnen sich alle anderen Ziele unter. Über eine Gewichtung der Teilziele wird oft erst im Therapieverlauf entschieden.

Die Vermittlung von Kenntnissen und Zusammenhängen wird durch die kognitiven Ziele beschrieben. Die medizinische Trainingstherapie ermöglicht dem Patienten, erworbenes Wissen auch zu »erleben« und Verständnis für das komplexe Geschehen aufzubringen. Die Schulung der inneren und äußeren Wahrnehmung, das Erlernen von Strategien zur Stressbewältigung und die Entwicklung eines Gefühls der Selbstverantwortung sind integraler Bestandteil des Trainingsprogramms in der medizinischen Trainingstherapie. Eine enge Zusammenarbeit des Behandlungsteams muss gegeben sein, um auftretende Reaktionen beim Patienten richtig zu werten und den Therapieerfolg nicht zu gefährden. Die pädagogisch-psychologische Führung des Patienten ist u. a. entscheidend für die Qualität der trainingstherapeutischen Behandlung.

Die motorischen Ziele orientieren sich an den Fähigkeiten und Fertigkeiten sowie an den vorhandenen Ressourcen des Patienten. Funktions- und leistungsdiagnostische Verfahren (▶ Kap. 7) unterstützen den Sporttherapeuten bei der Festlegung spezifischer Ziele. Die motorischen Ziele sind der Behandlungsstrategie unbedingt unterzuordnen, um den komplexen Behandlungsansatz nicht zu gefährden.

In den affektiven Zielen finden sich Motivationsaspekte, kooperatives Verhalten und Möglichkeiten der psychischen Entspannung durch Bewegung wieder.

12.2 Entwicklung motorischer Fähigkeiten bei Schmerzpatienten

12.2.1 Ausdauertraining

Ausdauer ist die Fähigkeit, Belastungen über einen langen Zeitraum aufrechtzuerhalten. Synonym kann das Wort »Ermüdungswiderstandsfähigkeit« genutzt werden. Man unterscheidet im Training:
- Lokale und allgemeine Ausdauer (nach dem Anteil der beteiligten Muskulatur)
- Aerobe und anaerobe Ausdauer (nach der Art der Energiebereitstellung)
- Statische und dynamische Ausdauer (nach der Art der Muskelarbeit) [5, 6]

Der Erhalt bzw. die Entwicklung der Ausdauerleistungsfähigkeit ist grundlegender Bestandteil der Therapie von Schmerzpatienten. Bewegungsvermeidung, schmerzbedingte Einschränkungen und

vegetative Dysregulation haben Einfluss auf die allgemeine Leistungsfähigkeit des Patienten. Kontroverse Diskussionen werden über die Stärke des Einflusses geführt. Gehen einige Autoren von Defiziten der Ausdauerleitungsfähigkeit aus, so sehen andere keine Unterschiede zwischen Schmerzpatienten und gesunden Personen [7, 8, 9]. In eigenen Untersuchungen wurden Anzeichen einer kardiopulmonalen Dekonditionierung bei chronischen Schmerzpatienten gefunden [10, 11, 12].

Aerobes Ausdauertraining übt einen positiven Einfluss auf die Schmerzsymptomatik aus. Dabei wirken sich verschiedene Formen des Ausdauertrainings nicht nur positiv auf das Herz-Kreislauf-System bei Schmerzpatienten aus, sondern greifen in die Regulationsmechanismen des vegetativen Nervensystems ein und verbessern das Allgemeinbefinden merklich [13, 14].

Das Ausdauertraining bildet eine gute Basis für den Therapie- und Trainingsprozess. Das Training der Ausdauerleistungsfähigkeit erhöht die allgemeine Belastungsverträglichkeit und Trainierbarkeit des Patienten, führt zur Stärkung des Immunsystems und beschleunigt den Ablauf regenerativer Prozesse im Organismus. Im Ergebnis dessen stellt sich eine höhere Ermüdungsresistenz gegenüber höheren Belastungen ein [4].

Bereits zu Beginn der Therapie kann niedrig dosiertes Ausdauertraining in geeigneter Form dazu beitragen, die Einstellung vegetativer Regulationsmechanismen zu beschleunigen. Die Bestimmung der exakten Belastung des Patienten erfolgt auf der Grundlage funktionsdiagnostischer Untersuchungen und interner Faktoren, die das subjektive Belastungs- und Beanspruchungsgefühl des Patienten berücksichtigen [15]. Aufgrund schneller Adaptationsvorgänge des Herz-Kreislauf-Systems ist eine die Therapie begleitende Diagnostik sinnvoll. Bei Ausschluss von Komorbiditäten kardiovaskulärer Symptomatik genügt in diesem Fall die Dokumentation über Ruhe-, Belastungs- und Erholungsfrequenzen des Herzens sowie an die Borg-Skala angelehnte Einschätzungen zur subjektiv empfundenen Belastungsintensität und Belastungsverträglichkeit. Letzteres erfolgt über eine Skala von 1–20 (von kaum spürbarer Belastung bis sehr, sehr anstrengend), die das Anstrengungsempfinden des Patienten subjektiv widerspiegelt [16,

17]. Die Dokumentation der externen Vorgaben, wie Belastungsintensität (Leistung, Geschwindigkeit, Widerstand) und Umfang (Dauer, Anzahl von Wiederholungen), versteht sich von selbst.

Die für den Patienten geeignete Form des Ausdauertrainings hängt von den individuellen Voraussetzungen und Interessen des Patienten selbst sowie von den therapeutischen Möglichkeiten ab. Bewegungsformen im Freien (Wandern, Walken, Laufen etc.), im Wasser (Schwimmen, Aquajogging etc.) und im Therapiebereich (Ergometertraining, Kraftausdauertraining) können in die Auswahl einbezogen werden. Die persönlichen Neigungen des Patienten und die körperlichen Voraussetzungen sollten bei der Auswahl der geeigneten Form des Ausdauertrainings anfangs vordergründig beachtet werden, um affektive Ziele der Therapie (Motivation, Kooperationsfähigkeit) nicht zu gefährden. Im Verlaufe der Therapie sind je nach Möglichkeit und Therapiefortschritt weitere Trainingsformen aufzunehmen. Übungsformen im Freien sind Trainingsmethoden im geschlossenen Therapiebereich beim Ausdauertraining vorzuziehen. Für viele Schmerzpatienten trägt das Training im Freien besser dazu bei, therapeutische Inhalte für sich selbst aufzunehmen und für die Selbstbehandlung später zu nutzen. Das Üben in der Gruppe fördert die allgemeine Motivation und trägt zum besseren Verständnis für das Krankheitsbild bei. Zudem wirken klimaphysiologische Aspekte, die sich positiv auf die vegetative Regulation auswirken.

Neben dem Training im Freien ist in der Frühphase der Behandlung die Nutzung eines stationären Ergometers sinnvoll. Vorzugsweise ist die Nutzung eines Fahrrad-, Sitz- oder Liegeergometers zu empfehlen. Gute Alternativen stellen das Oberkörperergometer und das Laufband dar. Die Entscheidung, welches der Ergometer genutzt wird, ist abhängig von der Schmerzsymptomatik und individuellen Bedürfnissen des Patienten. Auf die Nutzung von Steppern und Crosstrainern sollte anfangs verzichtet werden, auch wenn sie dem Patienten bekannt sind. Der hier notwendige hohe Anspruch an die Koordination und Haltungsstabilität kann sich kontraproduktiv auf noch laufende Behandlungsschritte auswirken.

Die Intensitätssteuerung im Ausdauertraining lässt sich am besten auf dem Fahrrad-, Sitz- oder Liegeergometer reproduzieren. Im Gegensatz zum Laufbandtraining kann hier die Rumpflast des Patienten vernachlässigt werden. Die von Karvonen et al. [18] entwickelte und von Lagerstrøm/Graf [19] in der Trainingslehre verbreitete Formel kann zur Bestimmung der Trainingsherzfrequenz kardiopulmonal Gesunder genutzt werden:

Radfahren/Rudern

$$THF = RHF + [(220 - LA) - RHF] \times X$$

Laufen/Walken

$$THF = RHF + [(220 - 3/4\,LA) - RHF] \times X$$

THF = Trainingsherzfrequenz
RHF = Ruheherzfrequenz
X = Intensität der Belastung in Prozent
LA = Lebensalter

Um ein Gefühl für die richtige Belastung aufzubauen, sollte man Patienten den Gebrauch einer sog. Pulsuhr für das eigenständige Training empfehlen.

Empfehlungen für das individuelle Training in Abhängigkeit des jeweiligen Trainingszustandes zeigt ◘ Tab. 12.1 [20].

Auch wenn einige Schmerzpatienten sportlich ambitioniert sind, muss am Anfang der Therapie davon ausgegangen werden, dass es sich um untrainierte bzw. mäßig trainierte Patienten handelt. Trainieren Hochleistungssportler mit einer Belastungsintensität von bis zu 80% ihrer maximalen Leistung, so sollten Schmerzpatienten vergleichsweise nur bis etwa 65% ihrer maximalen Ausdauerleistungsfähigkeit im Training erreichen. Die Nutzung aerober Energiebereitstellungsprozesse wirkt sich dabei positiv auf die vegetativen Regulationsmechanismen aus. Innerhalb des Trainingsprozesses kann es zu Anpassungen an höhere Belastungsintensitäten kommen, wenn es die Schmerzsymptomatik zulässt.

Die Wahl der Trainingsmethode im Ausdauertraining ist von den individuellen Voraussetzungen des Patienten abhängig. Zur Auswahl stehen:
– Dauermethode
– Intensive und extensive Intervallmethode

Bei der Dauermethode wirkt ein ununterbrochener Trainingsreiz über eine festgelegte Strecke oder Zeit. Je nach Intensität können sowohl aerobe als auch anaerobe Energiebereitstellungsprozesse wirksam werden. Eine Erholung erfolgt erst nach Abschluss der Belastung.

▢ Tabelle 12.1 Individuelle Belastungsintensität beim Ausdauertraining – Orientierungswerte

Belastungsintensität Trainingszustand	Ca. 60%	Ca. 60–65%	Ca. 65–70%	Ca. 70–75%	Ca. 75–80%
Kein Training	×				
Unregelmäßiges Training		×			
Regelmäßiges Training			×		
Leistungsorientiertes Training				×	
Hochleistungstraining					×

Dagegen wird die Intervallmethode trainingsmethodisch als ein Wechsel zwischen Belastung und Erholung definiert. Bezüglich der maximalen Leistungsfähigkeit des Patienten werden hier kurzzeitig höhere Belastungsintensitäten angestrebt, um vorrangig anerobe Prozesse der Energiebereitstellung zu aktivieren.

Zu Beginn der Therapie werden abgeleitete Formen der extensiven Intervallmethode genutzt. Es geht hier jedoch nicht darum, den Patienten im Wechsel der aeroben und anaeroben Energiebereitstellungsprozesse zu trainieren. Dieses wäre kontraproduktiv zur Zielstellung, vegetative Regulationsprozesse zu optimieren. Der Wechsel zwischen geringen, nur wenig spürbaren und entsprechend dem Trainingszustand angepassten Belastungsintensitäten schafft eine gute Grundlage für die Akzeptanz der sportlichen Betätigung. Bei positiver Resonanz des Patienten ist eine zügige Belastungssteigerung möglich. Optimal ist ein schneller Übergang des Ausdauertrainings in die Dauermethode. Ziel ist es, den Patienten zu befähigen, täglich 15–20 min oder wöchentlich 3-mal 40–60 min ein Ausdauertraining durchzuführen. Erst dann stellen sich ausdauerspezifische Adaptationen im Organismus ein [22].

12.2.2 Krafttraining

Kraft im physiologisch-trainingswissenschaftlichen Sinne ist die körperliche Fähigkeit, mit Hilfe der Skelettmuskulatur einen definierten Widerstand ein- oder mehrmals zu überwinden.

Das Krafttraining von Patienten mit generalisierten und/oder chronischen Schmerzsyndromen ist äußerst sensibel zu planen. Die Neigung zu Muskelschmerzen und Muskelverspannungen lässt nur ein sehr differenziertes Training zu. Undifferenzierte Kraftübungen können bestehende Symptome verschlimmern [22]. Gezieltes und dosiertes Krafttraining zeigt dagegen positive Wirkungen bezüglich auftretender Schmerzintensität und Schmerzhäufigkeit [23, 24].

Therapieinhalt ist ein allgemeines Kraftausdauertraining sowie ein auf Harmonisierung der muskulären Balance orientiertes Maximalkrafttraining. Übergreifendes Ziel ist die optimale Haltungsregulation und Bewegungsausführung im Alltags- und Freizeitbereich. Voraussetzung dafür ist eine gute Trainierbarkeit der Muskulatur. Verkürzungen und Verspannungen müssen in geeigneter Weise vor dem Krafttraining beseitigt bzw. abgeschwächt werden. Schmerzende Muskeln sollten im Training nicht unmittelbar belastet werden, um Funktionsstörungen von Muskeln und Muskelketten nicht zusätzlich zu provozieren [25].

Kleinräumige Bewegungen mit geringem bis submaximalem Krafteinsatz bewirken eine Rekrutierung von kleinen motorischen Einheiten. Im Sinne der Haltungsregulation und der Haltungsstabilität sind es die ST-Fasern (»slow twitch fibres«) der Muskulatur, die auf diese Weise hinreichend gut trainiert und koordiniert werden. ST-Fasern sind in der Überzahl in der tonischen Muskulatur zu finden, die u. a. die Tiefenstabilisierung der Wirbelsäule beeinflussen. FT-Fasern (»fast twitch fibres«) werden bei höheren Kraftleistungen zur Unterstützung der ST-Fasern zugeschaltet.

Maximalkrafttraining führt bei untrainierten Patienten zu einer schnellen neuromuskulären Anpassung in der Skelettmuskulatur. Eine verbesserte intramuskuläre Koordination der Muskelfasern optimiert die Rekrutierungsmuster und erreicht somit einen zügigen Kraftzuwachs in den ersten Trainingseinheiten. Höhere Reizsetzung in Belastungsintensität und Belastungsumfang führen später auch zu morphologischen Veränderungen in der Skelettmuskulatur. Die Kraftausdauer ist abhängig von der Maximalkraft des Muskels. Entscheidend sind außerdem seine Faserzusammensetzung, die Art und Menge der Energiebereitstellung sowie die Laktattoleranz [4].

Voraussetzung eines optimierten Krafttrainingsprogrammes sind eine hinreichend gute Muskelfunktionsdiagnostik sowie die Anwendung von Krafteingangstests (▸ Kap. 7). Die Muskelfunktionsdiagnostik definiert mögliche Muskeldysbalancen und Störungen in den Muskelketten. Krafteingangstests bilden die Grundlage für die direkte Trainingsplanung des patientenorientierten Krafttrainings.

Das Krafttraining kann nach dem »Fünf-Stufen-Modell« [30] durchgeführt werden (◨ Tab. 12.2, [31]). Das Modell verfolgt einen hierarchischen Aufbau. Die Reihenfolge der Stufen ist unbedingt einzuhalten. Es ist jedoch nicht notwendig, jeweils eine der Stufen abzuschließen, bevor eine nächste beginnt. Eine Überschneidung ist möglich, sofern der Patient die jeweiligen Ziele grundlegend erreicht hat.

Bei der Auswahl der Trainingsmittel stehen vielfältige Formen bereit. Neben medizinischen Trainingsgeräten kann auf eine Vielzahl von einfachen Übungsgeräten und nicht zuletzt auf das eigene Körpergewicht in verschiedenen Ausgangspositionen zur Schwerkraftwirkung zurückgegriffen werden.

In Stufe I und II des »Fünf-Stufen-Modells« werden Übungen mit dem eigenen Körpergewicht sowie mit Übungsgeräten, die die Innervation von motorischen Einheiten fördern, bevorzugt. Die medizinische Trainingstherapie ergänzt in den Stufen I und II die krankengymnastische Übungsbehandlung. Das vollständige Ersetzen des krankengymnastischen Behandlungsanteils wird erst in den Stufen IV und V angestrebt.

Stabilisierungs- und Innervationsübungen bilden die Grundlage für das geplante Krafttraining. Der Patient soll mit der Regel konfrontiert werden, Muskulatur von innen nach außen zu trainieren. Erfahrungsgemäß bedeutet das für aktive Patienten meist ein Umdenken bezüglich ihnen bekannter Trainingsformen. Körperübungen aus dem krankengymnastischen Repertoire werden in höherem Umfang in das Trainingsprogramm integriert, um die tiefenstabilisierenden Muskeln ausreichend zu kräftigen, bevor über weiträumige Bewegungen in medizinischen Trainingsgeräten auch die oberflächliche Muskulatur aktiviert wird. Viele dieser Übungen sollten dem Patienten so vermittelt werden, dass sie als Eigenübungen im selbstständigen häuslichen Training ständig abrufbar sind.

Zur Innervationsschulung der Muskulatur können insbesondere auch Trainingsgeräte genutzt werden, die Schwingungen oder Vibrationen auf den Körper übertragen bzw. von außen verstärkt die tonische Muskulatur aktivieren. Besonders effektiv sind dabei Übungsgeräte, die eine bewusste Mitarbeit des Patienten provozieren und damit gleichzeitig Koordinations- und Krafttraining verbinden (z. B. Posturomed, Torsiomed, Therapiekreisel, Propriomed, »body blade«) Weiterhin bieten sich in dieser Phase vor allem Latexzugbänder, Kleinhanteln oder Kabelzuggeräte mit geringen Widerständen an. In allen Übungen ist auf einen koordinierten Einsatz der Muskulatur in den Bewegungsketten zu achten.

Im Ergebnis der grundlegenden Stabilisierungsübungen entscheidet der Therapeut über das Training des Patienten in medizinischen Trainingsgeräten. Die Vielzahl medizinischer Trainingsgeräte unterschiedlicher Anbieter lässt Bewegungen vorrangig in einer, einige auch in mehr als einer Bewegungsebene zu. Weiterhin sind Übungsformen in offenen und geschlossenen Bewegungsketten möglich. Für alle Varianten besteht jedoch die Regel, dass auch bei gut vorbereitetem Training das innervationsschulende Üben zu Beginn den Vorrang hat. Erst bei korrekter Bewegungsausführung

⬛ **Tabelle 12.2** Ziel- und Inhaltsdefinition des »Fünf-Stufen-Modells«

Stufe	Ziele	Inhalte
I Sensomotorik	– Bahnung/Wiederaufbau des afferenten Sets (Aktivierung des afferenten Schenkels von Halte- und Bewegungsreflexen) – Stimulierung verloren gegangener Bewegungsmuster – Verbesserung der intermuskulären Koordination – Verbesserte Informationsweiterleitung aus der Peripherie (Propriozeption) – Wahrnehmungsschulung – Koordinationstraining	– Training unterhalb der regulären Anpassungsschwelle für biologische Reize – Trainingsintensität <30% der Maximalkraft
II Stoffwechsel	– Verbesserung des intrazellulären Sauerstoffangebotes pro Zeiteinheit – Erhöhung der Kapazität des mitochondrialen Stoffwechsels – Vergrößerung des lokalen Kohlehydratdepots – Verbesserung der Qualität der Stoffwechselvorgänge und der Koordination	– Training mit etwa 30–40% der Maximalkraft – 20–40 Wiederholungen – 1–6 Serien
III Muskelaufbau	– Erreichen einer Hypertrophie der Muskulatur – Beseitigung der durch verminderte Reizwirkung entstandenen Atrophie	– Training mit etwa 40–70% der Maximalkraft – 8–15 Wiederholungen – 2–6 Serien
IV Muskelaufbau	– Einfügung der in Stufe III erhöhten Muskelmasse in den aktiven Prozess der Kraftentwicklung – Ökonomisierung der Muskelarbeit	– Training mit 75–100% der Maximalkraft – 1–6 Wiederholungen – 3–6 Serien
V Allgemeines Training	– Einsetzen der erworbenen Kraftfähigkeiten in das Freizeit- und Alltagsverhalten	– Trainingsintensität >30% der Maximalkraft – Vielfältige Bewegungen mit Widerstands- und Geschwindigkeitsvariationen

und guter Haltungsstabilität kann in den medizinischen Trainingsgeräten mit der Orientierung Maximalkrafttraining geübt werden.

12.2.3 Training von Flexibilität

Flexibilität oder Beweglichkeit ist die Fähigkeit, eine Bewegung mit der optimalen Schwingungsamplitude aller beteiligten Gelenke willkürlich auszuführen.

Sie ist abhängig von Geschlecht, Alter, Muskelmasse, Gelenkanatomie und -morphologie sowie der Dehnfähigkeit von Muskeln, Sehnen, Haut, Bändern und Gelenkkapsel. Die Flexibilität kann sowohl von äußeren Faktoren, wie Tageszeit und Umgebungstemperatur, als auch von der besonderen Spezifik des Patienten, Trainingszustand, Grad der Erwärmung der Muskulatur und muskuläre Ermüdung, begrenzt werden. Inaktivität, Immobilisation und morphologisch begründete Einschränkungen der »normalen« Gelenkbeweglichkeit führen zum Flexibilitätsverlust.

Das Flexibilitätstraining ist Bestandteil des Muskeltrainings in der Therapie. Es dient beim Training mit Schmerzpatienten der

- Optimierung der Gelenkfunktion
- Verbesserung der Muskelfunktion
- Korrektur muskulärer Dysbalancen
- Reduzierung von Schmerzen aufgrund muskulären Hypertonus
- Ökonomisierung von Bewegungsabläufen

Flexibilitätstraining ist in den gesamten Trainingsprozess zu integrieren. Während der allgemeinen Erwärmung dienen Lockerungsübungen dem Aufwärmen muskulärer Strukturen sowie der Förderung von Stoffwechselvorgängen in der Muskulatur. Ergänzend zu den Lockerungsübungen können Dehnungsübungen eingesetzt werden. Knebel [32] beschreibt vielfältige Wirkungen von Dehnungsübungen, u. a.:

- Beseitigung von Muskeldysbalancen
- Verlängerung verkürzter Muskeln
- Abnahme der Muskelspannung
- Verbesserung der Entspannungsfähigkeit
- Reduzierung der EMG-Aktivität
- Verbesserung der Regenerationsfähigkeit
- Verhinderung und Linderung von Muskelverletzungen einschließlich Muskelkater

Wichtig sind die gleichzeitige Kräftigung der Antagonisten sowie die Behandlung der limitierenden Faktoren im Gelenk.

Welche Dehnübungen im Training mit Schmerzpatienten angewandt wird, ist nicht entscheidend. Dynamische Dehnübungen stehen statischen Dehnübungen gleichberechtigt gegenüber. Techniken der postisometrischen Relaxation und des dynamischen Dehnens besitzen einen geringen Vorsprung in Sachen Effektivität und Dauerhaftigkeit [36, 37]. Statische Dehnübungen wirken eher wahrnehmungsorientiert. Entscheidend sind die Verträglichkeit für den Patienten sowie die morphologischen Voraussetzungen.

Patienten mit ausgeprägten Hypermobilitäten sollten Dehnungsübungen nur sehr sparsam oder überhaupt nicht durchführen. Untersuchungen belegen, dass selbstständige aktive Dehnübungen effektiver als passive durch den Therapeuten durchgeführte Dehntechniken sind [38].

12.2.4 Koordinationstraining

Koordination ist das organisierte Zusammenwirken von Zentralnervensystem und Skelettmuskulatur zur Aufrechterhaltung des Gleichgewichts und innerhalb eines gezielten Bewegungsablaufes [6]. Sie ist in ein System eingebunden, das sich aus den Komponenten Kognition, Motivation, Kondition und Konstitution zusammensetzt [39].

Aus sportmethodischer Sicht gehören zu den grundlegenden koordinativen Fähigkeiten nach Hirtz [40]:

- Orientierungsfähigkeit
- Differenzierungsfähigkeit
- Gleichgewichtsfähigkeit
- Rhythmisierungsfähigkeit
- Reaktionsfähigkeit

Aufgabe des Koordinationstrainings in der medizinischen Trainingstherapie ist der Alltagstransfer koordinativ ausgerichteter Übungen und Inhalte krankengymnastischer Behandlung, insbesondere die Schulung der posturalen und dynamischen Balance.

Die Koordination bildet die Grundlage für die Umsetzung der konditionellen Fähigkeiten Kraft, Beweglichkeit, Ausdauer und Schnelligkeit. Die präzise Interaktion der Muskulatur in Muskelketten sowie im Zusammenspiel von Agonisten und Antagonisten lässt dann Bewegungen ökonomischer und harmonischer ablaufen.

Das sensomotorische Training bildet die Grundlage für das Koordinationstraining. Koordinierte Bewegungen können nur dann gut und richtig ausgeführt werden, wenn die Wahrnehmung über die sensorischen Systeme hinreichend gut funktioniert. Schmerzen stören diese Systeme, was dazu führt, dass nicht genügend oder gestörte Afferenzmuster aus der Peripherie eintreffen und somit eine veränderte Umsetzung innerhalb der

Reflexmechanismen als Efferenz erfolgt. Da diese Reflexmuster auf Rückenmark- bzw. Hirnstammebene funktionieren, werden sie nicht sofort bewusst wahrgenommen und manifestieren sich außerhalb der motorischen Zentren des Kleinhirns im Rückenmark.

Das heißt, der Patient muss zu Beginn des Trainings lernen, seine Haltung wahrzunehmen und Fehlhaltungen rechtzeitig bewusst zu korrigieren. Die Kontrolle durch den Therapeuten, korrigierende Hinweise und ein geeignetes Biofeedback (Spiegel, Video, EMG, isokinetische Diagnosegeräte etc.) unterstützen den Patienten in seinem selbstständigen aktiven Üben mit und an Trainingsgeräten. Bei guter Wahrnehmung und bewusster Eigenkontrolle von Bewegungsabläufen wird der Patient schnell in der Lage sein, von einfachen zu komplizierten Bewegungsabläufen überzugehen sowie den Schritt vom Leichten zum Schweren zu gehen. Diese didaktischen Prinzipien sind aber nur dann umzusetzen, wenn dem Schmerzpatient ermöglicht wird, sich bewusst auf diese Aufgaben zu konzentrieren. Die Entscheidung, wann der Patient dazu in der Lage ist, muss vom gesamten Behandlerteam getroffen werden. Ein zu zeitiger Beginn oder eine zu schnelle Steigerung der Belastungsanforderungen wirkt sich negativ auf den Behandlungserfolg aus.

Literatur

1 Scheibe J (Hrsg) (1994) Sport als Therapie. Ullstein Mosby, Berlin/Wiesbaden
2 Bös K, Wydra G, Karisch G (1992) Gesundheitsförderung durch Bewegung, Spiel und Sport. Perimed Fachbuch-Verlagsgesellschaft
3 Schüle K, Huber G (2000) Grundlagen der Sporttherapie. Urban & Fischer
4 Froböse I, Nellessen G, Wilke C (Hrsg) (2003) Training in der Therapie. Urban & Fischer, Berlin/München
5 Hollmann W, Hettinger T (2000) Sportmedizin: Grundlagen für Arbeit, Training und Präventivmedizin. Schattauer
6 Spring H, Dvorák J, Dvorák V, Schneider W, Tritschler T, Villiger B (1997) Theorie und Praxis der Trainingstherapie. Thieme
7 Protas EJ (1996) Aerobic exercise in the rehabilitation of individuals with chronic low back pain: A review. Critical Reviews in Physical and Rehabilitation Medicine 8; 283–295
8 Smeets RJ, Wade D; Hidding A, van Leeuwen PJ, Vlaeven JW, Knottnerus JA (2006) The association of physical deconditioning and chronic low back pain: a hypothesis-oriented systematic review. Disability Rehabilitation 11(28), 673–693
9 Bousema EJ, Verbunt JA, Seelen HA, Knottnerus JA (2007) Disuse an physical deconditioning in the first year after onset of back pain. Pain 3(130), 201–202
10 Trunz E (2001) IPN-Test - Ausdauertest für den Fitness- und Gesundheitssport. Institut für Prävention und Nachsorge Köln
11 Lagerstrøm D, Trunz E (1997) IPN-Ausdauertest. Gesundheitssport und Sporttherapie. Sport Consult Waldenburg
12 Niemier K, Amelung P, Satory S, Ritz W, Seidel W (2007) Kardio-pulmonale Dekonditionierung von Patienten mit chronischen Schmerzen des Bewegungssystems. Physikalische Medizin Rehabilitationsmedizin Kurortmedizin 17, 209–214
13 Smeets RJ, van Geel AC, Kester AD, Knottnerus JA (2007) Physical capacity tasks in chronic low back pain: what is the contributing role of cardiovascular capacity, pain and psychological factors? Disability Rehabilitation 7(29), 577–586
14 Meiworm L, Strass D, Jakob E, Walker UA, Bührle M, Peter HH, Keul J (2000) Die Auswirkung eines aeroben Ausdauertrainings auf Schmerzsymptomatik und Allgemeinbefinden bei Patienten mit Fibromyalgie. Krankengymnastik 52, 476–482
15 Schüle K, Huber G (2000) Grundlagen der Sporttherapie, Prävention und Therapie. Urban & Fischer, Berlin/München
16 Borg GA (1982) Psychophysical bases of perceived exertion. Medicine and Science in Sports and Exercise. 14, 377–381
17 Löllgen H (2004) Das Anstrengungsempfinden (RPE, Borg-Skala). Deutsche Zeitschrift für Sportmedizin 11(55), 299–300
18 Karvonen MJ, Kentala E, Mustala O (1957) The effects of training on heart rate. Annales Medicinae experimentalis et biologiae fenniae. 35; 307–315
19 Lagerstrøm D, Graf J (1986) Die richtige Trainingspulsfrequenz beim Ausdauersport. Zeitschrift Herz, Sport und Gesundheit. 3, 21
20 Lagerstrøm D (1995) Ausdauertraining. Echo Verlag Köln
21 Badtke G (Hrsg) (2002) Lehrbuch der Sportmedizin. UTB, Stuttgart
22 Felde E, Novotny U (2002) Schmerzkrankheit Fibromyalgie. Trias, Stuttgart
23 Köstermeyer G, Abu-Omar K, Rütten A (2005) Rückenkraft, Fitness und körperliche Aktivität - Risiko oder Schutz vor Rückenbeschwerden? Deutsche Zeitschrift für Sportmedizin 2(52), 45–49
24 Goebel S, Stephan A, Freiwald J (2005) Krafttraining bei chronisch lumbalen Rückenschmerzen. Deutsche Zeitschrift für Sportmedizin 11(56), 388–392

25 Lewit K. (2007) Manuelle Medizin bei Funktionsstörungen des Bewegungsapparates. Urban & Fischer, Berlin/
München

26 Hildebrandt J et al. (2003) Göttinger Rücken-Intensiv-
Programm (GRIP) – Das Manual. congress compact
verlag Berlin

27 McNeill T, Warwick D, Andersson G, Schultz A (1980)
Trunk strengths in attempted flexion, extension, and
lateral bending in healthy subjects and patients with
low-back disorders. Spine 1980; 6(5), 529–538

28 Smidt G, Herring T, Amundsen L, Rogers M, Russell A,
Lehmann T (1983) Assessment of abdominal an back
extensor function. A quantitative approach and results
for chronic low-back patients. Spine 2(8), 211–219

29 Amelung P, Seidel W (2005) Die instrumentierte Ganganalyse im Rahmen eines manualmedizinisch orientierten Diagnostik- und Therapiesettings im Krankenhaus
bei Patienten mit Schmerzerkrankungen des Bewegungssystems. Manuelle Medizin 6(43), 404–413

30 Froböse I, Lagerstrøm D (1991) Muskeltraining in Prävention und Rehabilitation nach modernen trainings-
wissenschaftlichen Pronzipien Teil 1 und 2. Gesundheitssport und Sporttherapie 1 (7), 12–13 und 2 (7), 9–11

31 Fröböse I, Fiehn R (2002) Muskeltraining in der Therapie.
In: Froböse I, Nellessen G, Wilke C. Training in der Therapie. Urban & Fischer, München Jena

32 Knebel KP (1985) Funktionsgymnastik. Rowohlt, Reinbek

33 Freiwald J, Engelhardt M (1999) Aspekte der Trainings-
und Bewegungslehre neuromuskulärer Dysbalancen.
Gesundheitssport und Sporttherapie 15, 5–12 / 46–50

34 Wiemann K (1991) Beeinflussung muskulärer Parameter
durch ein zehnwöchiges Dehnungstraining. Sportwis-
senschaft 21, 295–305

35 Wiemann K, Leisner S (1996) Haben Turner längere
Muskeln? TW Sport+Medizin 8, 103–108

36 Wydra G, Bös K, Karisch G (1991) Zur Effektivität verschiedener Dehntechniken. Deutsche Zeitschrift für
Sportmedizin 42, 386–400

37 Wydra G, Glück S, Roemer K (1999) Kurzfritige Effekte
verschiedener singulärer Muskeldehnungen. Deutsche
Zeitschrift für Sportmedizin 50, 10–16

38 Glück S, Schwarz M, Hoffmann U, Wydra G (2002) Be-
wegungsreichweite, Zugkraft und Muskelaktivität bei
eigen- und fremdregulierter Dehnung. Deutsche Zeitschrift für Sportmedizin 53, 66–71

39 Hirtz P (1995) Koordinationstraining gleich Techniktrai-
ning? In: Krug J, Minow HJ (Hrsg.) Sportliche Leistung
und Training. Sankt Augustin. Academia Verlag, 202–210

40 Hirtz P (1985) Koordinative Fähigkeiten im Schulsport.
Berlin, Volk und Wissen

41 Wilke C, Froböse I (2002) Sensomotorisches Training in
der Therapie. In: Froböse I, Nellesen G, Wilke C. Training
in der Therapie. Urban & Fischer

Ergotherapie

Volker Liefring

Der Begriff »Ergotherapie« stammt vom griechischen Wort »ergon« ab, welches soviel wie Tätigkeit, Werk, Verrichtung oder Verfahren bedeutet. Der englischsprachige Ausdruck »occupational therapy« betont den Aspekt des gezielten Arbeitstrainings für die berufliche Reintegration.

Ziel der Ergotherapie ist die Wiederherstellung gestörter Funktionen für eine möglichst selbständige Ausführung der Alltagsmotorik, Freizeitaktivitäten und Berufstätigkeit.

Wenn bei chronischen Schmerzen oder dauerhaften Behinderungen eine Wiederherstellung nicht vollständig möglich ist, kommt eine Hilfsmittelversorgung bzw. ein Kompensationstraining infrage, um eine größtmögliche Teilhabe des Patienten in Familie, Beruf und Gesellschaft zu ermöglichen.

Folgende Methoden der Ergotherapie werden bei chronischen Schmerzpatienten angewendet:
- Wahrnehmungstraining
- Funktionstraining
- Hilfsmittelversorgung
- Arbeitstraining und Arbeitsplatzgestaltung
- Gestaltungstherapie

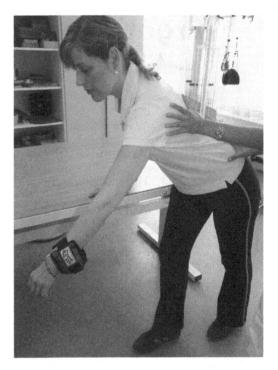

⬛ Abb. 13.1.   Pendelübung nach Poelchen bei einer Patientin nach proximaler Humerusfraktur

13.1   Wahrnehmungstraining

Ziel ist eine Wiedererlangung verloren gegangener sensorischer Fähigkeiten der Oberflächen- und Tiefensensibilität und eine Änderung des sensorischen Input im Großhirn.

Zur Anwendungen kommen Kies- und verschiedene Materialbäder sowie Paraffinbehandlungen für die Hände. Durch die langsame und erst passive, später aktive Gestaltung dieses Trainings gelingt eine allgemeine Beruhigung, Konzentration auf eigene Körpervorgänge und Abbau von bestehendem Leistungsdruck.

Für CRPS-Patienten kann die Spiegeltherapie zur sensomotorischen Reintegration genutzt werden.

13.2   Funktionstraining

Im Funktionstraining werden aus der Alltagsmotorik entlehnte funktionelle Bewegungsübungen u. a.

mittels Therapiekneten durchgeführt. Diese werden dann im AdL-Bereich (»activity of daily life«) fortgesetzt mit Alltagsübungen aus dem häuslichen Bereich, wie z. B. das Bewegen von Alltagsgegenständen, Einräumen eines Regals, einer Waschmaschine, Benutzung von Badewanne oder WC (⬛ Abb. 13.1 und 13.2).

Diese Übungen können unterstützt werden durch Hilfsmittel, wie z. B. eine Schulterwaage.

Bei Rückenschmerzen geht es um die Vermittlung rückenschonender Hebe- und Tragetechniken.

In der Physiotherapie entwickelte Behandlungstechniken wie propriozeptive neuromuskuläre Fazilitation (PNF), funktionelle Bewegungslehre nach Klein-Vogelbach oder Affolter ergänzen diesen Bereich.

13.3   Hilfsmittelversorgung

Bei dauerhaften Behinderungen werden individuelle Alltagshilfen erprobt, um den Menschen eine

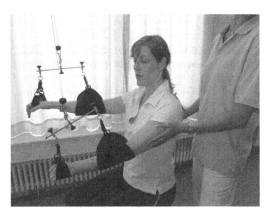

◘ Abb. 13.2. Funktionstraining unter Reduktion der Gravitationskräfte an der Schulterwaage bei einer Patientin nach proximaler Humerusfraktur

größtmögliche Selbständigkeit zu ermöglichen (◘ Abb. 13.3).

Beispiele sind hier Schreibhilfen, Flaschenöffner, Badenwannenbretter, Gehhilfen oder ein Rollator.

Durch die individuelle Beratung und das Üben mit diesen Alltagshilfen steigt die Akzeptanz bei den Patienten durch das subjektive Erleben des konkreten Nutzens und der Erweiterung der Selbständigkeit.

13.4 Arbeitstraining und Arbeitsplatzgestaltung

Hier geht es um eine ergonomische und rücken- sowie gelenkschonende Ausführung von konkreten Arbeitsabläufen. Voraussetzung ist das Erheben einer individuellen Arbeitsplatzanamnese gemeinsam mit den Patienten, Arbeitgebern und/oder Kostenträgern.

In der Arbeitsplatzgestaltung bekommen die Patienten konkrete Hinweise und Übungstechniken für Büroarbeitsplätze mit Bewegungs- und Stehpausen, PC-Arbeitsplätzen oder auch ergonomische Hilfestellungen für gewerbliche Arbeitsplätze.

Im Bereich Medizinisch-Berufliche-Orientierung (MBO) werden typische Arbeitsabläufe wie Heben und Tragen, Überkopfarbeiten, Schieben und Ziehen von Gegenständen, Ladetätigkeit, Ho-

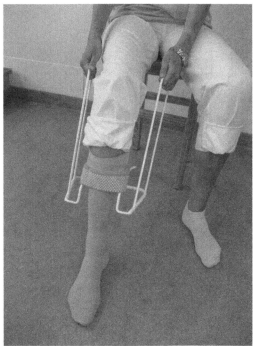

◘ Abb. 13.3. Strumpfanziehhilfe

cken und Knien, Arbeiten in Zwangshaltungen sowie das Besteigen von Leitern, Treppen und Gerüsten geübt (◘ Abb. 13.4).

Die Renten- und Unfallversicherer legen seit Mitte der 1990er Jahre auf die MBO verstärkt Wert, um das Ziel der Teilhabe der Patienten (ICF-Modell) zu erreichen.

13.5 Gestaltungstherapie

Ziel der Gestaltungstherapie ist neben dem Training handwerklicher Fertigkeiten die Förderung von Kreativität, Selbstvertrauen und Wiederherstellung des Bewegungsflusses. Gleichzeitig werden durch das Gruppenerlebnis der Gestaltungstherapie kommunikative Fähigkeiten verbessert und es gelingt vom Schmerz abzulenken.

In der Gestaltungstherapie können in Abhängigkeit von Belastbarkeit, konkreten Schädigung und Therapiezielen sowie Interessen der Patienten verschiedenste handwerkliche oder künstlerische Techniken eingesetzt werden. Das Spektrum reicht

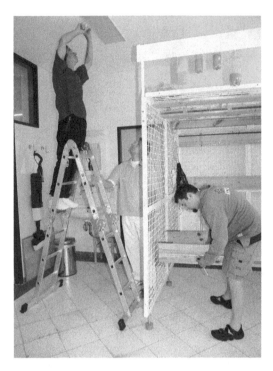

Literatur

1   Glaudio S, Schwarzer A, Maier C (2007) Spiegeltherapie, dem Schmerz begegnen, Ergotherapie und Rehabilitation 9, 6–9
2   Higman P (2007) Ergotherapie bei chronischen Schmerzen. Praxis Ergotherapie 20; 6: 327–332
3   Scheepers C, Steding-Albrecht U, Jehn P (2000) Ergotherapie. Vom Behandeln zum Handeln, 2. Auflage, Thieme, Stuttgart New York

◻ **Abb. 13.4.**   MBO-Innenbereich (▶ Kap. 24.4) mit typischen Modellarbeitsplätzen

von leichten körperlichen Tätigkeiten (Seidenmalerei) über mittelschwere Belastungsanforderungen (Speckstein, Flechtarbeiten und Töpfern) bis zu anstrengenden handwerklichen Techniken (Holz- oder Metallarbeiten).

Die Patienten nehmen diese Therapieangebote dankbar an, da sie schöpferisch tätig sein können, Erfolgserlebnisse verspüren und neue kreative Ideen entwickeln (neue Wege gehen).

❯ Ziel der Ergotherapie ist die Wiedererlangung einer größtmöglichen Selbständigkeit und Teilhabe der Patienten. Durch handwerkliche Tätigkeiten und das Gruppenerlebnis werden gleichzeitig kommunikative und psychosoziale Fertigkeiten verbessert.

Psychologische und psychotherapeutische Verfahren in der Schmerztherapie

Wolfgang Ritz

Berücksichtigt man die Komplexität psychosozialer Einflüsse bei Schmerzerkrankungen, ist die Bedeutung psychologischer und psychotherapeutischer Behandlungen zur Beeinflussung des Schmerzerlebens und der patientenbezogenen Lebensqualität evident. Insbesondere bei chronischen Schmerzstörungen sind die verschiedenen psychotherapeutischen Methoden keine ergänzenden Mittel, sondern stehen in einer Reihe mit den anderen jeweils komplementär anzuwendenden medizinischen Behandlungsmöglichkeiten. Das bedeutet nicht, dass jeder Schmerzpatient psychotherapeutisch behandelt werden muss. Wie bei allen medizinischen Behandlungen sind die Indikationsstellungen zu klären, müssen Aufwand und Nutzen abgewogen werden, sind Nebenwirkungen und personale Voraussetzungen zu beachten. Letztere werden mitbestimmt durch die Motivation und Bereitschaft des Patienten zur aktiven Mitarbeit, durch seine Ressourcenlage und den psychosozialen Kontext, wie soziale Unterstützung und Möglichkeiten der Teilhabe am gesellschaftlichen Leben, insbesondere der Möglichkeiten trotz gesundheitlicher Beeinträchtigungen einer Arbeitstätigkeit nachgehen zu können.

14.1   Behandlungsvoraussetzungen und psychologische Wirkprinzipien

Psychotherapie bei chronischen Schmerzen ist immer dann indiziert, wenn psychosoziale Faktoren oder psychische Störungen die Schmerzbewältigung, das Beeinträchtigungserleben oder das Schmerzverhalten anhaltend beeinflussen. Voraussetzung ist eine multiprofessionelle Diagnostik und Behandlungsplanung, wie sie in den einschlägigen Therapierichtlinien gefordert ist. Die Abstimmung somatischer und psychotherapeutischer Behandlungsanteile ist nicht nur notwendig, sondern grundlegende Bedingung für eine psychologische Schmerztherapie.

Es gibt 4 grundlegende Wirkprinzipen in psychotherapeutischen Behandlungen:

1. Ressourcenaktivierung: Therapeutische Veränderung durch das Anknüpfung an positiven Eigenschaften und Fähigkeiten des Patienten

2. Problemaktualisierung: Das zum Leiden führende Problem, in unserem Fall das Schmerz- oder Beeinträchtigungserleben, wird im therapeutischen Kontakt ausführlich bearbeitet

3. Hilfe zur Problembewältigung: Der Patient erlebt in der Behandlung Hilfe und Unterstützung durch die Person des Therapeuten

4. Klärung des Erlebens und Verhaltens: Im Mittelpunkt der Psychotherapie steht das Erleben und Verhalten des Patienten. Wie kann dieses beeinflusst oder verändert werden, damit eine Symptom- oder Verhaltensänderung erreicht werden kann.

Schmerzbezogene Psychotherapien sind also dann erfolgreich, wenn die Indikation stimmt, die Therapie das Schmerzerleben mit einbezieht und der Patient sich in der therapeutischen Beziehung verstanden und in seinem Veränderungsanliegen unterstützt fühlt.

14.2   Formen und Indikationen psychotherapeutischer Behandlungen von Schmerzerkrankungen

Da die Formen psychotherapeutischer Einflussnahme vielfältig sein können, bietet es sich an, diese nach Indikation, Behandlungsmethodik und Behandlungszielen zu systematisieren. Folgende Methoden und Bereiche können unterschieden werden:

- Vermittlung von Informationen zur Entwicklung von Schmerzen und Risikofaktoren von Schmerzchronifizierungen
- Psychologische Schmerztherapie zur Entwicklung einer adäquaten Schmerzbewältigung
- Methoden der spezielle Psychotherapie bei Schmerzerkrankungen oder psychischen Erkrankungen mit chronischen Schmerzen

Der Aufbau von Fähigkeiten zur Entspannung und Möglichkeiten der individuellen Stressbewältigung sind übergreifende Behandlungsbestandteile in allen Bereichen der Schmerztherapie und speziell bei chronischen Rücken- und Kopfschmerzen notwendig.

14.2.1 Aufklärung, Informationsvermittlung und Beratung

Die Vermittlung grundlegender Informationen zur Schmerzentstehung und den Aspekten der Schmerzchronifizierung sollte bei Schmerzen aller Chronifizierungsgrade stattfinden, insbesondere beim Vorliegen sog. yellow flags der Chronifizierungsgefährdung (◘ Abb. 14.1) und Hinweisen für eine dysfunktionale Schmerzverarbeitung (◘ Abb. 14.2). Es geht um die Vermittlung eines ganzheitlichen Schmerzverständnisses, das Zusammenhänge von Schmerzerleben, Schmerzverarbeitung und Schmerzverhalten erklärt und damit Möglichkeiten zur aktiven Schmerzbewältigung anbietet. Patienten erfahren, dass auch komplizierte oder anhaltende Schmerzen beeinflussbar sind und dass Gedanken und Gefühle sowie das Schmerzverhalten Einfluss auf den Verlauf der Erkrankung haben kann. Hier bietet es sich an, auch den Einfluss von psychosozialen Belastungen, Stresserleben und die Bedeutung psychovegetativer Reaktionsmuster für den Verlauf von Schmerzentwicklungen zu erläutern.

Bei bereits chronifizierten Schmerzen ist die Vermittlung von Informationen Grundlage für weitergehende psychotherapeutische Interventionen. Rückenschmerzpatienten wird vermittelt, dass nicht nur »die Bandscheibe« den Schmerz bestimmt, sondern auch psychophysiologische Spannungszustände, die Angst vor schmerzhafter Bewegung und die muskuläre Dekonditionierung bei Bewegungsmangel. Eine erste Auseinandersetzung mit individuellen schmerzrelevanten Erlebens- und Verhaltensaspekten soll angestoßen werden und damit eine Bereitschaft zur aktiven Mitarbeit des Patienten in der Schmerztherapie.

Methodisch steht das aufklärende ärztliche Gespräch, das in der Schmerztherapie eine spezielle informatorische und psychagogische und damit verhaltenssteuernde Funktion besitzt, an erster Stelle. Aufklärungs- und Informationsvorträge oder Patientenseminare sind motivierend, wenn sie am Erleben des Patienten anknüpfen und die Informationen anschaulich vermittelt werden.

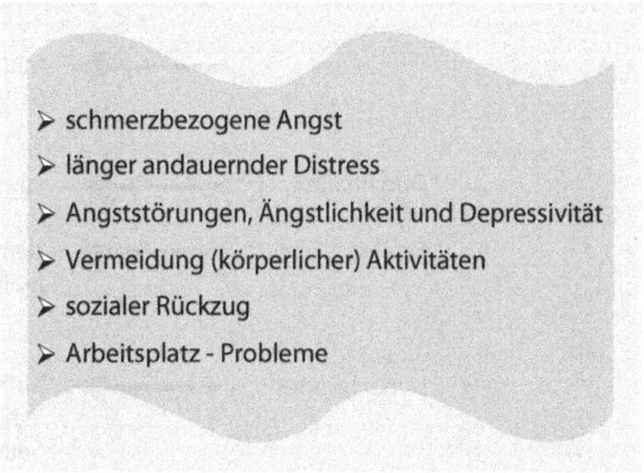

> ➢ schmerzbezogene Angst
> ➢ länger andauernder Distress
> ➢ Angststörungen, Ängstlichkeit und Depressivität
> ➢ Vermeidung (körperlicher) Aktivitäten
> ➢ sozialer Rückzug
> ➢ Arbeitsplatz - Probleme

◘ Abb. 14.1.   Yellow flags der Chronifizierungsgefährdung

14.2.2 Psychologische Schmerztherapie

Methoden der psychologischen Schmerztherapie kommen zur Anwendung, wenn Störungen in der individuellen Schmerzverarbeitung vorliegen und Informationsvermittlung allein nicht mehr ausreicht, um eine Veränderung im Schmerzerleben oder Schmerzverhalten zu ermöglichen. Eine ausführliche psychologische Analyse zur individuellen Schmerzentstehung und zum Schmerzverhalten ist Voraussetzung für eine psychologische Schmerztherapie. In der psychologischen Schmerzdiagnostik werden dysfunktionale Verhaltensmuster identifiziert und nutzbare Ressourcen des Patienten bestimmt.

Die Indikation zur psychologischen Schmerztherapie benötigt den Nachweis eines funktionellen Zusammenhangs von dysfunktionalem (Schmerz-) Verhalten und Entwicklung der Schmerzstörung. Auf der Patientenseite muss eine ausreichende Veränderungsmotivation und die Bereitschaft und Fähigkeit zur aktiven Mitarbeit bestehen. Kontraindikationen bestehen im Mangel an Motivation und bei gravierenden operanten Verstärkern mit erheblichem Krankheitsgewinn.

Die Patientenzielstellungen liegen in der Regel in dem Streben nach Schmerzbeseitigung. Es ist deshalb notwendig, weitere Zielstellungen zu erarbeiten und dabei die psychischen Störungsanteile zu berücksichtigen (◘ Abb. 14.3). Psychologische Schmerztherapie soll die Erfahrung vermitteln, dass der Betroffene seine Schmerzen aktiv beeinflussen kann. Genau diese Erfahrung führt zum

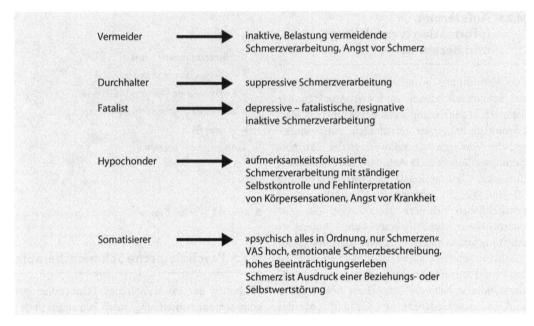

Abb. 14.2.   Beispiele dysfunktionaler Schmerzverarbeitung

Erleben von Selbstwirksamkeit, zur Reduktion des Beeinträchtigungserlebens und schmerzbezogener Angst. Angstreduktion und Aktivitätsentwicklung ermöglichen in der Regel auch wieder Bewegung und körperliche Belastung, die Voraussetzungen für die erfolgreiche Behandlung von Schmerzsyndromen des Bewegungssystems sind.

Die speziellen Methoden psychologischer Schmerztherapie sind vielfältig (**Abb. 14.4**). Im Wesentlichen geht es um die Vermittlung von Techniken zur Schmerzkontrolle und um den Ausbau von Fähigkeiten zur kognitiven, emotionalen und verhaltensbezogenen Schmerzbewältigung. Aber auch ein aktives Gesundheitsmanagement, ggf. mit der Einbeziehung ordnungstherapeutischer Elemente, und die Vermittlung von Strategien zur Alltags- und Stressbewältigung sind Elemente psychologischer Schmerztherapien. Die psychologische Schmerztherapie ist somit keiner speziellen psychotherapeutischen Schule zuzuordnen, sondern ein Konglomerat vielfältiger psychotherapeutischer Ansätze. Verhaltenstherapeutische Ansätze, die auf den Erkenntnissen der Lerntheorie basieren, haben ihre therapeutischen Effekte bereits nachgewiesen. In der Praxis hat sich allerdings ein methodenübergreifendes therapeutisches Handeln bewährt,

in denen die eingangs beschriebenen psychologischen Wirkprinzipen mit Hilfe unterschiedlicher psychotherapeutischer Methoden und Techniken zur Anwendung kommen.

14.2.3 Methoden der speziellen Psychotherapie bei Schmerzerkrankungen und psychischen Erkrankungen mit chronischen Schmerzen

Eine spezielle Psychotherapie bei Schmerz ist dann indiziert, wenn eine Schmerzstörung von einer psychischen Störung nachhaltig beeinflusst wird (psychische Komorbidität) oder der zu behandelnde Schmerz Hauptsymptom einer psychischen Störung ist (psychosomatische Schmerzstörung). Bei dem Verdacht einer psychischen Komorbidität oder einer psychosomatischen Schmerzstörung ist eine mehrdimensionale Diagnostik schmerztherapeutisch erfahrener Ärzte, Psychologen und Therapeuten notwendig. Somatische und psychische Befunde müssen einzeln und in ihrer speziellen Bedeutung für die Schmerzerkrankung bewertet werden.

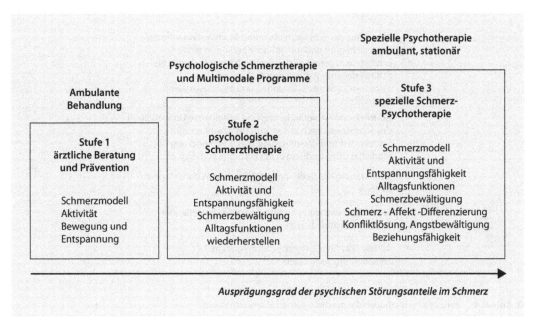

□ **Abb. 14.3.** Psychotherapeutische Zielstellungen bei der Behandlung chronischer Schmerzsyndrome

Da sich der Schmerzpatient in der Regel körperlich beeinträchtigt fühlt, sind bereits in der Diagnostikphase ein gutes therapeutisches Einfühlungsvermögen und eine offene Kommunikation notwendig. Patienten mit psychischen oder psychosomatischen Anteilen am Schmerz sind meistens nicht nur durch den Schmerz, sondern auch durch die anhaltende seelische Problematik beeinträchtigt. Das drückt sich häufig durch Verhaltensauffälligkeiten im diagnostischen und später im therapeutischen Kontakt aus. Psychosomatische Patienten treten fordernd auf oder unterwerfen sich scheinbar widerspruchslos ärztlichen Anweisungen, sie bringen Gefühle, Erwartungen und Vorstellungen über ihre Schmerzen zum Ausdruck, idealisieren den Arzt oder stellen seine Kompetenz in Frage. In vielen Fällen übertragen sich problematische lebensgeschichtliche Beziehungserfahrungen, die nur durch eine sorgfältige psychosomatisch orientierte Schmerzdiagnostik in Kombination mit einer verhaltensanalytisch, psychodynamisch oder systemisch orientierten Psychodiagnostik identifiziert werden können. Schmerzerleben, Schmerzverhalten und genau diese psychopathologischen Beziehungsmuster sind dann Gegenstand der psychotherapeutisch orientierten Schmerztherapie.

Psychotherapie bei psychischer Komorbidität

Im Fall der Schmerzstörung mit psychischer Komorbidität wird die psychologische Schmerztherapie die Probleme der dysfunktionalen Schmerzverarbeitung unter Beachtung psychischen Erkrankung behandeln. In welchem Bereich der Schwerpunkt liegt, ist individuell verschieden. In der Regel wird man dort beginnen, wo Ressourcenlage und Leidensdruck ein ausreichendes Veränderungspotential vermuten lassen. Methodik und Zielsetzungen zur Verbesserung der Schmerzbewältigung entsprechen weitgehend der Vorgehensweise in der psychologischen Schmerztherapie.

Psychotherapie psychosomatischer Schmerzstörungen

Bei psychosomatischen Schmerzstörungen ist das Schmerzerleben ein Hauptsymptom der psychischen Erkrankung. Wir finden diese Problematik häufig bei somatisierten Angststörungen, larvierten Depressionen, hypochondrischen Störungen, bei einem Teil der Persönlichkeitsstörungen und bei Somatisierungsstörungen, speziell bei der somatoformen Schmerzstörung. Das Schmerzerleben, die Schmerzverarbeitung und das Schmerzverhalten

> ➤ Akzeptanz der Schmerzrealität und Modifikation schmerz-
> verursachender und -erhaltender Bedingungen (z.B.
> schmerzbezogene Angst, Schonverhalten, gedankliche
> Schmerzfixierung) durch den Aufbau von
> Selbstwirksamkeitserfahrungen und psychosozialer
> Kompetenz
>
> ➤ Aufmerksamkeitsveränderung und imaginative Umwandlung
> des Schmerzes durch zielgerichtetes Ablenken vom
> Schmerzreiz und Beeinflussung durch Veränderung der
> Modalität (Umwandlung in ein Bild, eine Farbe etc.)
>
> ➤ Veränderung der Bedeutung des Schmerzes durch innere
> Dialoge
>
> ➤ Aktivitätsentwicklung im Alltag auch bei bestehender
> Schmerzbeeinträchtigung
>
> ➤ Aufbau konditionierter psychophysiologischer
> Entspannungsreaktionen

▢ Abb. 14.4.   Beispiele für Methoden der psychologischen Schmerztherapie

sind hier Ausdruck einer psychosomatischen Verbindung psychischer und somatischer Störungsmuster. Der Prozess der Somatisierung kann als Abwehr und damit als unbewusster Schutzmechanismus bei einer Beziehungs- oder Selbstwertstörung aufgefasst werden (psychodynamisches Schmerzverständnis) bzw. als Resultat dysfunktionaler Lernprozesse bei anhaltenden oder psychotraumatischen Belastungen (lerntheoretisches Schmerzmodell).

Beide Modelle gehen davon aus, dass es unter lebensgeschichtlich frühen Stresseinflüssen oder anderen anhaltenden emotionalen Belastungen zu grundlegenden Störungen in den Prozessen der Reiz- Schmerz- und Affektverarbeitung kommt. Hier sind also afferente nozizeptive Prozesse mit Störungen der Wahrnehmung, sowie der zentralen Reizverarbeitung, insbesondere mit komplexen kognitiven und emotionalen Fehlverarbeitungsmustern verbunden, die aus frühen Gedächtnisengrammen resultieren. Diese Muster beeinflussen die psychophysiologische Steuerung des gesamten Organismus und sind einer willentlichen Beeinflussung nur wenig zugänglich. Der Patient mit einer somatoformen Schmerzstörung erlebt seine Schmerzen als anhaltend hoch, extrem beeinträchtigend, grausam und erschlagend. Schmerzmedikamente sind wenig wirksam, werden aber oft in abenteuerlicher Dosierung und in Selbstmedikation weiter konsumiert. Somatische Einflüsse werden als alleinige Schmerzursache gesehen, was zu einer ständigen Inanspruchnahme medizinischer Leistungen führt. Psychische Einflüsse im Schmerzerleben kann der Betroffene kaum erkennen und wenn überhaupt nur als Resultat der anhaltenden Schmerzen akzeptieren. Der Versuch einer psychosomatischen Klärung oder Modellbildung wird als Kränkung empfunden und zurückgewiesen.

Patienten mit somatoformen Schmerzstörungen stellen hohe Anforderungen an sich selbst und ihre Therapeuten. Die ärztliche Patientenführung und die spezialisierte psychotherapeutische Behandlung erfordern ein hohes Maß an Empathie, Fachkunde und Ausdauer. In jedem Fall müssen somatisch orientierte und psychotherapeutische Behandlungsanteile sorgfältig miteinander abgestimmt sein. In der körperlich ausgerichteten Behandlung können physiotherapeutische Verfahren helfen, die durch die anhaltende Chronifizierung entstandenen funktionellen Beeinträchtigungen des Bewegungssystems abzumildern und dem Patienten wieder ein Gefühl für Bewegung und Entspannung zu vermitteln. Die Entwicklung von Körperwahrnehmung, die Anleitung zu Selbstübungen, der Wechsel von Aktivität und Entspannung und die Kontrolle der körperlichen Aktivitäten sind auch bei somatoformen Schmerzstörungen des Bewegungssystems notwendig.

Die spezielle Schmerzpsychotherapie kann als psychotherapeutische Stufenbehandlung beschrieben werden. In einer ersten Phase sind Informationsvermittlung, Aktivitätsaufbau und Entwicklung von Körperwahrnehmung und Entspannungsfähigkeit notwendig. Die zweite Stufe der Behandlung kann als Differenzierung der Schmerz- und Affektwahrnehmung bezeichnet werden. Hier wird die individuelle Schmerzverarbeitung analysiert und gleichzeitig eine Beziehung zur emotionalen Wahrnehmung und zur individuellen Affektssteuerung hergestellt. In dieser Phase beginnt in der Regel auch die intensivere Beziehungsarbeit. Der Psychotherapeut interessiert sich zunehmend mehr für die inneren und äußeren Bedingungen der Schmerz- und Affektsteuerung und für das Beziehungsverhalten des Patienten. Dieser wird angeregt und ermutigt, ebenfalls Interesse für die emotionale Seite seiner Existenz zu entwickeln. Idealerweise kommt es jetzt zu einer Art Neugierverhalten auf der Patientenseite. Neben der Schmerzverarbeitung werden nun auch Gefühle und Aspekte der Beziehungsregulation Gegenstand der Psychotherapie.

In der dritten Behandlungsstufe wird diese Entwicklung weiter bekräftigt. Schmerzerleben, Schmerzverhalten, das individuelle seelische Erleben und Verhalten sowie die Regulation von Beziehungen haben eine gleichrangige Bedeutung in der Psychotherapie. Im konkreten Vorgehen und der Art und Weise der Behandlung unterscheiden sich die psychotherapeutischen Methoden. Eine Verhaltenstherapie wird im Wesentlichen an der Modifikation schmerzverursachender und schmerzerhaltender Bedingungen arbeiten, die psychodynamisch orientierte Schmerzpsychotherapie wird die individuelle Affektregulation und die Beeinflussung dysfunktionaler Beziehungsmuster in den Mittelpunkt der Behandlung stellen. In jedem Fall und in allen Phasen der Behandlung wird die Verbindung von Schmerzerleben, Schmerzverhalten und seelischen Erleben und Verhalten hergestellt. Die Behandlungsdauer ist abhängig vom Ausprägungsgrad der psychischen Störung. In der Regel ist nach der eigentlichen Psychotherapie eine Nachbehandlungsphase notwendig, um die Veränderungen im Erleben und Verhalten zu festigen.

14.2.4 Übende und autosuggestive Verfahren in der Schmerzpsychotherapie

Schmerzstörungen im Bewegungssystem sind häufig mit Störungen der Körperwahrnehmung und Entspannungsfähigkeit verbunden. Hier können die übenden psychologischen Verfahren zur Verbesserung der psychophysiologischen Regulationsfähigkeit beitragen. Bewährte Methoden sind die Progressive Muskelrelaxation nach Jacobson, Methoden der Atemregulation und der Atementspannung. Diese sind relativ leicht zu lernen, erfordern aber eine kompetente Anleitung und ein tägliches Üben durch den Patienten. Die Zielstellung ist der Aufbau einer konditionierten psychophysischen Entspannungsreaktion als Gegenregulation zum Schmerz, sowie das Erleben einer aktiven Beeinflussbarkeit von Körperfunktionen. Sie sind in allen Phasen der Schmerztherapie sinnvoll und anwendbar und können auch mit Biofeedback kombiniert werden. Eine Kontraindikation besteht nur bei sehr starken Schmerzzuständen, die eine psychophysiologische Entspannung nicht zulassen.

Methoden wie das Autogene Training und imaginative Techniken zur Beeinflussung des Schmerzerlebens und der Aufmerksamkeitssteuerung sind aufwendiger in der Vermittlung und erfordern vom Patienten mehr Eigenmotivation, Übung und Geduld, sowie die Fähigkeit zur bildhaften Vorstellung seelischer und psychophysiologischer Prozesse. Sind diese Voraussetzungen erfüllt, können sie die Schmerzbehandlung effektiv unterstützen.

Literatur

1   Egle, UT et al: (2003) Handbuch chronischer Schmerz, Schattauer Stuttgart New York
2   Grawe, K (1998) Psychologische Therapie, Hogrefe Göttingen

Spezielle Schmerz-syndrome und Krank-heitsbilder

Differentialdiagnostik und Therapie regionaler Schmerzsyndrome

Kay Niemier und Wolfram Seidel

15.1 Schmerzsyndrome von Wirbelsäule und Becken

Die Mehrzahl der Schmerzsyndrome der Wirbelsäule und des Beckens beruht auf Funktionsstörungen des Bewegungssystems. Diese sind meist sekundär zu einer Insuffizienz der Stabilisation oder Koordinationsstörungen. Zusätzlich führen dauerhafte psychische Belastungen über eine muskuläre Dauerspannung zu Schmerzen. Morphologische Veränderungen spielen häufig eine Rolle in der Unterhaltung von akuten und chronischen Schmerzsyndromen. Von Patienten und Behandlern wird ihre Bedeutung jedoch oft überschätzt. Wichtig ist, Schäden zu erkennen, die neuronale Strukturen gefährden (Radikulärsyndrome, Myelopathie) bzw. in ihrer Funktionalität beeinträchtigen (z. B. spinale Enge mit Claudikatio spinalis). Die nichttraumatische Instabilität der Wirbelsäule ist ein häufiger Grund für operative Interventionen. Diese sind bei ausgeprägten Befunden, insbesondere bei neurologischen Defiziten oder bei körperhaltungsabhängigen neurologischen Defiziten, indiziert. In den meisten Fällen sollte jedoch ein langfristiges Training zur Wirbelsäulenstabilisierung durchgeführt werden. Ist ein operativer Eingriff indiziert, ist dieser nur einer von vielen therapeutischen Schritten. Eine interdisziplinäre multimodale Diagnostik und Therapieplanung sollten immer die Grundlage bilden.

Bei Schmerzensyndromen der Wirbelsäule werden lokale Schmerzen, die radikuläre und die pseudoradikuläre Symptomatik unterschieden:

- Lokale Schmerzen beziehen sich auf eine Region der Wirbelsäule ohne Ausstrahlung in die Extremitäten.
- Radikuläre Syndrome sind durch eine Defizitsymptomatik gekennzeichnet (partielle oder komplette Lähmung, Reflexausfälle, Taubheit). Ursächlich ist die Schädigung einer Nervenwurzel. Die Defizite sollten zur Lokalisation der morphologischen Schädigung passen. Positivsymptome wie Schmerz, Kribbelparästhesien und Dystästhesien treten bei Radikulärsyndromen auf, gehören jedoch nicht zu den Zeichen einer Radikulärsymptomatik.
- Pseudoradikuläre Syndrome sind durch eine segmental bezogene Schmerzausstrahlung gekennzeichnet. Eine Defizitsymptomatik liegt nicht vor. Die Ursachen pseudoradikulärer Schmerzsyndrome sind vielfältig (▶ Kap. 1 und 2). Eine Nervenwurzelreizung ohne Defizitsymptomatik kann vorkommen. Therapeutisch können hier ebenso wie bei den Radikulärsyndromen periradikuläre Therapien (PRT) oder peridurale Steroidinjektionen (PDI) hilfreich sein.

Differentialdiagnostisch wichtig sind die Engpasssyndrome (▶ Kap. 1.1.2). Die Einengung peripherer Nerven durch verspannte Muskulatur führt zu Taubheitsgefühlen, Parästhesien und Dystästhesien im Ausbreitungsgebiet der entsprechenden Nerven. An der oberen Extremität kann der Plexus brachialis durch verspannte Mm. scaleni und/oder Mm. pectoralis eingeengt werden. Es kommt zusätzlich zu Störungen des venösen und lymphatischen Rückflusses mit Schwellungen und Schwellungsgefühlen des Armes (»thoracic inlet/thoracic outlet syndrome«). An der unteren Extremität führt die Einengung des N. cutanaeus femoris lateralis durch verspannte Hüftbeuger bzw. den M. tensor fascia lata zu nächtlichen Parästhesien. Eine Bedrängung des N. ischiadicus durch den M. piriformis führt zu Symptomen in dessen Ausbreitungsgebiet (Piriformissyndrom). Im Gegensatz zu den radikulären Syndromen findet sich kein segmentaler Bezug. Die Therapie liegt in der Entspannung der betroffenen Muskulatur.

15.1.1 Diagnostik

Die wichtigsten Diagnostikschritte sind die Anamnese, die neurologische, die orthopädische und die funktionelle Untersuchung. Unterstützend können apparative Verfahren der Funktionsdiagnostik angewendet werden. Bildgebende Verfahren sind nur bei Verdacht auf therapeutisch relevante Strukturläsionen bzw. vor manualmedizinischen Manipulationsbehandlungen indiziert. Radiologische Darstellungen der Statik und der Funktion sind manchmal in der Therapieplanung interessant. Neurographische Untersuchungen und das EMG können zur weiteren Unterstützung herangezogen werden. Differentialdiagnostisch sind systemische, destruktive und entzündliche Prozesse sowie trau-

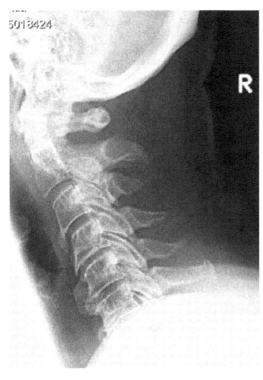

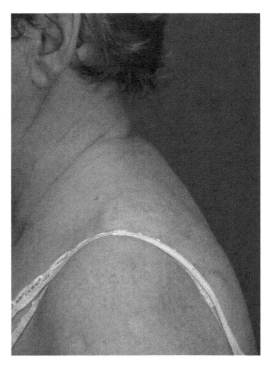

Abb. 15.1. Streckhaltung der HWS und sekundärer Retroflexion in den Kopfgelenken; Folge: sekundäre Überlastung der Nackenstrecker und Funktionsstörungen der Kopfgelenke, Osteochondrose mit ventralen Spondylophyten C4-C7

Abb. 15.2. Patientin mit einem sensiblen Radikulärsyndrom C7. Funktionell fällt die Streckhaltung der oberen BWS bei insgesamt ausgeprägter Kyphose auf. Sekundär kommt es zur Überstreckung und Überlastung der unteren HWS-Segmente

matische und pathologische Frakturen abzuklären (► Kap. 2.2.3). Bei chronischen Schmerzen liegt häufig eine ausgiebige apparative Diagnostik vor. Neue relevante Symptome oder Änderungen von Befunden können jedoch eine erneute apparative Diagnostik erfordern. Fehlend in den ausgiebigen Vorbefunden sind meist die Analysen der relevanten Funktionsstörungen des Bewegungssystems, des vegetativen Zustandes und eine psychische Abklärung. Hier ist eine interdisziplinäre Diagnostik gefragt.

15.1.2 Therapie

Die einzelnen funktionellen Therapieverfahren wurden in den entsprechenden Kapiteln besprochen. Im Folgendem soll auf Besonderheiten der Therapie der Wirbelsäule bzw. des Beckens eingegangen werden. Wichtig ist die Unterscheidung der Akuttherapie (erste Schmerzepisode, Schmerzrezidiv, akute Exazerbation eines chronischen Schmerzes) von der langfristigen Therapieplanung zur Prophylaxe oder Behandlung von chronischen bzw. rezidivierenden vertebragenen Schmerzen.

Therapien akuter vertebragener Schmerzen

> Die meisten akuten Schmerzen des Bewegungssystems sind Schmerzrezidive. Ursachen sollten gesucht und behandelt werden.

In der Akuttherapie ist das erste Ziel eine Schmerzlinderung und ggf. die Rettung neuronaler Strukturen. **Tab. 15.1** stellt wichtige Maßnahmen der

◫ Tabelle 15.1 Therapie akuter bzw. akut exazerbierter Schmerzen der Wirbelsäule (ohne funktionelle Verfahren/ Physiotherapie)

Therapiegruppe	Wirkweise	Verfahren/Medikamentengruppe	Indikationen
Medikamentös	Analgetisch und Antiphlogistisch	NSAID	Entzündlicher Reizzustand
		COX-II-Hemmer	Entzündlicher Reizzustand
	Analgetisch und Muskelentspannung	Methocarbamol Metamizol	– Muskulärer Schmerz – Muskelverspannungen
	Rein Analgetisch	WHO-II- und -III-Analgetika	In Abhängigkeit von der Schmerzstärke
Interventionell	Analgetisch und Antiphlogistisch	Periradikuläre Therapien	– Reizzustände der Nervenwurzel – Radikulärsyndrom
		Peridurale Injektion	– Reizzustände der Nervenwurzel – Radikulärsyndrom
		Steroidinjektionen an Sehnenansätze	Insertionstendopathien
	Reflektorisch	Neuraltherapie	Verschiedene
		Quaddeln	Bei relevanten Reflexzonen
Operationen	Entlastung nervaler Strukturen	Anhängig von der zugrunde liegenden Pathologie	–Cauda-equina-Syndrom –Akute Radikulärsyndrome –Myelopathie

Akuttherapie dar. In Ausnahmefällen, bei konservativ nicht zu beherrschenden Schmerzen, kann nach interdisziplinärer Diagnostik und Ausschluss von anderen relevanten Einflussfaktoren eine Operation auch ohne neurologische Defizitsymptomatik indiziert sein.

Therapie chronischer vertebragener Schmerzen

Der Fokus der Behandlung verschiebt sich bei den chronischen Schmerzsyndromen von der schnellen Schmerzlinderung hin zur Erarbeitung einer langfristigen Behandlungsstrategie. Im Mittelpunkt stehen die Funktion (Funktion der Strukturen und Gewebe, vegetative Funktion, psychische Funktion) und die Partizipation (▶ Kap. 28). Der Patient wird zur aktiven Beteiligung an der Therapie ermutigt. Passive Behandlungsmaßnahmen sollte er möglichst selbst anwenden können und im Rahmen des

therapeutischen Gesamtkonzeptes eingesetzt werden. Für rezidivierende Funktionsstörungen und Defizite der Koordination und Stabilisation werden Eigenübungen erlernt. Diese können im Rahmen der Krankengymnastik überprüft und im Verlauf angepasst werden.

Ein wesentliches Ziel der medikamentösen Schmerztherapie liegt in der Verbesserung der Funktion. Da im Verlauf der Schmerzchronifizierung eine Schmerzüberempfindlichkeit eintritt, sollten Medikamente zur Schmerzmodulation zum Einsatz kommen (z. B. trizyklische Antidepressiva). Rein analgetische Behandlungen mit WHO-I-III-Medikamenten ist bei chronischen Schmerzen des Bewegungssystems häufig frustran und sollte bei mangelnder Wirksamkeit (Funktionsverbesserung, Schmerzlinderung) adaptiert werden. Bei der Behandlung von spezifischen Problemen, z. B. der chronischen Radikulärsyndrome (neuropathische

◻ Tabelle 15.2 Therapie chronischer Schmerzen (ohne funktionelle Therapien)

Gruppe	Wirkweise	Verfahren/ Medikamentengruppe	Indikationen
Medikamentös	Schmerzmodulation	Trizyklische Antidepressiva	– Schmerzüberempfindlichkeit – Neuropathie
		Antiepileptika	Neuropathie
	Analgesie und Muskelentspannung	Methocarbamol, Metamizol	Muskulärer Schmerz, Muskelverspannungen
	Analgetisch	WHO-II und –III-Analgetika	In Abhängigkeit der Wirkung
	Analgetisch/Antiphlogistisch	NSAID/COX-2-Blocker	– Chronisch entzündliche Erkrankungen – Akute Exazerbationen mit entzündlicher Komponente
Interventionell	Analgetisch	Intrathekale Gabe von Opioiden	Ausnahmefälle (failed back surgery) nach erfolgreicher Austestung
	Schmerzmodulation	Spinal Cord Stimulation	Neuropathien und CRPS nach Ausschöpfung anderer Verfahren und erfolgreicher Austestung
	Destruktive Verfahren	Facettengelenksdenervierung	Facettensyndrom nach erfolgreicher Austestung
		Radiofrequenztherapie der Bandscheibe	Diskogener Schmerz
Operationen	Entlastung nervaler Strukturen	Anhängig von der zugrunde liegenden Pathologie	– Cauda-equina-Syndrom – Chronisches Radikulärsyndrom – Myelopathie
	Entlastung Spinalkanal	Anhängig von der zugrunde liegenden Pathologie	– Claudicatio spinalis
	Herstellung der segmentalen Stabilität	Fusionsoperationen	Segmentale Instabilität
Komplexprogramm (▶ Kap. 22)	Kognitive Verhaltenstherapie	Tagesstationäre und stationäre Komplexprogramme	Dysfunktionale Schmerzverarbeitung
Psychotherapie (▶ Kap. 14)	Behandlung von psychischen Grund- und/oder Begleiterkrankungen	– Ambulante Kurz- oder Langzeittherapie – Stationäre/rehabilitative Interventionen	– Vorliegen relevanter Psychopathologien – Dysfunktionale Schmerzverarbeitung

Schmerzkomponente!) werden Antiepileptika eingesetzt. Auf die Langzeittherapie mit NSAID oder COX-2-Inhibitoren sollte wegen der mangelnden Wirksamkeit und der Nebenwirkungen verzichtet werden. Auch bei den interventionellen Verfahren steht die Aktivierbarkeit im Mittelpunkt. In Ausnahmefällen ist die intrathekale Dauergabe von Opioiden (Schmerzpumpe) indiziert. Bei schwe-

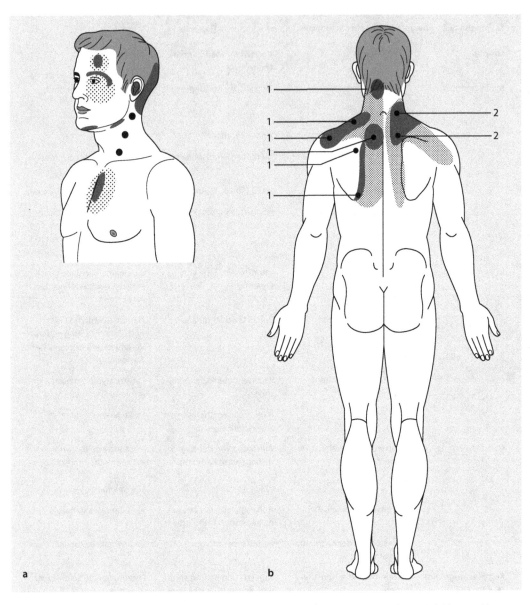

◻ Abb. 15.3a, b.   Beispiele für typische TRP mit Schmerzausstrahlung in die HWS-Region. **a.** M. sternocleidomastoideus;
b. M. trapezius (1) und M. levator scapulae (2)

ren, anders nicht beeinflussbaren Neuropathien (z. B. »failed back surgery syndrome«) und chronischen CRPS kann die spinal cord stimulation (SCS) hilfreich sein. Operationen sollten nur nach interdisziplinärer Diagnostik und Absprache (Schmerzkonferenz, Teamsitzung) durchgeführt werden. Die gesamten Behandlungsmaßnahmen müssen in ein Gesamtkonzept eingebettet sein (◻ Tab. 15.2).

Die funktionelle Behandlung konzentriert sich auf die Behandlung von relevanten grundlegenden Funktionsstörungen der Stabilisation, Koordination, Körperwahrnehmung, des Vegetativums und

◘ Tabelle 15.3   Funktionelle Therapien zur Behandlung von primären schmerzhaften Funktionsstörungen

Problem	Physikalische Therapien (▶ Kap. 8)	Massagen (▶ Kap. 9)	Krankengymnastik (▶ Kap. 10)/Ärztlich

Muskelverspannung/ Verkürzung/Muskelmuster	– Elektrotherapie
	  – Niederfrequnz
	  – Mittelfrequenz
	– Thermotherapien
	  – Packungen
	  – Bäder
	  – Dampfstrahl
	– Bäder
	  – Vollbäder/Teilbäder
	  – Stanger-Bad
	– Mechanotherapien
	  – Traktion
		– Klassische Massage
		– Unterwassermassage
			– Muskelrelaxation (z. B. postisometrische Relaxation)
			– Muskeldehnung

TRP	– Elektrotherapie
	  – Ultraschall-Reizstrom
	– Thermotherapien
	  – Packungen
	  – Bäder
	– Bäder
	  – Vollbäder/Teilbäder
		– Klassische Massage
		– Segmentmassage
			– Muskelrelaxation
			– Isschämische Kompression
			– Dry needeling
			– Lokalanästetikainjektion

Muskuläre Engpasssyndrome	– Thermotherapie – Packungen	– Klassische Massage – Lymphdrainage bei Schwellungsneigung	– Muskelrelaxation – Muskeldehnung
Gelenkblockierung/ segmentale Dysfunktion (▶ Kap. 11)	– Mechanotherapien – Apparative Traktion	– Ggf. Behandlung der sekundären Weichteilbefunde	– Mobilisation (▶ Kap. 12) – Manipulation – Manuelle Traktion – Kompression – Automobilisation (Patient)
Bindegewebsbefunde	– Schröpfen	– Bindegewebsmassage – Bürstenmassage	– Quaddeln – CO_2-Insufflation – Blutegel – Weichteiltechniken/Faszienbehandlung – Querfriktion
Viszerale Funktionsstörungen	– Reflextherapien – Schröpfen – Heißbehandlungen (z. B. heiße Rolle)	– Bindegewebsmassage – Segmentmassage – Kolonmassage – Bürstenmassage	– Quaddeln – CO_2-Insufflation – Viszerale manuelle Techniken

der Bewegungsvermeidung. Einzelne schmerzhafte Funktionsstörungen werden therapiert, um ein aktives Behandlungsprogramm zu ermöglichen. Die Patienten erlernen Eigenübungen zur Beeinflussung von grundlegenden und rezidivierenden schmerzhaften Funktionsstörungen (◘ Tab. 15.3 und 15.4).

15.1.3 Regionale Schmerzsyndrome von Wirbelsäule und Becken

Patienten präsentieren meist Schmerzen in einer oder mehreren Körperregionen. Daher soll im Folgendem auf die bei regionalen Schmerzsyndromen wichtigsten funktionellen Störungen eingegangen

◨ **Tabelle 15.4**   Funktionelle Therapien grundlegender Funktionsstörungen

Problem/Funktionsbefund	Funktionelle Therapien (Krankengymnastik, Ergotherapie, Sporttherapie, Physikalische Maßnahmen, Massage) mit Beispielen

Koordinationsstörungen (▶ Kap. 1.5.3, 5.4.2)	– Sensomotorisches Training (▶ Kap. 10)
	  – Igelball
	  – Instabile Unterlagen (z. B. Therapiekreisel, balance pad)
	  – Kiesbäder
	  – Parafinbehandlung
	– Neurophysiologische KG (▶ Kap. 10)
	  – Proprioceptiv sensomotorische Fazilitation (Janda - Training)
	  – Atemtherapie
	  – PNF
	  – Trampolinspringen
	– Relaxation/Dehnung der verspannten/verkürzten Muskulatur
	– Funktionstraining
	  – Gestaltungstherapie
	  – Arbeitsplatztraining
	  – Schulterstuhl

Insuffizienz der Stabilisation (▶ Kap. 1.5)	– Sensomotorisches Training – Training der Tiefenstabilisation (▶ Kap. 21) – Wassergymnastik – Funktionstraining – Relaxation/Dehnung der verspannten/verkürzten Muskulatur
Konstitutionelle Hypermobilität (▶ Kap. 1.7, 5.2)	– Sensomotorisches Training – Neurophysiologische KG – Training der Tiefenstabilisation – Konditionstraining – Krafttraining – Funktionstraining – Relaxation/Dehnung der verspannten/verkürzten Muskulatur
Störungen der Wirbelsäulenstatik (▶ Kap. 1.2.2)	– Mobilisation der WBS – Behandlung von Koordinationsstörungen – Behandlung von Insuffizienzen der Stabilisation

Vegetative Dysbalance (▶ Kap. 1.8 und 20)	– Mildes Konditionstraining
	  – Schwimmen
	  – Walking
	– Atemtherapie
	– Entspannung
	– Reflexzonenbehandlung
	– Hydrotherapie
	  – Wickel
	  – Güsse
	  – Bäder
	  – Wassertreten

Sekundäre Dekonditionierung	– Sensomotorisches Training – Training der Tiefenstabilisation – Konditionstraining – Krafttraining – Relaxation/Dehnung der verspannten/verkürzten Muskulatur

Tab. 15.4 Fortsetzung	
Problem/Funktionsbefund	**Funktionelle Therapien (Krankengymnastik, Ergotherapie, Sporttherapie, Physikalische Maßnahmen, Massage) mit Beispielen**
Körperwahrnehmung	– Feldenkrais – Biofeedback

werden. Therapien primärer und sekundärer Funktionsstörungen sind in ◘ Tab. 15.3 und 15.4 dargestellt. Entsprechend der Befundlage werden diese Behandlungen kombiniert und mit den anderen Maßnahmen abgestimmt.

Zervikale Schmerzsyndrome (◘ Tab. 15.5)

Als zervikale Schmerzsyndrome werden Schmerzen bezeichnet, die von der Halswirbelsäule ausgehen oder sich in den Bereich der Halswirbelsäule projizieren. Je nach Ausstrahlung der Schmerzen werden sie in Nackenschmerzen, zervikobrachiale oder zervikokraniale Schmerzsyndrome unterteilt. Bei den zervikobrachialen Schmerzsyndromen unterteilt man zusätzlich in radikuläre und pseudoradikuläre Syndrome. Chronisch rezidivierende zervikokraniale Schmerzsyndrome (Kopf-Nacken-Schmerzen) können durch Störungen im orofaszialen System und der Wirbelsäule, insbesondere in den Kopfgelenken und im thorakolumbalen Übergang unterhalten werden. TRP des M. trapezius und des Sternokleidomastoideus haben typischerweise eine Schmerzprojektion in den Kopf. Zusätzlich zur funktionellen Behandlung sollte eine zahnärztliche Konsultation und ggf. die Anpassung einer Aufbissschiene erfolgen.

Ein schwieriges klinisches Problem stellt das chronische Schleudertrauma dar. Es finden sich oft Funktionsstörungen, insbesondere in den Schlüsselregionen (Kopfgelenke, zervikothorakaler Übergang), ausgeprägte vegetative Symptome und Befunde sowie psychosoziale Einflussfaktoren. Ähnlich wie bei der Fibromyalgie bilden Patienten mit einem chronischen Schleudertrauma eine heterogene Gruppe und sollten entsprechend interdisziplinär diagnostiziert und befundgerecht therapiert werden (▶ Kap. 18).

Thorakale Schmerzsyndrome (◘ Tab. 15.6)

Neben den funktionellen Problemen ist die internistische Differentialdiagnostik wichtig. Hinzu kommen die Interkostalneuralgie (z. B. Z.n. Herpes zoster) und das Tietze-Syndrom. Das Tietze-Syndrom zeichnet sich durch eine schmerzhafte Auftreibung der sternokostalen Synchondrosen aus. Die Ursache ist unklar.

Lumbale Schmerzsyndrome (◘ Tab. 15.7)

Neben den radikulären und pseudoradikulären Syndromen der Lendenwirbelsäule spielen das Facettensyndrom, die Claudicatio spinalis, der Morbus Baastrup und das Wirbelgleiten eine wichtige Rolle:

- Das Facettensyndrom (▶ Kap. 2.1.3. ◘ Abb. 15.8) ist Resultat einer Überlastung der Zwischenwirbelgelenke durch eine mangelnde Stabilisierung der Lendenwirbelsäule. Es kommt zu Reizzuständen und Arthrosen dieser Gelenke. Der Schmerz projiziert sich typischerweise in die untere Lendenwirbelsäule, zum Teil mit Ausstrahlung in die Oberschenkel. Statische Belastungen (stehen, sitzen) führen zur Schmerzverstärkung während leichte Bewegung die Schmerzen lindern. Rückbeuge und Drehbewegungen sind meist eingeschränkt. Diagnostisch werden ein Röntgenbild der Lendenwirbelsäule und eine diagnostische Infiltrationen der Gelenke durchgeführt. Bei einer Gelenksreizung sind Steroidinfiltrationen in die Gelenke, bei starken Degenerationen die Facettengelenksdenervierung hilfreich. In beiden Fällen sollte die funktionelle Stabilisierung der Lendenwirbelsäule erfolgen.

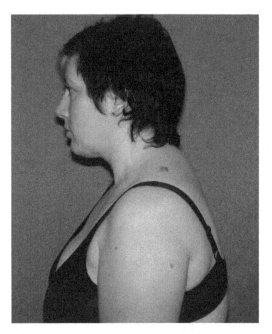

◻ **Abb. 15.4.** Patientin mit einem multilokulären Schmerzsyndrom. Ausgeprägte Verquellung des Bindegewebes im
Nackenbereich. Z.n. Blutegelbehandlung

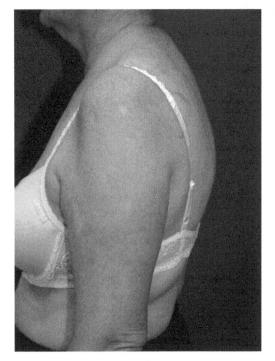

◻ **Abb. 15.5.** Ausgeprägte Hyperkyphose der Brustwirbelsäule bei einer Patientin mit einem funktionellen thorakalen
Schmerzsyndrom

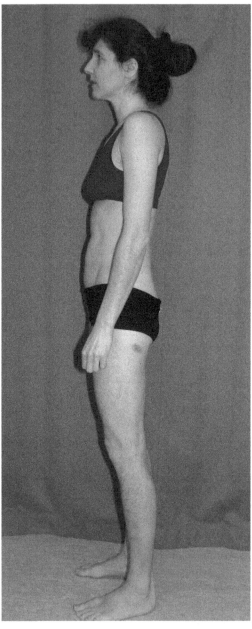

◻ **Abb. 15.6.** Patientin mit einer Hypermobilität und Steil-
stellung der gesamten Wirbelsäule (Instabilität)

🗆 Tabelle 15.5 Häufige funktionelle Störungen bei zervikalen Schmerzsyndromen	
Segmentale Dysfunktionen (▶ Kap. 11)	Kopfgelenke
	Zervikothorakaler Übergang
	Mittlere HWS
	1. Rippe
	Kiefergelenk
Störungen der Wirbelsäulenstatik (▶ Kap. 1.2.2.)	Steilstellung und Vorhalte der Halswirbelsäule, zum Teil mit kyphotischen Knick; Folge: Überlastung Kopfgelenke und Nackenstrecker (🗆 Abb. 15.1)
	Hyperkyphose und Steilstellung der oberen Brustwirbelsäule; Folge: es kommt zur Überlastung der mit unteren Halswirbelsäule (🗆 Abb. 15.2)
Gestörte Muskulatur/Muskelmuster (▶ Kap. 1.4.)	Oberes gekreuztes Syndrom nach Janda
	Triggerpunkte: Trapezius, Sternokleidomastoideus, Nackenstrecker, Levator scapulae, Scaleni, Schulterblattmuskeln und -fixatoren, Armmuskulatur, orofasziale Muskeln (🗆 Abb. 15.3)
Störungen des Bindegewebes (▶ Kap. 1.6.)	Häufig stark verquollenes Bindegewebe im Nacken (Stiernacken) (🗆 Abb. 15.4)
Grundprobleme (▶ Kap. 1.5, 1.7, 5.2, 5.4.2)	Koordinationsstörungen: Thorakale Hochatmung, Kopfanteflexion
	Insuffiziente Stabilisation: Schulter, Tiefenstabilisation
	Konstitutionelle Hypermobilität

— Claudicatio spinalis (▶ Kap. 16.1)
— Beim Morbus Baastrup (🗆 Abb. 15.9) kommt es zum Kontakt zwischen den Dornfortsätzen benachbarter Wirbel. Ursächlich sind anlagebedingt große Dornfortsätze, Erniedrigung der Wirbelsäulensegmente durch Degenerationen oder eine Hyperlordose bei unzureichender Stabilisation der Lendenwirbelsäule. Die Patienten klagen über einen lokalen Rückenschmerz und eine Schmerzverstärkung bei Retroflexion. Die Diagnose wird durch ein Röntgenbild der Lendenwirbelsäule gestellt. Im Mittelpunkt der Therapie steht die lumbale Stabilisierung. Unterstützend sind Infiltrationen zwischen die Dornfortsätze mit einem Kortikosteroid.

— Das Wirbelgleiten wird in ein degeneratives (▶ Kap. 2.1.3, 🗆 Abb. 15.8) und ein »echtes« Wirbelgleiten unterschieden. Beim degenerativen Wirbelgleiten kommt es durch die Verminderung der Höhe der Wirbelsäulensegmente zu einer Laxität der passiven Stabilisierung und zur Veränderung in ihrer propriozeptiven Funktion (▶ Kap. 1.4). Das »echte« Wirbelgleiten wird durch eine Lyse des Wirbelbogens bedingt (🗆 Abb. 15.10). Diese kann angeboren oder erworben sein. In beiden Fällen gibt es viele asymptomatische Zufallsbefunde. Die Symptomatik ist vielfältig. Patienten klagen über Facettensyndrome, Claudicatio-spinalis-Symptome, Pseudoradikulärsyndrome, Radikulärsyndrome und/oder einen lokalen Rückenschmerz.

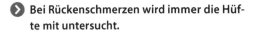

Tabelle 15.6   Häufige funktionelle Störungen bei thorakalen Schmerzsyndromen

Segmentale Dysfunktionen (▶ Kap. 11)	Oft gesamte BWS
	Zervikothorakaler Übergang
	Mittlere BWS
	Thorakolumbaler Übergang
	Rippengelenke
	Sternokostale Verbindungen
Störungen der Wirbelsäulenstatik (▶ Kap. 1.2.2.)	Hyperkyphose (■ Abb. 15.5) und häufig flache obere BWS
	Steilstellung der Wirbelsäule (Instabilität) (■ Abb. 15.6)
Gestörte Muskulatur/Muskelmuster (▶ Kap. 1.4.)	Oberes gekreuztes Syndrom nach Janda
	Zwerchfell
	Triggerpunkte: Pektoralis, Subklavius, Schulterblattmuskulatur und -fixatoren, Rückenstrecker (■ Abb. 15.7)
Störungen des Bindegewebes (▶ Kap. 1.6.)	Häufig stark verquollenes Bindegewebe paravertebral
	Hypomobilitäten der dorsalen und ventralen Faszien
Grundprobleme (▶ Kap. 1.5, 1.7, 5.2, 5.4.2)	Koordinationsstörungen: Thorakale Hochatmung, Schulterblattabduktion und -adduktion
	Insuffiziente Stabilisation: Schulterblatt, Tiefenstabilisation
	Konstitutionelle Hypermobilität

Wichtige Differentialdiagnosen neben internistischen, urologischen und gynäkologischen Störungen sind Pathologien des Beckens und der Hüfte.

> Bei Rückenschmerzen wird immer die Hüfte mit untersucht.

Schmerzsyndrome des Beckens
(■ Tab. 15.8)
Lumbale Schmerzsyndrome sind weder ursächlich noch therapeutisch von denen des Beckens zu trennen. Wichtige Differentialdiagnosen stellen urologische und gynäkologische Erkrankungen dar. Schwierig ist manchmal die Kokzygodynie. Hiermit wird ein Schmerz in der Steißbeinregion beschrieben. Neben muskulären Verspannungen des Beckenbodens, Insertionstendopathien an den Sitzbeinhöckern spielen seelische Anspannungen eine wichtige Rolle.

15.1.4 Skoliosen

Skoliosen (▶ Kap. 1.2.3) sind Abweichungen der Wirbelsäule in der Saggitalebene und können verschiedene Ursachen haben. Kongenitale Skoliosen beruhen auf Fehlbildungen der Wirbelsäule und sollten frühzeitig operiert werden. Nicht operativ behandelte kongenitale Skoliosen führen häufig zu ausgeprägten Deformitäten der Wirbelsäule und des Thorax (■ Abb. 15.13). Sekundär entwickeln sich weitere Probleme, z. B. eine pulmonale Hypertonie. Sekundäre Skoliosen finden sich bei verschiedenen Grunderkrankungen (z. B. Neurofibromatosen, Syringomyelie etc.). Neben der Behandlung der Grunderkrankung spielt die Krankengymnastik hier eine zentrale Rolle. Statische Skoliosen auf Grundlage von Beinlängenverkürzungen und Beckentiefständen können durch einen entsprechenden Ausgleich behandelt werden. Die Ursache der

◘ Tabelle 15.7   Häufige funktionelle Störungen bei lumbalen Schmerzsyndromen

Segmentale Dysfunktionen (► Kap. 11)	Untere LWS
	Thorakolumbaler Übergang
	Lumbosakraler Übergang
	SIG
	Symphyse
	Hüftgelenke
Störungen der Wirbelsäulenstatik (► Kap. 1.2.2)	Hyperlordose der LWS
	Steilstellung der LWS (Instabilität)
	Skoliosierung
Gestörte Muskulatur/Muskelmuster (► Kap. 1.4)	Unteres gekreuztes Syndrom nach Janda (I und II)
	Zwerchfell, Beckenboden, Bauchmuskulatur, Piriformis (◘ Abb. 15.11)
	Triggerpunkte: Quadratus lumborum, Hüftbeuger, Rectus abdominis, Rückenstrecker, Beckenboden, Glutäalmuskulatur, Tensor fascia lata
Störungen des Bindegewebes (► Kap. 1.6)	Häufig stark verquollenes Bindegewebe paravertebral und lumbosakral
	Hypomobilitäten der Rückenfaszie
Viszerale Störungen	Abdomen, kleines Becken
Grundprobleme (► Kap. 1.5, 1.7, 5.2, 5.4.2)	Koordinationsstörungen: Gang, Einbeinstand, Hüftextension, Hüftabduktion, Oberkörperaufrichte, Atmung
	Insuffiziente Stabilisation: Becken, Tiefenstabilisation
	Konstitutionelle Hypermobilität

ideopathischen Skoliose ist unklar. Wahrscheinlich ist jedoch eine veränderte neuromuskuläre Steuerung der Haltung und Bewegung. Die resultierende Muskeldysbalance führt zur Skoliosierung der Wirbelsäule (◘ Abb. 15.14). Therapeutisch stehen neben der Behandlung von schmerzhaften Funktionsstörungen die neurophysiologische Krankengymnastik, Sporttherapie und ggf. Korsettversorgung im Vordergrund. In einigen Fällen ist eine operative Korrektur nötig.

Bei schmerzbedingten Skoliosen sollte die Ursache des Schmerzes beseitigt werden.

15.2   Schmerzsyndrome der Gelenke und Extremitäten

Schmerzen der Extremitäten haben vielfältige Ursachen. Neben den funktionellen und morphologischen Störungen der Gelenke sind die Störungen der periartikulären Strukturen und Schmerzausstrahlung aus anderen Regionen wichtige Differentialdiagnosen. Weitere Differentialdiagnosen sind periphere Durchblutungsstörungen, Tumoren, Metastasen, CRPS (► Kap. 16.2), Neuropathien (► Kap. 16.1) und entzündliche Erkrankungen (► Kap. 2 und 17).

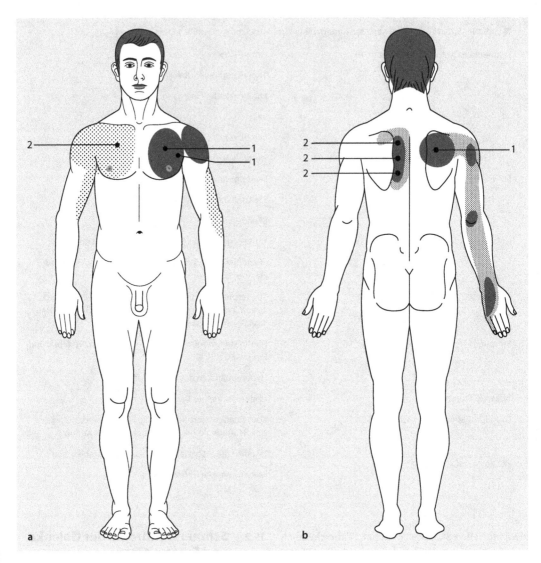

◘ Abb. 15.7a, b.   Beispiele für typische TRP mit Schmerzausstrahlung in der BWS/Thorax-Region. **a.** M. pectoralis major (1) und minor (2); **b.** M. serratus posterior superior (1) und M. rhomboideus (2)

Grundsätze zur Behandlung von akuten und chronischen Schmerzbildern mit Generalisierungstendenzen können ▶ Kap. 15.1 (◘ Tab. 15.1–15.4) entnommen werden. Dennoch gibt es einige Besonderheiten der Extremitäten und Gelenke, die im Folgenden dargestellt werden:

— Funktionsstörungen der Gelenke sind als primäre Schmerzursache, aber auch in der Genese und Progredienz von strukturellen Gelenkerkrankungen bekannt, aber im Alltag weiterhin unterschätzt.

— Sterile Entzündungen der Sehnen/Sehnenscheiden, der Sehnenansätze (Insertionstendopathien) und der Bursae sind häufig. Sie sind Folge von Überlastung einerseits durch äußere Umstände (z. B. Arbeitsanforderungen, repetitive strain [▶ Kap. 3.2]), andererseits durch muskulären Dauerzug bei nicht ausreichend verlängerungsfähiger Muskulatur

◘ Tabelle 15.8   Häufige funktionelle Störungen bei Schmerzen im Becken

Segmentale Dysfunktionen (▶ Kap. 11)	Lumbosakraler Übergang
	SIG
	Hüftgelenke
	Symphyse
	Steißbein
Störungen der Wirbelsäulenstatik (▶ Kap. 1.3)	Hyperlordose der LWS
	Steilstellung der LWS (Instabilität)
	Skoliosierung
Gestörte Muskulatur/Muskelmuster (▶ Kap. 1.4)	Unteres gekreuztes Syndrom nach Janda (I und II)
	Zwerchfell, Beckenboden, Beinmuskulatur, Piriformis (◘ Abb. 15.12)
	Triggerpunkte: Obturatorius internus, Beckenboden, Glutäalmuskulatur, Piriformis
Störungen des Bindegewebes (▶ Kap. 1.6)	Häufig stark verquollenes Bindegewebe lumbosakral
Viszerale Störungen	Kleines Becken
Grundprobleme (▶ Kap. 1.5, 1.7, 5.2, 5.4.2)	Koordinationsstörungen: Gang, Einbeinstand, Hüftextension, Hüftabduktion, Atmung
	.Insuffiziente Stabilisation: Becken, Tiefenstabilisation
	Konstitutionelle Hypermobilität

(▶ Kap. 1.4.2). Therapeutisch geht man wie folgt vor (◘ Abb. 15.16):

─ Antiphlogistisch/analgetische Therapie
─ Physikalische Maßnahmen z. B. Kryotherapie, Ultraschall, Reizstrom
─ NSAID
─ Lokale Steroidinjektion
─ Triggerpunktbehandlung
─ Entlastung, im Ausnahmefall Ruhigstellung
─ Kausale Behandlung
─ Entspannung der Muskulatur
─ Herstellung der muskulären Koordination und Herstellung einer ausreichenden Stabilisation (inklusive Eigenübung)
─ Anpassung der äußeren Umstände (z. B. Arbeitsplatzanpassung)

15.2.1 Diagnostik

Die Grundlage für die Therapieplanung und weitere Diagnostik bilden die gründliche Anamnese und die funktionell orientierte körperliche Untersuchung. Aufgrund der engen anatomischen und funktionellen Zusammenhänge ist zumindest bei chronischen Schmerzen eine Ganzkörperuntersuchung unerlässlich. So haben Knieschmerzen oft ihre Ursache in der Hüfte und Schulterschmerzen in der HWS. Apparative Untersuchungen sollten gezielt und insbesondere dann eingesetzt werden, wenn sich therapeutische Konsequenzen ergeben.

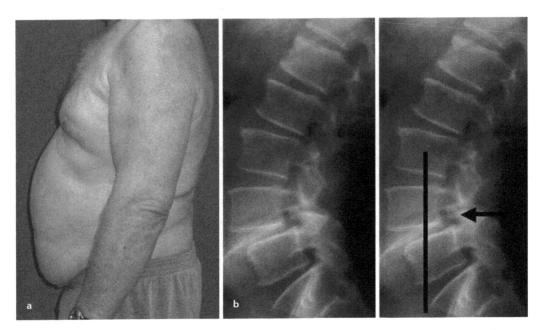

☐ Abb. 15.8a, b. **a.** Patient mit lumbalem Facettensyndrom bei klinisch insuffizienter lumbaler Stabilisation und Hyperlordose; **b.** Röntgenbild der Lendenwirbelsäule, Hyperlordose Facettengelenksarthrose der unteren Lendenwirbelsäule und degenerativer Spondylolisthese im Segment L4/5 (Pfeil)

☐ Tabelle 15.9　Funktionelle Befunde bei Schmerzsyndromen der Schulterregion	
Muskuläre Befunde	– Vorderer Schulterschmerz: Mm. scaleni, M. infraspinatus, M. biceps brachii, M. brachialis, M. supraspinatus, M. deltoideus, M. subclavius – Hinterer Schulterschmerz: M. deltoideus, M. levator scapulae, M. scalenus, M. supraspinatus, Mm. teres, M. subscapularis, M. serratus post. sup., M. latissimus dorsi – Oberes gekreuztes Syndrom
Impingement subacromial	– Dysbalance/Koordinationsstörung der großen Schultermuskeln (Pektoralis, Trapezius etc.) und der Rotatorenmanschette (meist in Kombination mit Insuffizienz der Skapulafixatoren) – Folgen: Bursitis subacromialis, Tendinitis/Ruptur Supraspinatussehne
Gelenkfunktionsstörung	– Glenohumeral, Acromioklavikulargelenk (häufig), Sternoklavikulargelenk
Grundprobleme	– Gestörte Bewegungsmuster: Schulterblattadduktion, Armabduktion, thorakale Hochatmung – Insuffizente Stabilisierung Schulterblatt, HWS, Tiefenstabilisation

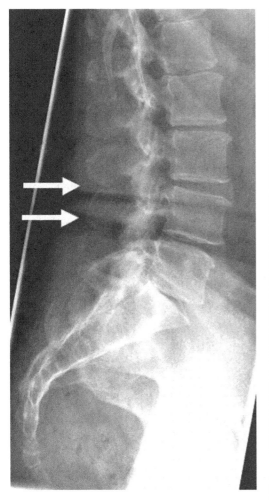

▣ Abb. 15.9. Röntgenaufnahme der Lendenwirbelsäule mit Baastrup-Phänomen (Pfeil), Aufnahme im Liegen, daher keine Hyperlordose sichtbar

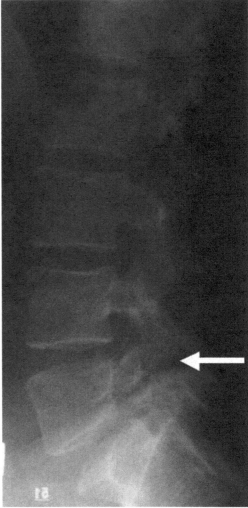

▣ Abb. 15.10. Röntgenaufnahme der Lendenwirbelsäule mit Spondylolyse (Pfeil)

15.2.2 Schmerzsyndrome der oberen Extremität

Im Gegensatz zur unteren Extremität ist die statische Belastung des Armes eher gering. Auf der anderen Seite ist der Arm nur über das Schulterblatt mit dem Rumpf verbunden. Dies und der anatomische Aufbau des Glenohumoralgelenks ermöglicht eine sehr große Beweglichkeit, allerdings zu Ungunsten der Stabilität. Die Stabilität wird von den Schulterblattfixatoren und durch die Rotatorenmanschette gewährleistet. Abschwächungen dieser Muskeln führt über Kompensationsmechanismen zu den häufigen Funktionsstörungen und sekundären Strukturerkrankungen der oberen Extremität. Häufige TRP mit Schmerzausstrahlung in die obere Extremität zeigt ▣ Abb. 15.15.

Schmerzen der Schulterregion (▣ Tab. 15.9)
Schulterschmerzen sind in der Häufigkeit und Notwendigkeit zur Differenzialdiagnostik mit dem Kreuzschmerz vergleichbar. Differentialdiagnostisch ist der Übertragungsschmerz aus der HWS

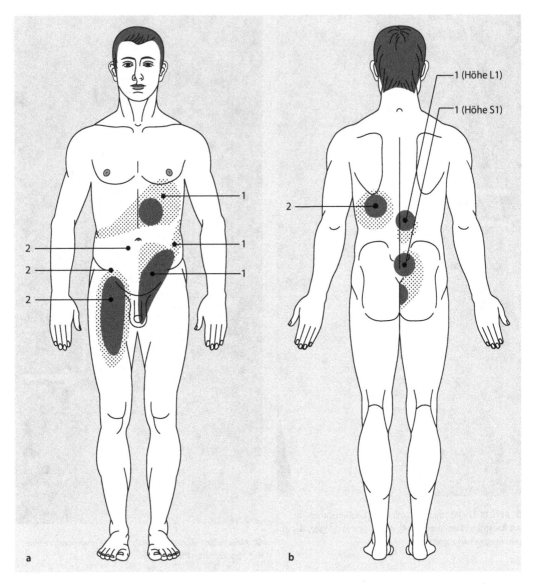

Abb. 15.11a, b.   Beispiele für typische TRP mit Schmerzausstrahlung in die LWS/Abdominal-Region. **a.** Schräge Bauchmuskeln (1) und Hüftbeuger (2); **b.** Mm. multifidi lumbal superior (1) und M. serratus posterior inferior (2)

(C3–C5), dem Plexus brachialis (entzündlich, Infiltration), den inneren Organen (Herz, Gallenblase) und dem Zwerchfell (N. phrenicus) wichtig.

Arthrosen des Glenohomoralgelenkes sind im Vergleich zu den Arthrosen der Hüfte oder Knie selten und oft posttraumatisch. Die funktionelle Behandlung ist in den meisten Fällen ausreichend,

um eine gute Schmerzlinderung und Funktionalität zu erreichen. In schweren Fällen gewährleistet die Schulterendprothetik eine gute Schmerzreduktion bei oft unbefriedigender Funktionalität.

Die Schultersteife (»frozen shoulder«) ist ein eigenständiges Krankheitsbild unklarer Genese. Es kommt zu einer progredienten, äußerst schmerz-

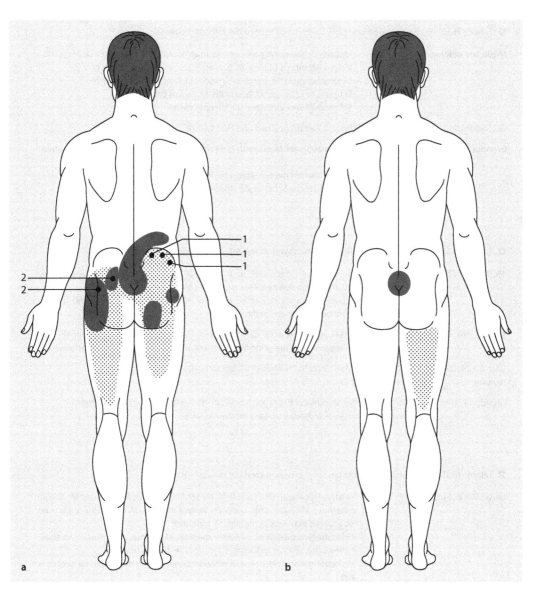

◘ Abb. 15.12a, b. Beispiele für typische TRP mit Schmerzausstrahlung in der Beckenregion. **a.** M. piriformis (1) und M. obturatorius internus (2); **b.** M. glutaeus medius

haften Einsteifung eines Schultergelenks. Die Erkrankung ist in der Mehrzahl der Fälle innerhalb eines Jahres selbstlimitierend. Therapeutisch stehen Aufklärung, begleitende Schmerztherapie und Behandlung der sekundären Funktionsstörungen im Vordergrund.

Besonders häufig ist das Impingement-Syndrom (◘ Tab. 15.9) und die Insertionstendopathie des M. pectoralis am Processus coracoideus. Therapie s.o.

▢ Tabelle 15.10   Funktionelle Befunde bei Schmerzsyndromen der Ellbogenregion

Muskuläre Befunde	– Radialer Schmerz: M. supinator, M. brachioradialis, M. extensor carpi radialis longus, M. triceps brachii, M. supraspinatus (!), Strecker Digiti IV, V – Ulnarer Schmerz: M. pectoralis major et minor, M. triceps brachii, – Schmerz in Ellbeuge: M. brachialis, M. biceps brachii – Schmerz Olekranonregion: M. triceps brachii
Gelenkfunktionsstörung	Ellbogen, Radiusköpfchen und Handwurzel
Grundprobleme	– Überlastung der Muskulatur bei Arbeits- und Sportbelastungen (»repetitive stain«) – Inkoordination der Schultergürtelmuskulatur – Insuffizienz der Schulterstabilisation

▢ Tabelle 15.11   Funktionelle Befunde bei Schmerzsyndromen der Hand- und Fingerregion

Muskuläre Befunde	– Dorsal: Hand- und Fingerextensoren, auch Mm. pectoralis, M. latissimus, M. subscapularis – Palmar: Hand- und Fingerflexoren, Mm. pectoralis, M. latissimus – Daumen- und radialer Handschmerz: M. supinator, Mm. scaleni, M. brachialis, M. infraspinatus, M. adductor und opponens pollicis
Karpaltunnelsyndrom	Kompression des N. medianus unter dem Ligamentum carpi transversum, funktionelle Komponente der Symptomatik ist die gestörte Bewegung der Handwurzelknochen untereinander
Gelenkfunktionsstörung	Radioulnar mit gestörter Radialabduktion, gestörtes Daumensattelgelenk
Grundprobleme	Überlastung der Muskulatur bei Arbeits- und Sportbelastungen (»repetitive strain«) Inkoordination der Schultergürtel- und Armmuskulatur

▢ Tabelle 15.12   Funktionelle Befunde bei Schmerzsyndromen der Hüftgelenksregion

Muskuläre Befunde	– Leistenregion vorn und lateral: M. tensor fasciae latae, M. iliopsoas, M. obliquus externus abdominis, Mm. adductor longus et brevis, M. quadratus lumborum, M. gluaeus maximus et medius, M. piriformis – Leistenregion medial: M. adductor magnus, M. obliquus externus abdominis – Hüftmuster, unteres gekreuztes Syndrom (► Kap. 1.1 und 1.4) – Verkettung zum Kniegelenk über Adduktoren (Knieschmerz bei Hüftproblematik)
Gelenkfunktionsstörung	Hüftgelenk, SIG, lumbosakraler Übergang und Symphyse
Grundprobleme	– Gestörte Bewegungsmuster: Hüftabduktion und Hüftextension – Inkoordination der Beckengürtelmuskulatur – Insuffizienz der Tiefenstabilisation – Konstitutionelle Hypermobilität

◘ **Tabelle 15.13**	Funktionelle Befunde bei Schmerzsyndromen der Kniegelenksregion
Muskuläre Befunde	– Ventral: M. rectus femoris, M. vastus medialis, M. adductor, M. longus und brevis, M. gracilis, M. satorius – Lateral: M. vastus lateralis, Kniekehle, M. gastrocnemius, M. biceps fermoris, M. popliteus, Mm. semitendinosus und semimembranosus, M. soleus, M. plantaris – Kniemuster (▶ Kap. 1.1)
Gelenkfunktionsstörung	Fibulaköpfchen, Fuß, Patellafunktionsstörung bei Chondropathie
Grundprobleme	– Insuffiziente Stabilisierung – Konstitutionelle Hypermobilität

◘ **Tabelle 15.14**	Funktionelle Befunde bei Schmerzsyndromen der Fuß- und Sprunggelenksregion
Muskuläre Befunde	– Zehen- und Vorfuß: M. tibialis anterior, M. extensor hallucis longus, M. flexor hallucis longus und brevis, M. extensor digitorum brevis und longus, Mm. interossei pedis, M. adductor hallucis, M. tibialis posterior – Plantar und Fersenregion: M. triceps surae, M. flexor digitorum longus, M. quadratus plantae, M. adductor und abductor hallucis, M. tibialis posterior – Knöchelregion: M. tibialis anterior, M. extensor digitorum longus, M. extensor hallucis longus, Mm. peronaeus longus et brevis, M. soleus, M. tibialis posterior, M. abductor hallucis, M. flexor digitorum longus
Gelenkfunktionsstörung	Oberes Sprunggelenk, tibiofibulare Verbindung und Fußknochen
Grundprobleme	Fußgewölbestörungen (Senk-, Spreiz-, Plattfuß) bei Insuffizienter muskulärer Stabilisierung

Schmerzen der Ellbogenregion
(◘ Tab. 15.10)

Bei Schmerzen in der Ellbogenregion muss man an Schmerzübertragung aus dem zervikothorakalen Übergang insbesondere dem Segment C6 denken.

Häufig sind die Epikondyalgien (Golfer- und Tennisellbogen). Diese stellen Ansatztendinosen der Handstrecker- bzw. Beugersehnen dar. Ursächlich ist eine Überlastung der Sehnenansätze durch nicht ausreichend verlängerbare Handbeuger bzw. -strecker. Wichtig ist die Relaxation/Dehnung beider Muskelgruppen, da sie durch das Bewegungsmuster des Greifens immer zusammen gestört sind (Rezidivgefahr). Zusätzlich finden sich häufig gelenkige Funktionsstörungen von Ellbogengelenk, Radiusköpfchen und Handwurzel.

Bursitiden kommen insbesondere bei Druckbelastungen vor.

Schmerzen der Hand- und Fingerregion
(◘ Tab. 15.11)

Schmerzübertragungen kommen insbesondere aus den Segmenten C6–C8.

Häufig sind periphere Neuropathien durch anatomische Engpässe wie z. B. das Karpaltunnel- und das Supinatorsyndrom. Bei einer vorherrschenden Schmerzsymptomatik ohne motorische Defizite steht die Behandlung der funktionellen Befunde im Vordergrund. Bei deutlichen motorischen Defiziten sollte eine neurochirurgische Entlastung der entsprechenden Nerven erfolgen (▶ Kap. 16.1).

Problematisch ist manchmal die Osteoarthrose, insbesondere die Rizarthrose. Neben der Therapie der Funktionsbefunde und physikalischen Maßnahmen (z. B. Wärme) sollte medikamentös antiphlogistisch behandelt werden. Differentialdiagnostisch ist an Erkrankungen des rheumatischen Formenkreises zu denken (▶ Kap. 2.2 u. 17).

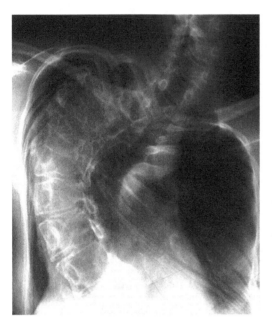

Abb. 15.13. Röntgen-Thorax von einer Patientin mit einer im Kindesalter nicht operierten kongenitalen Skoliose

15.2.3 Schmerzen der unteren Extremität

Die untere Extremität trägt die gesamte Last des Körpers. Im Vergleich zur oberen Extremität sind die Gelenke anatomisch deutlich stabiler, jedoch weniger beweglich.

Typische TRP mit Schmerzausstrahlungen in die untere Extremität sind in ◘ Abb. 15.16 dargestellt.

Schmerzen der Hüftgelenksregion
(◘ Tab. 15.12)

Der enge anatomische und funktionelle Zusammenhang zwischen LWS, Becken und Hüfte erfordern bei Schmerzen in einer dieser Regionen zwangsläufig die Untersuchung der jeweils Anderen. Übertragungsschmerzen kommen insbesondere aus dem Segment L3 / 4.

Die Arthrose des Hüftgelenks ist häufig. Bei noch erhaltenem Gelenkspalt sind funktionelle Behandlungen, ggf. kombiniert mit NSAID und intraartikulären Injektionen (Hyaloronsäure), indiziert. Schwere Arthrosen sollten endoprothetisch

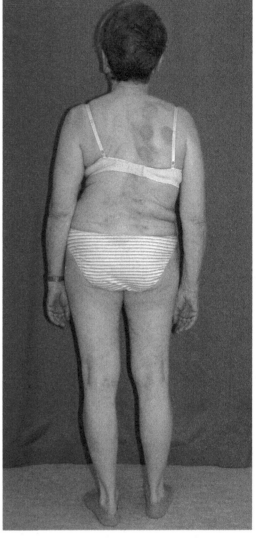

Abb. 15.14. Patientin mit einer idiopathischen Skoliose, statisch gut kompensiert

versorgt werden. Die Endoprothetik gewährt eine gute Schmerzreduktion und Funktionalität. Bei nicht gehfähigen Patienten ist zur reinen Schmerzreduktion die nichtoperative Therapie zu bevorzugen.

Die Bursitis trochanterica entsteht meist sekundär zu den Dysbalancen der Hüftmuskulatur. Therapie s.o.

Engpasssyndrome (▶ Kap. 16.1).

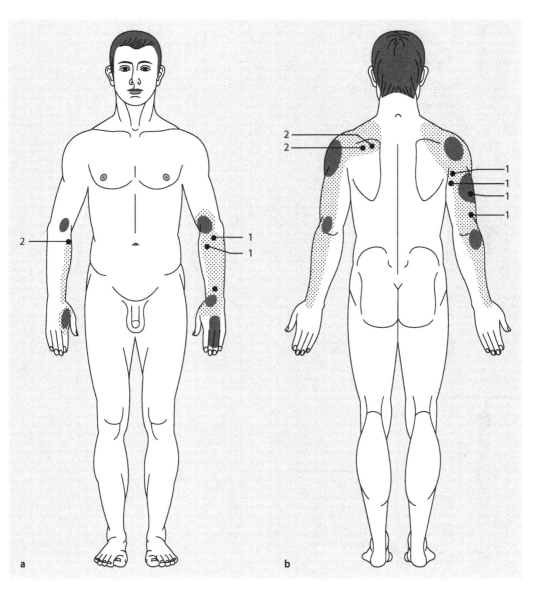

Abb. 15.15a, b. Beispiele für typische TRP mit Schmerzausstrahlung in die obere Extremität. **a.** Fingerstrecker (1) und M. brachioradialis (2); **b.** M. triceps brachii (1) und M. supraspinatus (2)

Schmerzen der Kniegelenksregion
(**D** Tab. 15.13)
Schmerzen im Knie können aus den Segmenten L4–S1 übertragen sein.

Zur Gewährleistung seiner statischen Funktion benötigt das Knie eine ausreichende muskuläre Sicherung. Arthrosen (Kniegelenk, Retropatellar) und degenerative Meniskusschäden sind oft Folge der insuffizienten Stabilisierung des Knies bzw.

muskulärer Inkoordination (**D** Tab. 15.13), während ligamentäre Instabilitäten meist posttraumatisch oder Folge eines verminderten Gelenkspaltes bei einer Arthrose sind. Therapeutisch ist die Aufarbeitung der muskulären Befunde entscheidend. Unterstützend können NSAID und intraartikuläre Hyalotonsäure-Injektionenen angewendet werden. Ausgeprägte Arthrosen werden endoprothetisch versorgt.

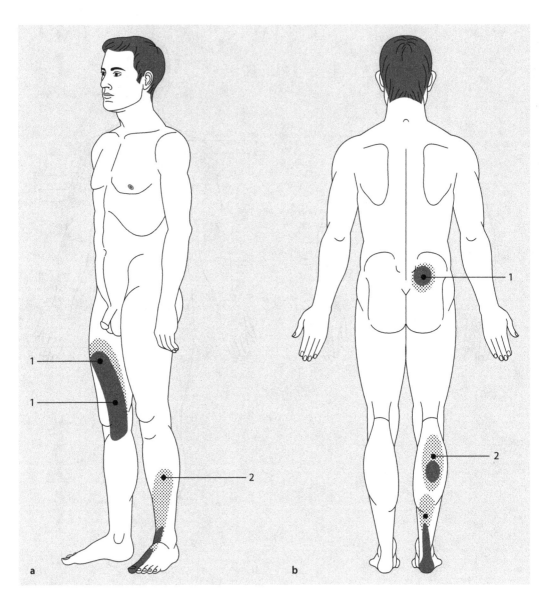

◘ Abb. 15.16a, b. Beispiele für typische TRP mit Schmerzausstrahlung in die untere Extremität. **a.** M. vastus medialis (1) und M. tibialis anterior (2); **b.** M. gluteus minimus (1) und M. soleus (2)

Langes Knien ist die häufigste Ursache für eine Bursitis (z. B. Fußbodenleger). Therapie s.o.

Schmerzen der Fuß- und Sprunggelenksregion (◘ Tab. 15.14)

Häufig finden sich übertragene Schmerzen aus den Segmenten L5 und S1.

Die Achillodynie und der Fersensporn sind typische Überlastungsreaktionen der Achillissehne (nicht ausreichend verlängerbare Wadenmuskulatur, Achillodynie) bzw. eine Ansatztendinose der plantaren Muskulatur (Fersensporn). Therapeutisch wird wie oben beschrieben vorgegangen.

Ausgeprägte Arthrosen der Sprunggelenke sind seltener als die im Knie- oder Hüftgelenk. Die nichtoperative Therapie steht im Mittelpunkt. Bei schweren Verläufen kommt eine Arthrodese oder die endoprothetische Versorgung in Frage.

Die Morton-Metatarsalgie ist eine Reizung des sensiblen interdigitalen Endastes des N. tibialis und tritt häufig im Zusammenhang mit einem Senk- oder Spreizfuß auf. Therapeutisch ist die Stabilisierung der Fußgewölbe (funktionell, ggf. chirurgisch) entscheidend. Weitere Therapien (▶ Kap. 16.1).

Der häufige Hallux valgus ist Folge eines Senkfußes. Dieser sollte funktionell stabilisiert werden.

Alle Fußgewölbestörungen können durch entsprechende Schuhversorgungen, -zurichtungen oder Einlagen mitbehandelt werden (◘ Abb. 15.17).

Funktionsstörungen des Fußes sind wichtig für die Gesamtstatik und sollten immer mituntersucht und auch ohne Vorliegen von Schmerzen behandelt werden.

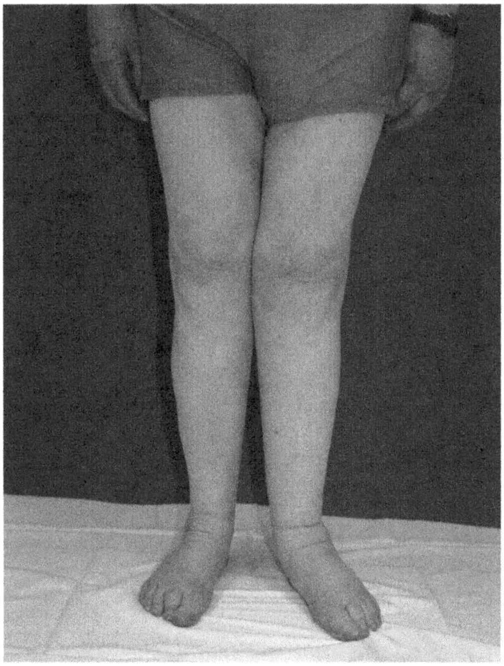

◘ **Abb. 15.17.** Ausgeprägter Senk-, Platt- und Knickfuß mit sekundärer Valgusfehlstellung im Kniegelenk bei einem Patienten mit lumbalem Pseudiradikulärsyndrom (Verkettung). Nebenbefundlich ein chronisches Lymphödem und Stauungsdermatitis

Neuropathische Schmerz-syndrome und CRPS

Kay Niemier

16.1 Neuropathischer Schmerz

Neuropathische Schmerzen als Teil von Schmerzen des Bewegungssystems sind häufig. In der Regel treten sie in Kombination mit Schmerzen auf funktioneller Grundlage auf. Oft ist es für den Behandler und Patienten schwierig, die verschiedenen Schmerzanteile zu differenzieren (◘ Tab. 16.1).

In diesem Abschnitt werden die für die funktionellen Therapien wesentlichen Aspekte besprochen. Für ein eingehendes Studium der Neuropathie sei auf die entsprechende Fachliteratur verwiesen.

16.1.1 Häufige neuropathische Schmerzsyndrome mit Manifestation im Bewegungssystem (◘ Tab. 16.2)

Radikuläre Schmerzsyndrome treten durch Schädigung von Nervenwurzeln in einem oder mehreren Wirbelsäulensegmenten auf. Die Schmerzen strahlen in das entsprechende Segment aus. Zusätzlich besteht eine neurologische Negativsymptomatik. Bei einer akuten Radikulärsymptomatik ist die Entlastung der entsprechenden Nervenwurzel entscheidend. Bei chronischen Radikulärsyndromen steht meist die symptomatische Therapie im Mittelpunkt.

Differentialdiagnostisch muss immer an Schmerzen aufgrund funktioneller Veränderungen z. B. des Bindegewebes gedacht werden (► Kap. 1.6).

Claudicatio spinalis

Bei der Claudicatio spinalis treten nach einer bestimmten Gehstrecke Schmerzen und neurologische Defizite in der unteren Extremität auf. Ein Ruheschmerz ist untypisch oder beruht meist auf funktionellen Ursachen. Bedingt werden die Schmerzen und Defizite durch eine Minderperfusion der nervalen Strukturen im Spinalkanal bei einer spinalen Enge. Eine vermehrte Lordose führt zu einer funktionellen Verengung, eine Kyphosierung zu einer funktionellen Erweiterung des Spinalkanals. Daher entlasten sich die Patienten durch eine Vorbeuge. Therapeutisch ist konservativ die Entlordosierung und muskuläre Stabilisierung

der Wirbelsäule entscheidend. Operative Eingriffe kommen bei entsprechenden Einschränkungen der Gehstrecke und Leidensdruck in Betracht.

Periphere Neuropathien

Schädigungen der peripheren Nerven treten häufig an anatomischen Engen auf. Beispiele sind das Karpaltunnelsyndrom (KTS) und Tarsaltunnelsyndrom. Schmerzen und neurologische Defizite finden sich im Ausbreitungsgebiet der betroffenen Nerven. Die Schmerzsymptomatik kann jedoch auch in anderen Regionen auftreten. So ist beim KTS ein nächtlicher Schulterschmerz typisch. Bei einer im Vordergrund stehenden neurologischen Negativsymptomatik sollte eine operative Entlastung erfolgen. Steht der Schmerz im Vordergrund, wird primär konservativ behandelt.

Polyneuropathien (PNP)

Polyneuropathien können unterschiedlichster Genese sein. Hinsichtlich der Differentialdiagnostik sei auf die entsprechende Fachliteratur verwiesen. In der Praxis kommen am häufigsten die diabetische und die alkoholtoxische PNP vor. Neben den strumpfförmig auftretenden Schmerzen ist die Gefühlsstörung ein Leitsymptom. Insbesondere die Beeinträchtigung der Propriozeption mit den sekundären Veränderungen in der Haltungs- und Bewegungssteuerung bereiten therapeutisch Probleme. Neben der Behandlung der Grundkrankheit wird versucht, die Regeneration der peripheren Nerven zu fördern (z. B. galvanischer Strom (4 Zellenbäder), Infusionen von Alpha-Liponsäure) und die Wahrnehmung/Propriozeption zu schulen (► Kap. 10.4.2 und 12.2.4).

Phantom- und Stumpfschmerz

Nahezu alle Patienten erleben nach einer Amputation nichtschmerzhafte Sensationen in der amputierten Extremität (Phantomsensationen). Häufig verkürzt sich das Phantom im zeitlichen Verlauf (Teleskoping). Phantomschmerzen treten meist in den ersten Tagen und Wochen nach der Amputation, manchmal auch später auf. Der Schmerzcharakter entspricht denen anderer neuropathischer Schmerzen. Die meisten Patienten beschreiben einen anfallsweisen Schmerz, es kommen aber auch Dauerschmerzen vor. Die Ursache liegt in einer

▣ Tabelle 16.1	Typische Schmerzangaben bei Neuropathien	
Schmerzauslöser/Schmerzauftreten	Schmerzcharakter	Pathophysiologischer Mechanismus
Spontanschmerz	Brennschmerz	Chronische pathologische Ruheaktivität von geschädigten nozizeptiven Nervenfasern
Mechanisch statische Allodynie	Schmerz bei leichten Berührungen	Umschaltung von sensiblen A_δ-Fasern auf zentrale nozizeptive Neurone
Mechanisch dynamische Allodynie	Schmerz bei bewegten Hautreizen	Umschaltung von sensiblen A_α-Fasern auf zentrale nozizeptive Neurone
Einschießender Schmerz	Stromschlagartiger Schmerz	Spontanentladungen geschädigter nozizeptiver Nervenfasern
Parästhesien/Dysästhesien	Kribbeln, Ameisenlaufen, Missempfindungen	Pathologische Spontanaktivität in A_β-Fasern

veränderten Projektion der amputierten Extremität im ZNS [1]. Unterschieden vom Phantomschmerz werden Stumpfschmerzen, die zu jeder Zeit nach der Amputation auftreten können. Die Ursachen für Stumpfschmerzen liegen innerhalb oder außerhalb des Amputationsstumpfes (▣ Tab. 16.3). Die Therapie erfolgt nach Möglichkeit kausal, wobei präventiv auf einen guten Prothesensitz zu achten ist und der Patient ein ausreichendes Training an der Prothese erhalten sollte.

16.1.2 Diagnostik

Die Diagnostik erfolgt zur Suche der primären Ursache einer Neuropathie, zur Differentialdiagnostik (z. B. Neuropathie vs. Funktionsstörung) und zur Festlegung eines Therapieplanes (▣ Tab. 16.4).

⊕ **Die folgenden funktionellen Probleme können Neuropathien vorgaukeln:**

− Muskuläre Engen, z. B. Skalenuslücke, Pectoralis minor: Taubheitsgefühle, Parästhesien
− Triggerpunkte: Kribbelparästhesien, Hyperalgesien
− Funktionsstörungen des Bindegewebes: Hyperalgesie, Brennschmerz

16.1.3 Therapie

Kausale Therapie (▣ Tab. 16.5)

Neuropathische Schmerzen sollten möglichst kausal durch eine rechtzeitige Intervention behandelt oder durch die Vermeidung von unnötigen operativen Interventionen vermieden werden. Kausal steht die Entlastung von bedrängten nervalen Strukturen im Mittelpunkt. Bei deutlichen neurologischen Defiziten (Kraftgrad < 4 nach Janda) ist eine frühzeitige operative Entlastung indiziert. Ohne oder bei nur geringen neurologischen Defiziten steht die konservative Therapie im Vordergrund. Bei den Polyneuropathien ist die Behandlung der Grundkrankheit wichtig.

Symptomatische Therapie (▣ Tab. 16.6)

Bei chronischen Schmerzsyndromen ist die kausale Behandlung der neuropathischen Schmerzkomponenten oft nicht oder nicht vollständig möglich. Neben den durch degenerative Veränderungen hervorgerufenen Nervenschäden sind therapiebedingte Neuropathien, insbesondere bei mehrfach voroperierten Patienten, nicht selten. Das Ziel der Therapie ist neben der Schmerzlinderung die Herstellung einer möglichst optimalen Funktion der betroffenen Extremität. Aufgrund der meist vor-

◻ Tabelle 16.2   Häufige neuropathische Schmerzen im Bewegungssystem

Schmerzsyndrom	Lokalisation	Häufige Ursachen
Radikuläre Schmerzsyndrome	Extremitäten (obere und untere)	– Bandscheibenschäden – Degenerative Wirbelsäulenveränderungen – Neuroforamenstenose – Facettenhypertrophie – Intraspinale Narben
Claudicatio spinalis	Untere Extremitäten	– Spinalkanalstenose
Periphere Neuropathien	Extremitäten (obere und untere)	– Periphere Nervenschäden an anatomischen Engen
Polyneuropathien	Extremitäten (obere und untere)	– Verschiedene Ursachen (häufig alkoholtoxisch und Diabetes mellitus)
Complex regional pain syndrome I und II	Extremitäten (obere und untere)	– Periphere Traumata
Phantom- und Stumpfschmerz	Extremitäten (obere und untere)	Amputationen

liegenden Mischbilder ist die Evaluierung des Therapieerfolges für Patient und Therapeut schwierig.

> ◐ Bei der Einschätzung des Therapieerfolges ist zu beachten, dass bei Patienten (fast) immer eine Kombination aus verschiedenen Schmerzanteilen vorliegt. Um falsche »Therapieversager« zu erkennen, müssen die Patienten spezifisch nach dem neuropathischen Schmerzanteil befragt werden.

16.2   Complex regional pain syndrome (CRPS)

Das CRPS ist Folge eines oft auch minimalen Traumas ohne (CRPS I) oder mit (CRPS II) Läsion eines peripheren Nerven. Die Pathophysiologie des CRPS ist nicht endgültig geklärt. Auslöser ist möglicherweise eine unphysiologische Aktivierung von peripheren nozizeptiven Neuronen [2]. Zusätzlich kommt es oft zu einer Kopplung von vegetativen Efferenzen an nozizeptive Afferenzen. Der so gesteigerte nozizeptive Einstrom führt sekundär zur zentralen Sensibilisierung und Reorganisation und damit zur diffusen Ausbreitung der Schmerzsymptomatik in der betroffenen Region. Die zentrale Reorganisation betrifft nicht nur die Schmerzverarbeitung, sondern auch die zentrale vegetative Regulation sowie die motorische Steuerung und resultiert in der typischen Symptomatik [3, 4].

16.2.1   Diagnostik

Die Diagnose wird anhand der klinischen Symptomatik gestellt. Typischerweise entwickelt sich aus einem ursprünglich lokalen posttraumatischen Schmerz ein diffuses regionales Schmerzsyndrom. Am Anfang stehen Schmerz, Bewegungseinschränkung und Schwellung im Vordergrund. Der Schmerz ist typischerweise bohrend/brennend und nimmt unter Belastungen sowie unter Orthostasebedingungen zu. Im Verlauf rücken die dystrophen Symptome und der nur schwer beeinflussbare Funktionsverlust in den Vordergrund. Die häufige Vernachlässigung (Neglect) der betroffenen Extremität führt zusätzlich zu Funktionsstörungen und Schmerzen auch in den vom CRPS nicht betroffenen Regionen (Schmerzausbreitung) (◻ Abb. 16.1, ◻ Tab. 16.7). Psychische Symptome und Komorbiditäten sind häufig und sollten hinsichtlich Einfluss und Behandlungsbedürftigkeit exploriert werden.

◘ Tabelle 16.3 Ursachen für Stumpfschmerzen	
Postoperativ nach Amputation	**Chronisch**
Wundschmerz	Narben, Tumoren
Stumpfinfektion	Entzündungen (z. B. Osteomyelitis)
Hämatome, Serome	Durchblutungsstörungen
Enger Verband	Fehlbelastung durch schlechten Prothesensitz
	Schmerzausstrahlung aus anderen Regionen (z. B. lumbales Pseudoradikulärsyndrom)
	Neuropathie (z. B. Neurom, PNP)

In der Röntgendiagnostik zeigt sich typischerweise eine fleckförmige Entkalkung der Knochen (◘ Abb. 16.2). Szintigraphisch finden sich insbesondere in den distalen Gelenken gelenknahe Anreicherungen. Zur Differenzierung eines CRPS I und II ist der klinische und neurographische Nachweis eines peripheren Nervenschadens notwendig.

Die Unterscheidung eines Sympatikus- vermittelten (SMP) von einem Sympatikus- unabhängigen Schmerz (SIP) ist durch diagnostische Sympatikusblockaden möglich. Eine Serie von 3 Blockaden mit nachfolgender enger Schmerzdokumentation sollte bei ansonsten nicht ausreichend beeinflussbaren Schmerzen durchgeführt werden.

16.2.2 Therapie

Im Mittelpunkt der Therapien stehen Schmerzreduktion, Beeinflussung der vegetativen Dysregulation, Funktionserhalt bzw. -verbesserung und Vermeidung von trophischen Schäden und Kontrakturen.

❶ Therapien müssen schmerzarm sein.

Schmerztherapie
Die betroffene Extremität sollte möglichst schmerzarm gelagert werden. Lagerungsschienen aus thermoplastischem Material sind leicht und können individuell angepasst werden.

Medikamentös wird das gesamte Spektrum der WHO-I-III Analgetika angewendet. Zusätzlich sind trizyklische Antidepressiva zur Schmerz-

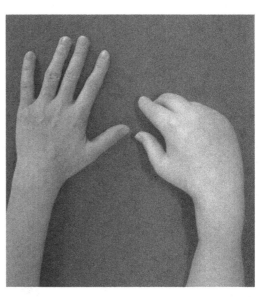

◘ **Abb 16.1** Klinisches Bild eines seit 2 Jahren bestehenden CRPS I der rechten Hand bei Z.n. einer Phlegmone des Mittelfingers. Im Verlauf hat sich eine Beugekontraktur der Finger (außer Dig I und II) eingestellt. Zusätzlich besteht ein ausgeprägter Neglect für den gesamten Arm mit sekundären Funktionsbefunden bis in die HWS und BWS

modulation, Behandlung der neuropathischen Schmerzkomponente und Beeinflussung der vegetativen Dysreguation sinnvoll. Beim CRPS II kommen zusätzlich Antikonvulsiva zum Einsatz (▶ Kap. 16.1). In der Akutphase können Kalzitonin (parenteral), Lokalanästhetikainfusionen und eine Cortisonstoßtherapie (14d, 90, 60/30/10/5 mg) versucht werden.

Physikalisch kommen milde thermische Reize zur Anwendung. In der Akutphase ist die betroffe-

◼ Tabelle 16.4	Diagnostik bei Verdacht auf neuropathischen Schmerz	
Differentialdiagnostik	Klinische Untersuchung	Neurologische Untersuchung
		Funktionelle Untersuchung
		Quantitative Sensorische Testung (QST; siehe entsprechende Literatur)
	Apparativ	Elektromyographie
		Neurographie
		Evozierte Potentiale
Ursachensuche	Anamnese	Alkohol, Vorerkrankungen
	Bildgebung	MRT/CT
		Ultraschall
	Labor	Alkohol (MCV, Leberwerte)
		Stoffwechsel (Blutzucker, HbA1C, TSH)
Therapieplanung	Diagnostische Sympatikus-Blockaden	Sympaticus mediated pain

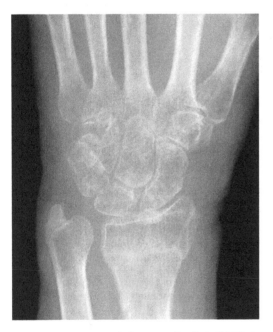

◼ **Abb. 16.2** Röntgenaufnahme einer Hand mit CRPS I bei Z.n. Colles-Fraktur. Typische fleckförmige Entkalkungen im Bereich der Handwurzel

ne Extremität in der Regel überwärmt und es wird mit Kaltreizen therapiert. Den mildesten Reiz stellt das absteigende Bad der kontralateralen Extremi-

tät dar. Über eine konsensuelle Reaktion kommt es zur Beeinflussung der betroffenen Seite. An der betroffenen Extremität können feuchte Tücher aufgelegt werden (Verdunstungskälte). Das CO_2-Bad ist ebenfalls ein milder Kältereiz. Durch das gelöste CO_2 werden die Kälterezeptoren der Haut unempfindlicher und ein gut tolerierter Kältereiz kann appliziert werden. Die Anwendungen erfolgen mit geringen Reizstärken, aber häufig (3-mal täglich 10–20 min). In der chronischen Phase ist die betroffene Extremität meist kühler und Wärmereize werden besser toleriert. Aufsteigende Bäder der kontralateralen Seite oder der betroffenen Extremität werden vorsichtig angewendet.

❯ **Die Anwendung von thermischen Reizen ist immer von der individuellen Verträglichkeit abhängig. Extreme Reize müssen beim CRPS vermieden werden. Ob eher Wärme oder Kälte vertragen wird, muss erfragt oder vorsichtig ausprobiert werden.**

Zusätzlich kann ein analgetischer Strom (z. B. Hochvolt, TENS, Niederfrequenz) angewendet werden. Die Anwendung erfolgt in den segmentalen Reflexzonen oder wenn vertragen an der betroffenen Extremität. Neben der Schmerzlinderung

◘ Tabelle 16.5 Kausale Therapie neuropathischer Schmerzen

Operativ	Entfernung der Bandscheibe bzw. eines Bandscheibensequesters	– Bandscheibenprotrusion oder Prolaps mit – Radikulärsyndrom – Cauda-equina-Syndrom – Myelopathie
	Erweiterung des Spinalkanals	– Spinalkanalstenose mit – Claudicatio spinalis – Myelopathie – Cauda-equina-Syndrom
	Erweiterung des Neuroforamens	– Neuroforamenstenose
	Neurolyse peripherer Nerven	– Periphere Neuropathie bei struktureller Bedrängung des Nerven im Verlauf
Interventionell	Peridurale Steroidinjektionen Periradikuläre Therapien Steroidinjektionen im peripheren Nervenverlauf	– Zur Abschwellung der den Nerven bzw. die Nervenwurzel umgebenden Gewebe (z. B. beim Bandscheibenvorfall, Spinalkanalstenose, KTS)
Funktionell	Entlordosierung und lumbale Stabilisation (funktionelle Erweiterung des Spinalkanals und der Neuroforamen)	– Claudicatio spinalis mit Spinalkanalstenose – Neuroforamenenge mit radikulärer Symptomatik
	Muskelentspannung	– Muskuläre Einengungen im peripheren Nervenverlauf
	Versorgung mit funktionellen Prothesen	– Phantomschmerz; Integration der amputierten Extremität in die normalen Bewegungs- und Haltungsmuster, dadurch Normalisierung der kortikalen Repräsentation [1]
	Bewegungsschulung	– Alle Neuropathien; Normalisierung der kortikalen Repräsentation [1]
	Förderung der Regenration (galvanischer Strom)	– Polyneuropathie

haben die physikalischen Maßnahmen auch eine Wirkung auf die vegetative Regulation.

Bei positiven Befunden in den segmentalen Reflexzonen werden diese behandelt (s. u.).

Die Lymphdrainage führt zu einer Schmerz- und Ödemreduktion sowie zu einer Beeinflussung der vegetativen Regulation. Sie sollte sanft und häufig durchgeführt werden (2-mal täglich, ca. 20 min).

Bei unzureichender Schmerzreduktion durch die oben genannten Therapien kommen interventionelle Verfahren zur Anwendung. Sympathikusblockaden (Ganglion stellatum, Grenzstrang) werden nach positiver Austestung als Serie durchgeführt (10 Blockaden). Kathetertechniken ermöglichen eine schmerzarme Physiotherapie. Bei anders nicht zu beeinflussender Symptomatik kann nach positiver Austestung eine Rückenmarkstimulation (SCS) als Dauertherapie durchgeführt werden [5].

❶ **Eine schmerzhafte Therapie führt oft zur Exazerbation der Symptomatik. Das Warn-**

Tabelle 16.6 Symptomatische Therapie neuropathischer Schmerzen

Medikamentös	Trizyklische Antidepressiva	– Alle Neuropathien, in Abhängigkeit vom Therapieerfolg
	Antiepileptika	
	Opioide	
	Lokalanästhetikainfusionen	
Funktionell	Behandlung von sekundären Funktionsbefunden	– Bei sekundären Funktionsbefunden
	Strombehandlung (TENS, Niederfrequenter Strom, Hochvolt)	– Alle Neuropathien, in Abhängigkeit vom Therapieerfolg
	Thermo- und Hydrotherapien	– SMP, CRPS
	Reflextherapien (z. B. Bindegewebsmassage, Segmentmassage)	– Reflektorische Veränderungen in den entsprechenden Bindegewebszonen
Interventionell	Sympatikusblockaden	– Sympaticus mediated pain
	Spinal cord stimulation	– Refraktäre Neuropathien und CRPS nach erfolgreicher Austestung
	Intrathekale Opioidtherapie (Schmerzpumpe)	– Refraktäre gemischte Schmerzsyndrome nach erfolgreicher Austestung

symptom Schmerz kann bei einer Katheterbehandlung komplett ausgeschaltet werden. Dies ermöglicht eine »Übertherapie«, welche die Symptomatik verschlimmern kann.

Beeinflussung der vegetativen Dysregulation

Medikamentös werden Lokalanästhetikainfusionen (z. B. Prokain-Basen-Infusionen in steigender Dosierung, 10 Infusionen, 1-mal täglich) durchgeführt. Trizyklische Antidepressiva haben ebenfalls einen Einfluss auf die vegetative Regulation.

Physikalische Maßnahmen und Lymphdrainage (s. o.).

Die Behandlung in den segmentalen Reflexzonen führt zur Verbesserung der vegetativen Regulation und zur Schmerzlinderung. Sie ist ein zentraler Bestandteil der Therapie des CRPS. Angewendet werden Bindegewebsmassage, Segmentmassage, Quaddeln und Schröpfen (täglich in der Akutphase).

Die interventionellen Verfahren führen nicht nur zur Schmerzreduktion, sondern auch zur Verbesserung der vegetativen Regulation.

Funktionserhalt und Verbesserung

Eine krankengymnastische Behandlung sollte frühzeitig begonnen werden. Das aktive und passive Bewegen (mehrfach täglich) der betroffenen Extremität führt zu einer Normalisierung der zentralen Repräsentation und zu einer Verminderung des Neglects [6]. Funktionsstörungen werden krankengymnastisch und durch Eigenübungen behandelt. Um eine sekundäre Dekonditionierung zu verhindern, ist ein allgemeines Training sinnvoll.

Zur Verhinderung von Kontrakturen können Lagerungsschienen, zur Behandlung von Kontrakturen Quengelschienen und zum selbständigen Training Funktionsschienen verwendet werden.

Ergotherapeutisch kommen funktionelle Techniken wie z. B. Flechten, Malen oder ein berufsbezogenes Training zum Einsatz. Zur Verbesserung

Tabelle 16.7 Frühe und späte Symptomatik des CRPS

Motorische Störungen	Reduzierte Willkürmotorik
	Tremor
	Dystonie
	Neglect
	Koordinative Defizite
Sensible Störungen	Spontanschmerz
	Allodynie
	Sensible Defizite
Vegetative Störungen	Vermehrte/verminderte Durchblutung
	Überwärmung/kalte Extremität
	Ödeme
	Vermehrte/verminderte Schweißsekretion
	Trophische Störungen
Knochen/Gelenke	Gelenksteife bis hin zur Ankylose
	Osteoporose
	Steigerung des gelenknahen Knochenstoffwechsels
Muskulatur	Atrophien
	Kontrakturen

der sensomotorischen Integration werden milde Hautreize wie Linsenbäder, Streichungen oder Bürstungen durchgeführt. Bei irreversiblen Schäden sollten Hilfsmittel angepasst werden.

Literatur

1 Flor H (2008) Maladaptive plasticity, memory for pain and phantom limb pain: review and suggestions for new therapies. Expert Rev Neurother. May;8(5):809–818

2 Stanton-Hicks M, Jänig W, Hassenbusch S, Haddox JD, Boas R, Wilson P (1995) Reflex sympathetic dystrophy: changing concepts and taxonomy. Pain 63:127–133

3 Jänig W (1993) Sympathikus und Schmerz: Ideen, Hypothesen, Modelle. Schmerz 7:226–240

4 Baron R, Levine JD, Field HL (1999) Causalgia and reflex sympathetic dystrophy: Does the sympathetic nervous system contribute to the generation of pain? Muscle Nerve 22:678–695

5 Kemler MA, de Vet HC, Darendse GA, Van Den Wildenberg FA, van Kleef M (2008) Effect of spinal cord stimulation for chronic complex regional pain syndrome Type I: five-year final follow-up of patients in a randomized controlled trial.J Neurosurg. Feb;108(2):292–298

6 Krause P, Förderreuther S, Straube A (2006) Motor cortical representation in patients with complex regional pain syndrome: a TMS study. Schmerz Jun;20(3):181-4, 186–188

Rheumatische Erkrankungen

Jan Emmerich

Rheumatische Erkrankungen gehen häufig mit dem Leitsymptom Schmerz im Bewegungssystem einher. Daher werden von Patienten und manchmal von Behandlern Rheuma und Schmerz synonym verwendet. Rheumatische Erkrankungen sind jedoch entzündlicher Natur. Es ist wichtig, diese von den degenerativen und funktionellen Schmerzsyndromen des Bewegungssystems abzugrenzen. Unspezifische Begriffe wie Weichteilrheumatismus o. Ä. sind verwirrend und verdecken häufig die Pathogenese des Schmerzes. Diagnosekriterien für wichtige rheumatologische Erkrankungen sind in ▶ Kap. 2.2 dargestellt. Im Mittelpunkt des folgenden Kapitels steht die praktische und rationale Vorgehensweise bei der Diagnostik entzündlich-rheumatischer Erkrankungen.

17.1 Rheumatologische Diagnostik

Für die rheumatologische Diagnostik gibt es kein einfaches Rezept, sondern sie stellt eine Stufendiagnostik dar, die sich an klinischen und anamnestischen Befunden orientiert.

17.1.1 Labordiagnostik

Zur Basisdiagnostik gehören:
CRP, BSG, Blutbild und Differential-Blutbild, Urinstatus, GGT, GOT, GPT, AP, CK, Myoglobin, Kreatinin, Harnstoff, Na, K, Ca, Ph, INR, PTT, Fibrinogen, TSH und ggf. fT3, fT4.

Da die Autoimmundiagnostik einerseits sehr teuer ist und andererseits die Diagnose nicht allein aus einem Laborbefund gestellt werden kann, sollte sie nicht ungezielt erfolgen. Je nach klinischem Verdacht sind folgende Untersuchungen sinnvoll:

- Rheumatoide Arthritis: Rheumafaktor-IgM, CCP-Antikörper bzw. ACPA (Antikörper gegen citrullinierte Peptide), ANA, Hepatitisserologie
- Kollagenosen: ANA, ds-DNA-Ak, ENA-Screen, ggf. ENA-Differenzierung (z. B. SCL-70, CENP-B, SS-A = Ro, SS-B = La, Sm), ggf. Sammelurin auf Protein
- Spondyloarthritiden: HLA-B27, Rheumafaktor-IgM, evtl. CCP

- Antiphospholipid-Syndrom: Kardiolipin-Ak, Lupusantikoagulans, β_2-Glykoprotein-1-Ak
- Vaskulitiden: c-ANCA, p-ANCA, Hepatitis-Serologie
- Myopathien, Schilddrüsenfunktionsstörungen, Osteoporose: Schilddrüsen-Autoantikörper zum Ausschluss einer Autoimmunthyreoiditis (Hashimoto-Thyreoiditis) mit Antikörpern gegen Thyreoglobulin (TAK = Anti-TG), Thyreoperoxydase (MAK = Anti-TPO), TSH-Rezeptor (TRAK)
- Infektassoziierte Arthritiden je nach Verdacht: Borrelien-Serologie, evtl. serologische Suche nach Chlamydien, Yersinien, Shigellen, Salmonellen usw. Letztere müssen beim Fehlen eines direkten Erregernachweises in Stuhl oder Urin bzw. eines zeitlichen Zusammenhanges zwischen Infektion und Arthritis sehr kritisch gewertet werden. Eine Fehlinterpretation der Borrelienserologie bei unspezifischen Symptomen führt häufig zur Verunsicherung von Patienten und zu unnötiger und erfolgloser Antibiotikatherapie.

Weitere, speziellere Parameter können erforderlich sein und ergeben sich aus den Befunden der genannten Untersuchungen.

17.1.2 Apparative und bildgebende Diagnostik

Auch die apparative Diagnostik richtet sich nach der Verdachtsdiagnose und den klinischen und paraklinischen Befunden. Eine Röntgenaufnahme des Thorax, möglichst auch eine Abdomensonographie, sollte bei jedem Patienten mit einer rheumatischen Erkrankung zum Ausschluss maligner oder infektiöser Erkrankungen erfolgen.

Ein Teil der Untersuchungen liefert Ausgangsbefunde für spätere Verlaufskontrollen. In ◘ Tab. 17.1 und 17.2 sind bildgebende Untersuchungen bei entzündlichen Gelenkerkrankungen in der Praxis als Basisdiagnostik dargestellt.

Weitere diagnostische Maßnahmen wie Gelenksonographie, Skelettszintigraphie oder MRT-Untersuchung der HWS bei Verdacht auf Beteiligung des Atlantoaxialgelenkes bei RA (◘ Abb. 17.1)

◘ **Tabelle 17.1**   Apparative Diagnostik: Rheumatoide Arthritis (RA) und Arthritis psoriatica (A. ps)

Untersuchung	Indikation	Fragestellung
Röntgen der Hände und Vorfüße	Verdacht auf RA, Arthritis psoriatica Verlaufskontrolle	Usurierend-arthritische Veränderungen? (◘ Abb. 17.2) Gelenknahe Osteoporose?
Röntgen der HWS in 2 Ebenen und Funktionsaufnahmen seitlich in Anteflexion	HWS-Beschwerden bei RA, Routine-Kontrolle im Abstand von 3 Jahren	Beteiligung des Dens axis? Atlantodentale Dislokation? (◘ Abb. 17.1) Atlantodentale Distanz in Ruhe und Anteflexion?

◘ **Tabelle 17.2**   Apparative Diagnostik: Spondyloarthritiden

Untersuchung	Indikation	Fragestellung, Hinweise
Röntgen der Beckenübersicht und der Wirbelsäule	Verdacht auf Spondyloarthritiden	Sakroiliitis, Syndesmophyten, entzündliche Wirbelveränderungen? (◘ Abb. 17.4) Knöcherne Veränderungen können im Frühstadium der Erkrankung noch fehlen
MRT Sakroiliakalgelenke mit TIRM- oder STIR-Sequenz bzw. **i.v.-Kontrastmittel**	Unbekannte Aktivität einer bekannten Sakroiliitis, klinischer Verdacht bei fehlenden radiologischen Zeichen	Florıdität einer Sakroiliitis? (◘ Abb. 17.3) Die Untersuchung ist im Frühstadium sensitiver als das Röntgenbild und lässt eine Aussage über die aktuelle entzündliche Aktivität zu. Ohne STIR, TIRM oder Kontrastmittelgabe nicht aussagekräftig!

werden in der Regel vom Rheumatologen herangezogen.

❯ Knöcherne Erosionen (Usuren) lassen sich mit Hilfe der Sonographie oft schon darstellen, wenn sie in der konventionellen Röntgenaufnahme noch nicht nachweisbar sind. Außerdem erlaubt die Sonographie den Nachweis von kleinen Gelenkergüssen und Synovitiden.

❶ Auch wenn die Metatarsophalangealgelenke klinisch stumm sind, finden sich hier häufig die ersten Usuren. Daher sollten zur Diagnostik der rheumatoiden Arthritis neben den Händen immer auch die Vorfüße geröntgt werden.

Die Skelettszintigraphie kann wegen ihrer geringen Spezifität zur Diagnostik der Sakroiliitis nicht empfohlen werden.

Die Koordination der apparativen Diagnostik bei Kollagenosen und Vaskulitiden sollte durch den Rheumatologen erfolgen. Die aufgeführten diagnostischen Maßnahmen in ◘ Tab. 17.3 sollen das Untersuchungsspektrum veranschaulichen.

Bei Polymyositis und Dermatomyositis muss eine vollständige Malignomsuche durchgeführt werden.

17.2   Therapieprinzipien

Bei den meisten entzündlich-rheumatischen Erkrankungen besteht das vordringliche Therapieziel in der Verminderung der Entzündungsaktivität.

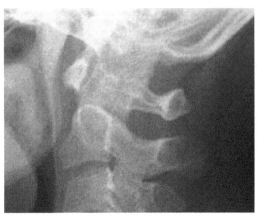
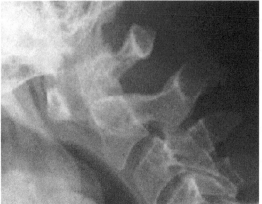

◘ Abb. 17.1   HWS-Beteiligung bei rheumatoider Arthritis. Der Apex des Dens axis ist erosiv zerstört. In Anteflexion deutliche Zunahme der atlantodentalen Distanz

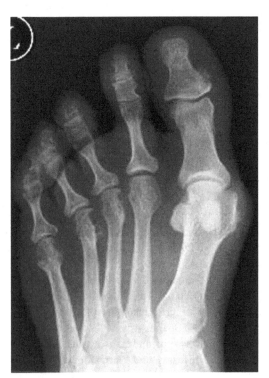

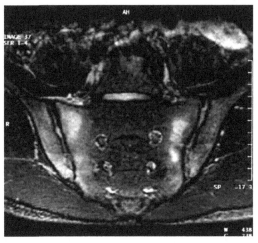

◘ Abb. 17.3   Zeichen der beidseitigen Sakroiliitis in der Kernspintomographie

◘ Abb. 17.2   Usurierende Veränderungen an den MTP-Gelenken bei rheumatoider Arthritis

Diese Wirkung wird medikamentös erzielt. Bezüglich der immunsuppressiven Therapie sei auf die rheumatologische Fachliteratur verwiesen.

Wichtig sind daneben symptomatisch-medikamentöse und funktionelle Behandlungen so-

wie unterstützende diätetische Maßnahmen. Im Folgenden liegt der Schwerpunkt auf den physiotherapeutischen Behandlungen. Die Indikationsstellung ist auch hier vom Funktionsbefund und nicht von der morphologischen Diagnose abhängig (▶ Kap. 1).

Die Behandlungen können im Alltag als häusliche Selbstbehandlung, in der Physiotherapiepraxis oder auch im Rahmen einer Kurortbehandlung mit einer besonders hohen Reizdichte erfolgen.

Bei allen rheumatischen Erkrankungen ist die medikamentöse und nichtmedikamentöse Osteoporoseprophylaxe und –therapie wegen der

▣ Tabelle 17.3 Apparative Diagnostik: Kollagenosen und Vaskulitiden

Untersuchung	Indikation	Fragestellung, Hinweise
Sonographie Abdomen	Verdacht oder gesicherte Kollagenose	Beurteilung der Organe, Pleuraergüsse, Ausschluss von Malignomen
Sonographie Halsweichteile	Sjögren-Syndrom	Sonomorphologie der Speicheldrüsen? Lymphome? (Erhöhtes Lymphomrisiko!)
EKG und **Echokardiographie**	Verdacht oder gesicherte Kollagenose	Ausschluss einer kardialen Beteiligung und eines Perikardergusses
Röntgen-Thorax und **Thorax-HR-CT**	Primär bzw. bei Verdacht auf pulmonale Beteiligung	Alveolitis? Fibrose? Floridität und Verlaufskontrolle, Malignomausschluss
Lungenfunktionsuntersuchung mit Diffusionskapazität und **Ergooxytensiometrie**	Verdacht auf pulmonale Beteiligung	Funktionelle Einschränkung des pulmonalen Systems? Die empfindlichste Aussage liefert die Ergooxytensiometrie
Kardio-MRT	Evtl. bei Hinweisen für eine kardiale Beteiligung	Peri-/Myokarditis? Floridität?
MRT Schädel und/oder **Hirn-SPECT**	Verdacht auf zerebrale Beteiligung	Morphologische und funktionelle Organveränderungen?
MRT der **Muskulatur**	Myositiden	Myositiszeichen (z. B. Oberschenkelmuskulatur)?
Gastroskopie und evtl. **Ösophagusmanometrie**	Systemischer Sklerose, CREST	Ösophagusbeteiligung?
Duplex-Sonographie der Fingerarterien	Raynaud-Phänomen, Vaskulitiszeichen und Nekrosen an den Händen	Perfusionsstörungen der Digitalarterien? Sonographische Vaskulitiszeichen?
Duplex-Sonographie der extrakraniellen hirnversorgenden Gefäße inkl. A. subclavia und A. temporalis	Verdacht auf Riesenzellarteriitis	Perfusionsstörungen? Sonographische Vaskulitiszeichen (Verdickung der Gefäßwand, Ödem)?
Kapillarmikroskopie	Systemische Skleose, Raynaud-Phänomen	Typische Veränderungen bei systemischer Sklerose wie Megakapillaren?

schmerzbedingten körperlichen Inaktivität und der häufig längerfristigen antientzündlichen Glukokortikoidmedikation besonders wichtig (▶ Kap. 19).

17.2.1 Rheumatoide Arthritis

Da physikalische und funktionelle Behandlungen bei der rheumatoiden Arthritis leicht zur entzünd-

lichen Aktivierung führen können, sind diese besonders sorgfältig zu dosieren und zu kontrollieren.
— Antientzündliche Therapie
    Neben der medikamentösen Therapie kommt vor allem die Kältebehandlung zur Eingrenzung der Entzündung infrage. Typischerweise verwendet man Packungen, Kaltluft oder auch die Kältekammer (▶ Kap. 8.1.4).
— Analgetische Therapie

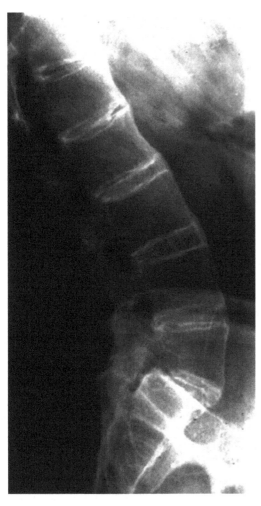

◘ Abb. 17.4 Bambusstab-Wirbelsäule bei Spondylitis ankylosans. Typische knöcherne Überbrückung der Zwischenwirbelräume

Schon die antientzündliche Therapie führt zu einer Schmerzlinderung. Neben den entzündlichen Veränderungen finden sich auch funktionelle Störungen des Bewegungssystems. Bei der Behandlung von Triggerpunkten, Muskelverspannungen, Bindegewebsbefunden und Gelenkhypomobilitäten spielen Krankengymnastik (▶ Kap. 10) und Massagetherapie (▶ Kap. 9) eine wesentliche Rolle. Defizite der Koordination und Stabilität (▶ Kap. 1.5, 10, 11, 12 und 21) sollten diagnostiziert und behandelt werden. Im nicht entzündlichen Stadium kommt die Wärmetherapie zum Tragen. Die

häusliche Anwendung (z. B. Wärmflasche, Kirschkernkissen, Packungen) hat Vorrang vor Verschreibungen. In der Praxis bieten sich Paraffinbäder, Ultraschall und in Kombination mit einer Bewegungstherapie das Kneten von warmem Wachs an (▶ Kap. 8.1).

— Vegetative Stabilisierung
   Patienten mit chronischen entzündlichen Erkrankungen leiden oft unter vegetativen Dysbalancen [1]. Inwiefern sich diese auf die Entzündungsaktivität auswirken, ist nicht bekannt. Es scheint jedoch sinnvoll, die vegetative Dysbalance zur Verbesserung des allgemeinen Wohlbefindens und der Schmerzmodulation zu behandeln (▶ Kap. 1.4 und 20).

— Verhinderung von Destruktionen
   In der akut entzündlichen Krankheitsphase geht es neben der entzündungshemmenden Therapie um die Verhinderung von Gelenkdestruktionen. In dieser Phase ist eine aktive Beübung der betroffenen Extremität sehr vorsichtig zu dosieren. Für den Alltag sind einfache Hilfsmittel wie z. B. spezielle Griffe für Büchsenöffner oder Messer sinnvoll. Auf ein Handkrafttraining sollte zur Vermeidung weiterer Destruktionen verzichtet werden.

17.2.2 Spondyloarthritiden

Für die Behandlung der Spondyloarthritiden war die Einführung der Anti-TNFα-Therapien ein bahnbrechender Fortschritt. Trotzdem nehmen die funktionellen Therapien bei dieser Erkrankungsgruppe, insbesondere bei der Spondylitis ankylosans, weiterhin einen entscheidenden Platz ein.

— Verhinderung der Fehlhaltung
   Ein großes Problem bei den Spondyloarthritiden stellt das Einsteifen der Wirbelsäule und der Gelenke in ungünstigen Positionen dar. Durch eine aktive Krankengymnastik und Trainingstherapie mit den Schwerpunkten Mobilisierung der Wirbelsäule und der betroffenen Gelenke sowie eines muskulären Trainings (dynamisches und isometrisches Krafttraining) kann zwar die Einsteifung nicht verhindert, jedoch eine günstigere Haltung erzielt werden. Wichtig ist das Erlernen und

die tägliche Anwendung eines Eigenübungs-programms. Die regelmäßige Übungs- und Trainingsbehandlung scheint zudem einen antientzündlichen Effekt zu haben (▶ Kap. 12).

— Analgetische und funktionelle Therapien
Die physikalische Schmerztherapie erfolgt mit Wärmeanwendungen und analgetischen Elektrotherapien (▶ Kap. 8.1 und 8.3). In den meisten Fällen sollte eine häusliche Anwendung möglich sein. Unter Kurortbedingungen sind Thermen, Moor- und Schwefelbäder aber auch Radonquellen geeignet. Insertionstendopathien reagieren meist gut auf Ultraschallbehandlungen. Zur Behandlung von schmerzhaften Funktionsstörungen können Krankengymnastik (▶ Kap. 10), klassische Massagen oder Unterwassermassagen (▶ Kap. 9) verschrieben werden. Die Selbstbehandlung von Funktionspathologien sollte der Patient erlernen. Die aktiven Therapien führen auch zur Schmerzlinderung.

17.2.3 Arthritis psoriatica

Die funktionellen Therapien der Arthritis psoriatica entsprechen bei peripheren Arthritiden jenen bei der rheumatoiden Arthritis und bei Achsenskelettbefall und Enthesiopathien der bei der Spondylitis ankylosans. Zusätzlich können UV-Bestrahlungen und Solebäder bzw. als Kombination die Solephototherapie genutzt werden.

Die Arthritis psoriatica reagiert weniger empfindlich auf Wärmereize und durchblutungssteigernde Maßnahmen als die häufiger zur Aktivierung neigende rheumatoide Arthritis.

17.2.4 Kollagenosen

Die Auswahl der funktionellen Therapien richtet sich nach der dominanten Symptomatik und Organmanifestation der Erkrankung und die Behandlungsintensität nach der Erkrankungsaktivität, dem Alter des Patienten und seiner Komorbidität.

— Durchblutungsfördernde und entstauende Maßnahmen

Insbesondere bei der Sklerodermie sind hyperämisierende Anwendungen wie Bindegewebsmassagen, CO_2-Bäder und niederfrequente Ströme indiziert.

Die Indurationen von Haut und Bindegewebe können mittels Massagen und Ultraschall sowie Lymphdrainagen behandelt werden. Letztere ist im frühen, ödematösen Stadium am effektivsten, kann aber auch später günstige Effekte erzielen (▶ Kap. 9.3.5).

— Verhinderung von Kontrakturen
Dazu dienen das aktive und passive Durchbewegen im schmerzfreien Bereich und ggf. die Lagerung. Wichtig ist die Begrenzung muskulärer Belastungen im floriden Stadium einer Myositis.

17.2.5 Vaskulitiden

Eine spezifische physikalische Therapie existiert für diese Erkrankungsgruppe nicht. Die funktionelle Therapie wird auch hier an den funktionellen Befunden und Symptomen und dem Zustand des Patienten ausgerichtet.

Literatur

1   Evrengül H, Dursungolu D, Cobankara V, Polat B, Seleci D, Kabukcu S, Kaftan A, Semiz E, Kilic M (2004) Heart rate variability in patients with rheumatoid arthritis. Rheumatol Int 24:198–202

Fibromyalgie

Kay Niemier

Die Fibromyalgie ist eines der umstrittensten Syndrome in der Schmerzmedizin. Es ist gekennzeichnet durch einen generalisierten Schmerz in der Muskulatur, den Gelenken und den Sehnenansätzen (◘ Abb. 18.1), meist in Kombination mit vegetativen Symptomen wie leichte Erschöpfbarkeit, Muskelschwäche, Steifheitsgefühl, Schlafstörungen, Verdauungsproblemen, Unverträglichkeiten von Medikamenten, Taubheitsgefühlen, kognitiven Einschränkungen usw. In der großen Mehrzahl sind Frauen betroffen. Auffällig ist die große Diskrepanz zwischen der erlebten Symptomatik und Einschränkung der Patienten und den objektivierbaren morphologischen oder funktionellen Befunden im Bewegungssystem. Deutlich sind eine große Schmerzempfindlichkeit und Zeichen der vegetativen Dysbalance. Psychische Komorbiditäten sind häufig. Die Diagnose erfolgt anhand der Klassifikationskriterien des American College of Rheumatology (ACR [1]). Nach diesen Kriterien liegt die Prävalenz der Fibromyalgie bei ca. 2% in den Industrienationen. Klinisch fällt die große Heterogenität in dieser Patientengruppe auf. Verschiedene Einflussfaktoren scheinen zu einer veränderten zentralen Schmerzverarbeitung und damit zu dem Syndrom Fibromyalgie zu führen [2].

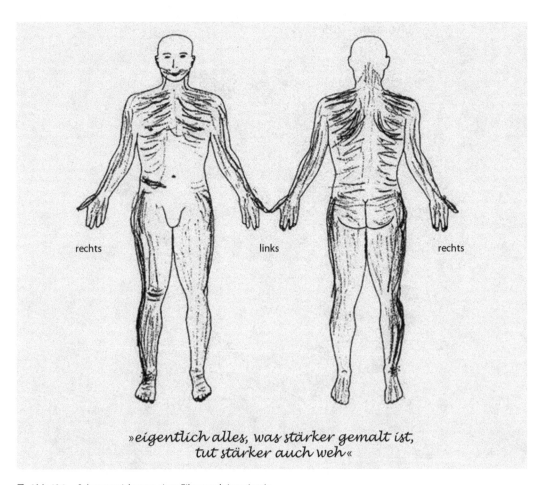

rechts   links   rechts

»*eigentlich alles, was stärker gemalt ist,
tut stärker auch weh*«

◘ **Abb. 18.1.**   Schmerzzeichnung einer Fibromyalgiepatientin

18.1 Einflussfaktoren auf Entstehung und Chronifizierung

18.1.1 Vegetative Dysbalance (▶ Kap. 1.4 u. 20)

Patienten mit einer Fibromyalgie haben eine Alteration der vegetativen Regulation. Der Ruhetonus des Stresssystems ist erhöht, die Reaktion auf Umweltreize jedoch vermindert [3]. Patienten mit chronischen Rückenschmerzen zeigen ähnliche, jedoch weniger ausgeprägte Veränderungen [4]. Es wäre also vorstellbar, dass bei vegetativ anfälligen Patienten der chronische (funktionelle) Rückenschmerz zu einer Veränderung der vegetativen Balance mit nachfolgender erhöhter Schmerzempfindlichkeit und damit zur Fibromyalgie führt. Umgekehrt könnte eine vegetative Dysbalance die Ursache für eine Schmerzüberempfindlichkeit sein und den Teufelskreis zwischen Schmerz und vegetativen Dysregulationen auslösen.

18.1.2 Psychische Einflussfaktoren (▶ Kap. 3 u. 14)

Patienten mit einer Fibromyalgie leiden im Vergleich zur Normalpopulation, aber auch zu Patienten mit rheumatischen Erkrankungen häufiger an psychischen Störungen [5]. Besonders häufig sind Depressionen, Angst- und Panikstörungen und posttraumatische Belastungsstörungen.

Hinzu kommt eine hohe Prävalenz von sexuellem Missbrauch, Vernachlässigung in der Kindheit und physische Misshandlungen. Patienten mit diesen biographischen Belastungen zeigen im Vergleich zu anderen Fibromyalgiepatienten eine ausgeprägtere psychische und körperliche Symptomatik, eine vermehrte Behinderung und eine höhere Inanspruchnahme des Gesundheitssystems. Wie auch bei anderen chronischen Schmerzsyndromen spielt das (erlernte) Schmerzverhalten eine wichtige Rolle bei der Chronifizierung und der Ausprägung der Fibromyalgie.

18.1.3 Funktionsstörungen des Bewegungssystems (▶ Kap. 1)

Funktionsstörungen des Bewegungssystems sind bei Patienten, welche die Kriterien für eine Fibromyalgie erfüllen, unterschiedlich ausgeprägt. Einige Patienten haben auf der Grundlage von Defiziten in der Koordination und Tiefenstabilisation ausgeprägte schmerzhafte Funktionsstörungen, während andere nur wenige Befunde, dafür eine ausgeprägte Schmerzempfindlichkeit zeigen. Hinzu kommt häufig eine sekundäre Dekonditionierung.

18.2 Diagnostik

Die Diagnose Fibromyalgie wird nach dem ACR beim Vorliegen eines generalisierten Schmerzsyndroms und autonomer/vegetativer Symptome gestellt (▶ Kap. 20). Die Diagnostik anhand von Druckpunkten/»tender points« [1] wurde verlassen.

– Ein generalisierter Schmerz liegt vor, wenn alle der folgenden Kriterien erfüllt sind:
  – Schmerzen auf der linken Körperseite
  – Schmerzen auf der rechten Körperseite
  – Schmerzen oberhalb der Taille
  – Schmerzen unterhalb der Taille
  – Axialer Schmerz betreffend
    – Halswirbelsäule oder
    – Brustwirbelsäule oder
    – Vorderer Brustkorb oder
    – Lendenwirbelsäule

Schmerzen der rechten Schulter, der linken Gesäßhälfte und Schmerzen der Brustwirbelsäule (3 Schmerzregionen) entsprechen nach dieser Definition einem generalisierten Schmerz.

Beim Vorliegen der genannten Kriterien sollte eine interdisziplinäre Diagnostik zur Abklärung der verschiedenen Einflussfaktoren erfolgen. Wichtig ist die Einschätzung von vegetativer Regulation, funktionellen Störungen des Bewegungssystem, psychischer Situation und Schmerzverarbeitung. Ein weiterer Punkt ist die Abklärung von wichtigen Differentialdiagnosen, wobei die Durchsicht

☐ Tabelle 18.1 Medikamentöse Schmerztherapie bei der Fibromyalgie

Medikament	Dosis	Therapieeffekt; Verbesserung von:
Amitriptylin	25–50 mg/Tag (zur Nacht)	Schlaf, Schwäche, Schmerz, Wohlbefinden
Duloxetin	60–120 mg/Tag	Schmerz, Lebensqualität, Vitalität, Aktivität, Stimmung Schlaf, Arbeit
Pregabalin	300 mg/Tag	Schmerz, Wohlbefinden, Schlaf, Schwäche

der meist umfangreichen Vordiagnostik häufig genügt. Falls differentialdiagnostische Unklarheiten bestehen, müssen diese entsprechend abgeklärt werden. Eine apparative Diagnostik ist nur zum Ausschluss von eventuellen Differentialdiagnosen, Komorbiditäten oder unterstützend für die Funktionsanalyse nötig. Möglicherweise werden in Zukunft apparative Verfahren zur Bestimmung des vegetativen Regulationszustandes wie z. B. die Herzfrequenzanalyse eine Rolle in der Fibromyalgiediagnostik spielen.

18.3   Therapie

Grundvoraussetzung für eine effektive Therapie der Fibromyalgie ist die Differenzierung der verschiedenen Einflussfaktoren. Diese müssen mit dem Patienten kommuniziert und ein gemeinsames Krankheitsverständnis erarbeitet werden.

Die Therapie unterteilt sich in pharmakologische und nicht-pharmakologische Maßnahmen. Bei der Vielzahl der Symptome und der Heterogenität der Patienten sind in der Mehrzahl der Fälle Kombinationen mehrerer Therapien bzw. die Anwendung von komplexen Therapieprogrammen nötig.

18.3.1 Pharmakologische Therapien [6]

Ein zentrales Problem der Fibromyalgie stellt die veränderte Schmerzverarbeitung mit dem Ergebnis der Schmerzüberempfindlichkeit dar. Die medikamentöse Therapie zielt also auf die zentrale Schmerzverarbeitung. In Studien wurden trizykli-

sche Antidepressiva (Amitriptylin), Serotonin/Norephedrine Reuptake Inhibitor (SNRI, Duloxetin) und Antiepileptika (Pregabalin) erfolgreich getestet (☐ Tab. 18.1).

Pregabalin und Duloxetin scheinen im Vergleich zu Amitriptylin besser verträglich. Mit der Ausnahme für Tramadol gibt es zurzeit keine Evidenz für die Effektivität von Opioiden in der Behandlung der Fibromyalgie.

18.3.2 Nicht-pharmakologische Therapien

Die nicht-pharmakologischen Therapien zielen auf einzelne oder mehrere Teilaspekte in der Pathophysiologie der Fibromyalgie ab. Folgende Zielstellungen können therapeutisch angegangen werden:
- Vegetative Dysbalance (▶ Kap. 20)
  Die vegetative Stabilisierung, meist in Kombination mit einer medikamentösen Therapie, ist die erste Therapiemaßnahme. Es sollte in der Regel mit schwachen Reizen begonnen und die Reizintensität langsam gesteigert werden. Ein langsamer Beginn hilft auch bei der Überführung der Therapien in den Alltag. Hydrotherapien, milde Saunabehandlungen zeigen ebenso wie milde Trainingsbehandlungen und Bewegungstherapien im Wasser positive Effekte bei Fibromyalgiepatienten [7, 8].
- Dekonditionierung (▶ Kap. 12)
  Ausdauer- und Krafttraining sind effektiv in der Behandlung der Fibromyalgie. Geringere Trainingsintensitäten und ein langsamer Belastungsaufbau führen zu geringeren Therapieabbrechern und langfristig zu besseren

Therapieergebnissen. Von entscheidender Bedeutung und von großer Schwierigkeit ist die Überführung des Bewegungstrainings in den Alltag [9].

- Dysfunktionales Schmerzverhalten (► Kap. 3 und 22)
Verhaltenstherapien zur Beeinflussung von dysfunktionalem Schmerzverhalten wurden für die Fibromyalgie positiv evaluiert [6]. Hierbei stehen neben der Beeinflussung der Verhaltensweisen und Vorstellung des Patienten auch die der Umgebung (z. B. Ehepartner) im Vordergrund. Diese Therapien sind meist in Komplexprogramme eingebettet.
- Psychische Störungen (► Kap. 3 und 14)
Spezifische Störungen wie z. B. Angststörungen oder Depressionen werden entsprechend psychotherapeutisch und ggf. medikamentös behandelt. Zusätzlich werden Verfahren zur Verbesserung der Entspannungsfähigkeit, z. B. PMR, eingesetzt.

Literatur

1   Wolfe F, Smythe HA, Yunus MB et al. (1990) The American college of rheumatology 1990 criteria for the classification of fibromyalgia. Report of the multicenter criteria committee. Arthritis Rheum 33(2):160–172
2   Cook DB, Lang G, Ciccone DS, Liu WC, Steffener J, Natelson BH (2004) Functional imaging of pain in patients with primary fibromyalgia. J Rheumatol 31:364–378
3   Crofford LJ, Pillemer SR, Kalogeras KT et al.: Hypothalamic-pituitary-adrenal Arthitis Rheumaxis perturbations in patients with fibromyalgia
4   Griep EN, Boersma JW, Lentjes E, Prins AP, van der Korst JK, de Kloet ER (1998) Function of the hypothalamic-pituitary-adrenal axis in patients with fibromyalgia and low back pain. J rheumatol 25:1374–1381
5   White KP, Nielson WR, Harth M, Ostbye T, Speechley M (2002) Chronic widespread musculoskeletal pain with or without fibromyalgia: Psychological distress in a representative community adult sample. J Rheumatol 29: 588–594
6   Arnold LM (2006) Biology and therapy of fibromyalgia. New therapies in fibromyalgia Arthritis Res Ther 8:212–247
7   Evcik D, Kizilay B, Gökcen E (2002) The effects of balneotherapy on fibromyalgia patients. Rheumatol Int 22 (2):56–59
8   Gowans SE, deHueck A (2007) Pool exercise for individuals with fibromyalgia. Curr Opin Rheumatol 19(2):168–173
9   Jones KD, Adams D, Winters-Stone K, Burckhardt CS (2006) A comprehensive review of 46 exercise treatment studies in fibromyalgia (1988–2005). Health and Quality of Life Outcomes 4:67–73

Osteoporose

Ariane Kwiet

Die Osteoporose ist eine Skeletterkrankung, bei der ein starker Knochenmasseverlust zu einer unzureichenden Knochenfestigkeit und somit zu einem erhöhten Frakturrisiko führt. In Deutschland waren im Jahr 2003 7,8 Mio. Menschen von einer Osteoporose betroffen [1]. Die Gefahr einer osteoporoseassoziierten Fraktur nimmt mit zunehmendem Alter exponentiell zu. Die erhöhte Frakturgefahr äußert sich zum einem in spontanen Wirbelkörperfrakturen und zum anderen in peripheren Frakturen (z. B. proximaler Femur, Humerus oder Radius), die fast immer durch einen Sturz zustande kommen. Die funktionelle Therapie der Osteoporose richtet sich auf Schmerzlinderung, Verbesserung des Knochenstoffwechsels und Verminderung des Sturzrisikos.

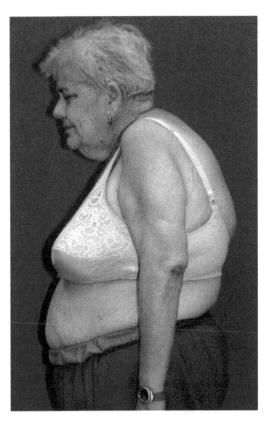

☐ Abb. 19.1. Patientin mit sekundärer Osteoporose bei langjähriger Steroidmedikation aufgrund einer COPD; ausgeprägte Kyphosierung der BWS

19.1 Symptome und Probleme

19.1.1 Schmerzen

Der Rückenschmerz bei einer Osteoporose kann durch akute osteoporotische Wirbelkörperfrakturen hervorgerufen werden, wobei die Fragmente einen Periostreiz mit vernichtungsschmerzähnlichen Zuständen auslösen. Dieser lässt sich häufig auf den Bereich der Fraktur lokalisieren.

Chronische oder rezidivierende Schmerzen sind meist durch die veränderte Statik und die sekundären Funktionsstörungen bedingt (▶ Kap. 1). Das Aufliegen des Rippenbogens auf dem Beckenkamm ist oft sehr schmerzhaft und kann therapeutisch schwierig zu beeinflussen sein.

19.1.2 Frakturrisiko

Viele Wirbelkörperfrakturen sind Sinterungsfrakturen, bei denen die Wirbelkörper langsam zusammenfallen und die daher zunächst wegen der Schmerzlosigkeit des Vorgangs unentdeckt bleiben. Das Risiko für weitere Frakturen ist jedoch dramatisch erhöht, sodass in der Anamnese und klinischen Untersuchung insbesondere älterer Menschen auf sekundäre Zeichen von Wirbelkörperfrakturen geachtet werden muss. Durch die Wirbelkörpersinterungen kommt es zu einer vermehrten Kyphosierung der Wirbelsäule (☐ Abb. 19.1). Ein Größenverlust von mehr als 4 cm innerhalb eines Jahres kann ein Hinweis für Wirbelköperfrakturen sein. Durch den Größenverlust kann es zur Ausbildung des »Tannenbaumphänomens« kommen (☐ Abb. 19.2). Hierbei handelt es sich um Hautfalten, die von der Mitte des Rückens ausgehend nach beiden Seiten hin abwärts laufen. Sie kommen zustande, weil die Haut beim Sinterungsprozess der Wirbelsäule nicht mitschrumpft.

Die Hauptgefahr für eine periphere Fraktur liegt in einem Sturz. Ein großes Risiko für einen Sturz ist eine verminderte Muskelleistung, die bei den meisten Osteoporosepatienten vorliegt. Ebenso relevant sind Defizite in der Propriozeption und Koordination, die entweder funktionell bedingt sind oder auf Grundlage von anderen Erkrankungen (z. B. Polyneuropathien) entstehen.

Zudem gibt es Hinweise, dass sich durch die BWS-Kyphose der Schwerpunkt des Patienten verändert, so dass es durch Gleichgewichtsveränderungen zu einer erhöhten Sturzgefahr kommen kann [2].

19.1.3 Lebensqualität

Bei vielen Patienten mit osteoporotischen Frakturen sinkt die Lebensqualität im Laufe der Erkrankung. Zusätzlich zum Schmerz nimmt das Selbstwertgefühl bei schweren Verformungen der Wirbelsäule ab und die Patienten ziehen sich von Alltagsaktivitäten zurück. Hierdurch kann ein Teufelskreis entstehen. Die Patienten bewegen sich immer weniger, die Muskelkraft und -leistung und auch die Knochenmasse nehmen weiter ab und die Sturz- und somit auch die Frakturgefahr weiter zu. Die Aktivierung des Patienten und damit das Durchbrechen dieses Teufelskreises sollten in jeder Osteoporosetherapie enthalten sein.

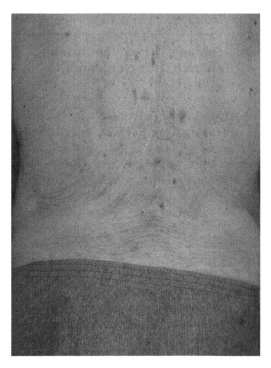

◘ **Abb. 19.2.** Tannenbaumphänomen bei einem 70-jährigen Patienten mit mehreren Sinterungsfrakturen

19.2 Diagnostik

Während die Diagnose über die Knochendichte gestellt wird, werden mittlerweile für die medikamentöse Therapieentscheidung noch weitere Risikofaktoren wie Alter, Sturzrisiko und persönliche Anamnese des Patienten mit berücksichtigt [4]. Die Knochendichte wird standardmäßig mittels DXA (Dual-X-Ray-Absorptiometrie) im Bereich der LWS und des proximalen Femurs gemessen. Bei neu aufgetretenen Rückenschmerzen bzw. Veränderungen in der Schmerzsymptomatik müssen Röntgenuntersuchungen der BWS und LWS durchgeführt werden, um Wirbelkörperfrakturen aufzudecken.

Neben der apparativen Diagnostik muss zeitgleich ein neuromuskuläres funktionelles Assessment durchgeführt werden, das der Aufdeckung eines erhöhten Sturzrisikos dient. Im Rahmen des ambulanten Settings eignet sich hierfür beispielsweise der »Timed-up-and-go-Test«. Bei diesem Test wird die Zeit gemessen, die der Patient braucht, um von einem Stuhl mit Armlehnen aufzustehen, 3 m zu gehen, sich umzudrehen und zurückzugehen.

Hilfsmittel wie Stock oder Rollator sind erlaubt. Bei Menschen zwischen 65 und 95 Jahren, die länger als 14 s brauchen, besteht ein hohes Sturzrisiko [5]. Der »Functional-Reach-Test« untersucht, wie weit der Patient sich mit nach vorne gestreckten Armen vorbeugen kann, ohne die Füße zu bewegen oder das Gleichgewicht zu verlieren. Gemessen wird die Distanz zwischen Ausgangswert und Endpunkt an der Spitze des Mittelfingers. Ein Wert von unter 15,24 cm gilt als hochgradig sturzgefährdet, ein Wert zwischen 15,24 cm und 25,4 cm als leicht sturzgefährdet.

Im Rahmen einer Rehabilitation oder bei institutionalisierten Patienten können auch aufwendigere Tests benutzt werden wie beispielsweise die Guralnik-Tests oder der Mobilitätstest nach Tinetti [6–8]. Das Ergebnis wird für die Erstellung eines individuellen Therapieprogrammes genutzt.

Funktionelle Maßnahmen sind bereits dann sinnvoll, wenn zwar die Knochenmasse noch »normal« ist, jedoch Risikofaktoren im Sinne einer erhöhten Sturzgefahr vorliegen.

19.3   Therapie

19.3.1 Therapie der osteoporosebedingten und sekundären Schmerzen

Medikamentöse Therapie

Im Rahmen eines akuten Frakturereignisses muss eine ausreichende analgetische Medikation verordnet werden. Hierzu stehen alle Medikamente der WHO-Stufen I–III zur Verfügung. Ziel ist die rasche Mobilisierung des Patienten, die Verhinderung von Folgeproblemen und der Erhalt der Funktionsfähigkeit. Eine spezifische antiosteoporotische Medikation sollte wenn möglich begonnen werden [4].

Interventionelle Therapie

Bei akuten Wirbelkörpersinterungen kommen mittlerweile auch interventionelle Methoden zum Einsatz. Eine Möglichkeit ist die Vertebroplastie. Hierbei wird über eine Kanüle ein niedrig viskoser Kunststoff mit hohem Druck in den gesinterten Wirbelkörper eingebracht. Eine weitere Methode ist die Kyphoplastie, bei der unter Röntgenkontrolle der gesinterte Wirbelkörper mit einem Ballon partiell aufgerichtet und ein hoch viskoser Kunststoff oder ein Kalziumphosphatzement eingebracht wird. Diese Therapieverfahren sollten erst nach einem 3-wöchigen erfolglosen konservativen Schmerztherapieversuch unternommen werden, wenn andere Schmerzursachen (z. B. Muskelverspannungen oder degenerative Veränderungen) ausgeschlossen wurden [4]. Auch wenn nach einer interventionellen Therapie Schmerzfreiheit besteht, müssen pharmakologische Interventionen und funktionelle Maßnahmen zur Sturzprophylaxe und Verhinderung weiterer Frakturen begonnen werden.

Funktionelle Therapien

Im akuten Stadium können milde Kälteanwendungen (▶ Kap. 8.1.4) schmerzreduzierend wirken. Bei chronischen Schmerzen kann Wärme (▶ Kap. 8.1) als angenehm empfunden werden. Diese Empfehlung sollte jedoch an das Empfinden des Patienten angepasst werden. Manche Patienten werden auch im chronischen Stadium eher Kälte bevorzugen bzw. im akuten Stadium Wärme. In beiden Stadien können analgetische Strombehandlungen (▶ Kap. 8.3) benutzt werden.

Schon im akuten Stadium ist die Mobilisierung des Patienten möglichst auch zur Prävention und Therapie von schmerzhaften Funktionsstörungen des Bewegungssystems sinnvoll. Schmerzreduzierend wirken Behandlungen von Funktionsstörungen wie Triggerpunkten, Verspannungen und Gelenkhypomobilitäten. Manualtherapeutisch sollten vor allem »weiche Techniken« verwendet werden. Viele Patienten profitieren im akuten Stadium von einem im Bewegungsbad durchgeführten Übungsprogramm [9]. Durch ein Kraftausdauertraining der Rückenstrecker können Schmerzen gemindert werden [10].

> ❗ Ein Training mit Flexion des Rückens kann zu vermehrten Wirbelkörperfrakturen führen [12].

19.3.2 Prophylaxe weiterer Frakturen

Sobald der Patient dazu in der Lage ist, sollte mit aktiven Übungen zur Stärkung der Knochenfestigkeit sowie zur Senkung des Sturzrisikos begonnen werden. Das Training muss individuell angepasst werden. Eine ausführliche Beschreibung möglicher Trainingsformen findet sich in den DVO-Leitlinien: Physiotherapie und Bewegungstherapie bei Osteoporose unter http://www.dv-osteologie.org [13].

Verbesserung der Knochenfestigkeit

Neben der medikamentösen Therapie sind funktionelle Maßnahmen entscheidend in der Prophylaxe von osteoporosebedingten Frakturen. Laut dem Utah-Paradigma der Skelettphysiologie kommt es je nach einwirkender Verformungskraft zu einem Aufbau (modelling) bzw. zu einem Abbau (remodelling) des Knochens [14]. Die als strain bezeichnete Verformung wird im Wesentlichen durch die auf den Knochen einwirkende Muskelkraft bestimmt. Je stärker der Knochen verformt wird, desto mehr Knochen wird sich aufbauen. Ein auf die Knochenfestigkeit einwirkendes Übungsprogramm sollte ein progressives Krafttraining der Hauptmuskelgruppen enthalten. Ein intensives Programm mit ca. 60–90% des Einwiederholungsmaximums 2-bis 3-mal die Woche hat einen besseren Effekt auf den Knochen als ein Training mit geringeren Gewichten. Patienten mit Vorerfahrungen im Krafttraining und einem gewissen Trainingsniveau können das Training als Muskelleistungstraining durchführen. Hierbei ist jedoch das Verletzungsrisiko größer als bei einem langsam durchgeführten Krafttraining [15].

> **Krafttraining wirkt spezifisch für die trainierte Region. Es müssen daher alle Hauptmuskelgruppen trainiert werden, um alle relevanten Knochen zu erreichen.**

Auch ein High-Impact-Training, mit Sprung- und Steppübungen, wobei beide Füße zwischendurch den Boden verlassen, wirkt sich positiv auf die Knochenfestigkeit aus. Es sollte 2- bis 3-mal die Woche jeweils 1 h trainiert werden. Das Training muss dauerhaft durchgeführt werden, da nach dessen Beendigung die positiven Effekte rückläufig sind [15].

Im Allgemeinen ist ein regelmäßiges Bewegen möglichst an der frischen Luft (Sonnenlicht) zu empfehlen. Wichtig ist die statische Belastung des Knochens, so dass Bewegungsformen ohne statische Knochenbelastung (z. B. Schwimmen) zwar allgemein gut, jedoch nicht für die Frakturprophylaxe geeignet sind.

Sturzprophylaxe

Multimodale Programme mit einer Kombination aus Kraft- und Gleichgewichtsübungen senken das Sturzrisiko signifikant. Die Übungen sollten alltagsnah gestaltet (z. B. Übungen im Stehen, »stand up and go«, Stepperübungen), progressiv gesteigert und 2- bis 3-mal die Woche ca. 60 min durchgeführt werden. Sie können sowohl als Gruppentraining als auch als Einzelbehandlung angelegt sein. Auch Tai Chi 2- bis 3-mal die Woche wird zur Sturzprophylaxe empfohlen. Die Patienten sollen angehalten werden, die Übungen zu Hause zu wiederholen [15].

Hilfsmittel

Gehhilfen wie Unterarmgehstützen, Rollatoren oder Haltegriffe im Bad können die Sturzgefahr und Sturzangst verringern.

Bei deutlich erhöhter Sturzgefahr kann durch das Tragen von Hüftprotektoren die Gefahr einer proximalen Femurfraktur beim Sturz gemindert werden. Es ist wichtig, dem Patienten den Sinn und Zweck dieser Maßnahme zu erläutern, da ansonsten die Compliance gering ist. Die Patienten müssen in der Lage sein, die straff anliegenden Hüftprotektoren eigenständig an- und ausziehen bzw. eine entsprechende Unterstützung erhalten.

Eine flexible thorakolumbale Orthese führt zu einer Kräftigung der Rückenmuskulatur und zu einer Reduzierung der BWS-Kyphose. Damit kommt es zur Schmerzlinderung und somit zur Erhöhung der Lebensqualität [16].

Literatur

1 Haussler B, Gothe H, Gol D, Glaeske G, Pientka L, Felsenberg D (2007) Epidemiology, treatment and costs of osteoporosis in Germany – the BoneEVA Study. Osteoporos Int. 18(1): p. 77–84
2 Lynn SG, Sinaki M, Westerlind KC (1997) Balance characteristics of persons with osteoporosis. Arch Phys Med Rehabil 78(3): p. 273–277
3 Schlaich C, Minne HW, Bruckner T, Wagner G, Gebest HJ, Grunze M, Ziegler R, Leidig-Bruckner G (1998) Reduced pulmonary function in patients with spinal osteoporotic fractures. Osteoporos Int. 8(3): p. 261–267
4 DVO (2009) Leitlinie Osteoporose
5 Shumway-Cook A, Brauer S, Woollacott M (2000) Predicting the probability for falls in community-dwelling older adults using the Timed Up & Go Test. Phys Ther 80(9): p. 896–903
6 VanSwearingen JM, Paschal KA, Bonino P, Chen TW (1998) Assessing recurrent fall risk of community-dwelling, frail older veterans using specific tests of mobility and the physical performance test of function. J Gerontol A Biol Sci Med Sci 53(6): p. M457–64
7 Harada N, Chiu V, Damron-Rodriguez J, Fowler E, Siu A, Reuben DB (1995) Screening for balance and mobility impairment in elderly individuals living in residential care facilities. Phys Ther. 75(6): p. 462–469
8 Thomas JI, Lane JV (2005) A pilot study to explore the predictive validity of 4 measures of falls risk in frail elderly patients. Arch Phys Med Rehabil 86(8): p. 1636–1640
9 Bravo G, Gauthier P, Roy PM, Payette H, Gaulin P (1997) A weight-bearing, water-based exercise program for osteopenic women: its impact on bone, functional fitness, and well-being. Arch Phys Med Rehabil 78(12): p. 1375–1380
10 Sinaki M, Brey RH, Hughes CA, Larson DR, Kaufman KR (2005) Significant reduction in risk of falls and back

pain in osteoporotic-kyphotic women through a Spinal Proprioceptive Extension Exercise Dynamic (SPEED) program. Mayo Clin Proc 80(7): p. 849–855

11   Sinaki M, Itoi E, Wahner HW, Wollan P, Gelzcer R, Mullan BP, Collins DA, Hodgson SF (2002) Stronger back muscles reduce the incidence of vertebral fractures: a prospective 10 year follow-up of postmenopausal women. Bone 30(6): p. 836–841

12   Sinaki M, Mikkelsen BA (1984) Postmenopausal spinal osteoporosis: flexion versus extension exercises. Arch Phys Med Rehabil, 65(10): p. 593–596

13   DVO (2008) Leitlinie Physiotherapie und Bewegungs-therapie bei Osteoporose

14   Frost HM (2003) Bone's mechanostat: a 2003 update. Anat Rec A Discov Mol Cell Evol Biol 275(2): p. 1081–1101

15   DVO (2007) Leitlinie Physiotherapie und Bewegungs-therapie bei Osteoporose

16   Pfeifer M, Begerow B, Minne HW (2004) Effects of a new spinal orthosis on posture, trunk strength, and quality of life in women with postmenopausal osteoporosis: a randomized trial. Am J Phys Med Rehabil. 83(3): p. 177–186

Vegetative Dysbalance und Insuffizienz der Tiefenstabilität

Vegetative Dysbalance

Kay Niemier

20

Die Bedeutung des vegetativen Nervensystems für chronische Schmerzen des Bewegungssystems wurde in ▶ Kap. 1 bereits beschrieben. Ursachen für vegetative Dysbalancen sind neben einer individuellen Disposition, psychische Störungen, mangelnde Exposition zu entsprechenden Reizen (z. B. Kälte, Licht), schlechte Ernährung, organische Erkrankungen und Bewegungsmangel. Im Folgenden sollen Symptomatik, Diagnostik und Therapie dieser Störungen dargestellt werden.

20.1 Klinik

Patienten mit vegetativen Störungen präsentieren ein weites Spektrum an Symptomen und Störungen in verschiedenen Regulationssystemen (◘ Tab. 20.1).

Wichtig ist eine genaue Befragung der Patienten, insbesondere, um Hinweise auf organpathologische Veränderungen und psychische Erkrankungen auch im zeitlichen Verlauf nicht zu übersehen. Die Medikamentenanamnese gibt Auskunft über Medikamente die wie z. B. Opioide das vegetative Nervensystem beeinflussen können [1]. Bei der klinischen Untersuchung von Patienten mit vegetativen Störungen fallen folgende Befunde entweder einzeln oder in Kombination auf:

- Kalte oft kaltschweißige Extremitäten, zum Teil mit livider Verfärbung
- Unruhige Zunge, Lidzittern bei geschlossenen Augen, Tremor
- Feuchte, marmorierte Haut, »hektische« Flecken am Hals
- Verminderte respiratorische Arrhythmie (Herzfrequenzanalyse)

20.2 Apparative Diagnostik des vegetativen Nervensystems

Für klinische Zwecke reichen Anamnese und körperliche Untersuchung zur Einschätzung der vegetativen Funktion meist aus. Bei speziellen Fragestellungen und zur weiteren wissenschaftlichen Evaluierung der Zusammenhänge von vegetativen Regulationsstörungen und chronischen Schmerzen sind apparative Verfahren sinnvoll. Möglicher-

weise können sie zukünftig in der Prophylaxe von Gesundheitsstörungen und zur Therapiekontrolle eine größere Rolle spielen. Folgende Messverfahren sind Beispiele für die apparative Diagnostik der vegetativen Regulation:

- Herzfrequenzanalyse in Ruhe und unter definierten Belastungen:
  Ausgewertet werden die Variabilität der RR-Intervalle und die Herzfrequenzvariabilität. Die RR-Intervallvariabilität ist ein Parameter für sympathische-parasympathische Balance, während die Herzfrequenzvariabilität Ausdruck der vegetativen Modulation am Sinusknoten ist [5].
- Orthostasereaktion:
  Die Blutdruckanalyse während aktiver und passiver Orthostasebelastung gibt Auskunft über die vasomotorische Regulation [6].
- Serienmessung der Körpertemperatur:
  Bestimmung von zirkadianer Rhythmik. Aufgrund von vielfacher Überlagerung (z. B. durch Nahrungsaufnahme) sind mathematische Modelle zum Ausgleich notwendig [6].
- Melatonin-Messungen:
  Plasma-Melantoninkonzentrationen sind stark vom zirkadianen Rhythmus abhängig und können als Tagesplasmaprofil oder im Urin Auskunft über die zirkadiane Regulation geben [6].

20.3 Therapie

In der Therapie der vegetativen Dysbalance werden Akutmaßnahmen und Maßnahmen zur langfristigen Verbesserung der Regulation unterschieden. Zusätzlich gibt es noch allgemeine und eher auf ein bestimmtes Regulationssystem gerichtete Behandlungen. Die grundsätzlichen Reizparameter sollten bei der Verschreibung der Therapie beachtet werden (▶ Kap. 8).

◻ **Tabelle 20.1** Häufige vegetative Symptome

Gestörtes Regulationssystem	Symptom
Thermoregulation	– Kalte Extremitäten – Frieren – Übermäßiges Schwitzen – (Schlafstörungen)
Kreislaufregulation	– Orthostatische Symptome/Schwindel – Herzrhythmusstörungen – Arterielle Hypotonie/Hypertonie – Raynauld-Phänomen – (Thermoregulationsstörungen)
Schlafregulation	– Schlafstörungen – Müdigkeit – Erschöpftheit – Gereiztheit
Magen-Darm-Regulation	– Magenschmerzen, Völlegefühl, Dyspepsie – Übelkeit, Erbrechen – Heißhunger, mangelnder Appetit – Durchfall, Obstipation, unspezifische Bauchschmerzen (Colon irritable)
Immunsystem	– Erhöhte Infektanfälligkeit
Anderes	– Atembeschwerden – Globusgefühl – Tremor – Menstruationsstörungen – Kopfschmerzsymptomatik – Erhöhte Schmerzempfindlichkeit – Sehstörungen

20.3.1 Allgemeine Maßnahmen

Rhythmus und ordnungstherapeutische Aspekte

Unter stationären Bedingungen ist die Einführung eines regelmäßigen Tagesablaufes häufig einfacher als im Alltag. Die Umsetzung in der häuslichen Umgebung setzt eine intensive Beratung und Anleitung voraus. Wichtige, regelmäßige und zu festen Zeiten zu etablierende Eckpunktaktivitäten im täglichen Rhythmus sind:

- Schlaf-Wach-Phasen
- Nahrungsaufnahme
- Ausdauersport
- Entspannung/Entspannungsübungen
- Aktivierung der Thermoregulation (z. B. kaltes Duschen)

Ausdauersport (▶ Kap. 12.2.1)

Die moderne zivilisatorische Gesellschaft verführt zunehmend zu einer allgemeinen Bewegungsarmut. Der menschliche Organismus scheint darauf mit einer vegetativen Instabilität zu reagieren. Auf der anderen Seite führt regelmäßiger Ausdauersport zur Verbesserung der vegetativen Regulation und Schmerzlinderung [2]. Langfristig kommt es zu einer Adaptation im Stresssystem [4]. Menschen mit einer Prädisposition gegenüber vegetativen Störungen reagieren auf Unterbrechungen des regelmäßigen Ausdauertrainings mit der Entwicklung von vegetativen Symptomen [3]. In der Behandlung der vegetativen Dysbalance ist der regelmäßige Ausdauersport ein zentraler Bestandteil. Dabei ist die Art der Bewegung (zügiges Spazieren, Radfahren, Schwimmen, Walken, Joggen etc.) nicht entscheidend. Bewegung an frischer Luft und in der

Natur sind jedoch Indoor-Aktivitäten vorzuziehen, da hier klimatherapeutische Aspekte mitwirken. In der Einlernphase kann eine Verschreibung (Rehasport, medizinische Trainingstherapie) sinnvoll sein. Im weiteren Verlauf bieten sich Sportgruppen oder das individuelle Training an. Eine kardiopulmonale Leistungsdiagnostik ist bei sonst gesunden Patienten nicht unbedingt erforderlich, kann aber für den Therapieverlauf motivierend wirken. Der Ausdauersport sollte in Kombination mit einer Hydrotherapie erfolgen (z. B. Sauna und/oder kaltes Nachduschen nach dem Sport).

Entspannung/Entspannungsübungen
(▶ Kap. 14.2.4)
Patienten mit vegetativen Dysbalancen ist es häufig nicht gegeben sich zu entspannen. Therapeutisch ist es jedoch notwendig, die dauerhafte Aktivierung des Stresssystems zu unterbrechen. Es gibt eine Vielzahl von Entspannungsverfahren, wobei das geeignete für jeden Patienten gefunden werden muss. Es bietet sich eine Kombination von geistiger und körperlicher Entspannungstherapie an. Beispiele sind Qi Gong, Yoga oder Atemtherapie. Andere Möglichkeiten sind die Progressive Muskelrelaxation (PMR) oder Autogenes Training. Da die Patienten sich nicht entspannen können, müssen sie es lernen. Lernen benötigt Anleitung und die wiederholte individuelle Anwendung. Sinnvoll ist es, diese Verfahren in kleinen Gruppen zu erlernen (1-mal/Woche, stationär 3-mal/Woche) und täglich selbständig zu üben (ca. 15–30 min/Tag).

20.3.2 Spezifische Maßnahmen für einzelne Regulationssysteme

Schlaf
Der Schlaf-Wach-Rhythmus ist ein dem menschlichen Organismus innewohnender Rhythmus, der mit der externen Zeitgebung über Lichteinflüsse synchronisiert wird. Viele Patienten mit chronischen Schmerzen im Bewegungssystem klagen über Ein- und Durchschlafstörungen mit Müdigkeit, Mangel an Konzentrationsfähigkeit und Energieverlust [7]. Differentialdiagnostisch sind depressive Störungen wichtig.

Folgende Punkte sind zu beachten:

Rhythmus
Ein regelmäßiger Rhythmus (s. Ordnungstherapie) ist der erste Schritt in der Behandlung von Schlafstörungen. Im stationären Setting kann man den Tagesablauf genau strukturieren und wiederholt ablaufen lassen. Für den Alltag bedeutet die Herstellung eines Rhythmus vor allem Beratung. Bei Patienten mit Schicht- oder Nachtarbeit ist die Herstellung eines regelmäßigen Rhythmus besonders schwierig. Punkte für die Beratung der Patienten sind:
— Konstante Bettgehzeit
— Konstante Weckzeit
— Konstante Zeiten für die Mahlzeiten (nicht zu spät vor dem Schlafen)
— Vermeidung von aktivierenden Einflüssen kurz vor dem Schlafen (z. B. Fernsehen)

Lichtexposition
Die Lichtexposition ist wichtig für die Synchronisation zwischen dem externen (Erddrehung) und internen Zeitgeber (Nucleus suprachiasmaticus). Regelmäßige Lichtexposition (Bewegung im Freien) ist für diese Abstimmung essentiell. Extreme Lichtexpositionen (z. B. langes Sonnenbaden ohne die Möglichkeit zur Adaptation) führen zu Schlafstörungen. Bei Nachtarbeit ist für eine ausreichende Helligkeit des Arbeitsplatzes zu sorgen. Wiederholte therapeutische Lichtexpositionen (Lichtkasten) führten zur Verbesserung von Konzentrationsfähigkeit und zur Vermeidung von Fehlern während der Nachtarbeit. Während der Schlafphase sollte es möglichst dunkel sein [6].

Körperliche Ausarbeitung
Eine regelmäßige Bewegung fördert den Schlaf und die Schlafqualität. Ausdauersport am späten Nachmittag und am frühen Abend kann die Müdigkeit etwas herauszögern [6]. Bei einer einseitigen geistigen Tätigkeit fehlt die regelmäßige körperliche Belastung und es kann trotz vorhandener (geistiger) Erschöpftheit zu Schlafstörungen kommen. Die Empfehlung eines regelmäßigen Ausdauersports, jedoch nicht zum exzessiven Training sollte gegeben werden. Auf der anderen Seite sollten Patienten, insbesondere mit monotonen Tätigkeiten, auch für ausreichende geistige Stimulation sorgen.

Ausreichende Qualität des Schlafortes

Der Schlafort sollte ruhig, dunkel, trocken und eher kühl sein. Für eine ausreichende Frischluftzufuhr muss gesorgt werden, direkter Zug ist jedoch zu vermeiden. Die Zudecke sollte der Zimmertemperatur angepasst sein.

Thermoregulatorische Voraussetzungen

Die zirkadiane Thermoregulation leistet einen wichtigen Beitrag zur Schlaf-Wach-Rhythmik. Vor dem Einschlafen kommt es zur Verminderung der Körperkerntemperatur und Erwärmung in der Peripherie. Dieser Mechanismus führt zu einem Nettowärmeverlust und Schläfrigkeit [8]. Störungen der Wärmeregulation, z. B. chronisch kalte Füße, stören den Schlaf. Auf der anderen Seite verhindert ein überheizter Raum die Wärmeabgabe.

Thermoregulation

Durch mangelnde Exposition gegenüber Temperaturreizen oder Exposition gegenüber Extremreizen kann die Thermoregulation gestört werden. Nach akuter Kälteexposition ist therapeutisch die passive Wärmezufuhr sinnvoll. Bei langfristigen Störungen geht es um die Verbesserung der Adaptation gegenüber Temperaturreizen:

- Maßnahmen bei kalten Extremitäten:
  - Akut
    - Trockenes Reiben der betroffenen Extremität mit den Händen (ca. 5 min) bis zur Durchwärmung
    - Warmes oder aufsteigendes Bad der Extremität
  - Chronisch
    - Ausdauersport
    - Wechselgüsse, kalte Güsse (Selbstbehandlung nach Anleitung)
    - Wasser-/Tautreten
    - Bürstenmassage der Haut (Selbstbehandlung nach Anleitung)
- Maßnahmen bei übermäßigem Schwitzen oder Frieren
  - Akut (frieren)
    - Bewegung
    - Warmes Teil- oder Ganzkörperbad, ggf. aufsteigend
    - Heiße Getränke

- Chronisch
  - Ausdauersport
  - Wechselgüsse, kalte Güsse (Selbstbehandlung nach Anleitung)
  - Wasser-/Tautreten
  - Wickelbehandlung
  - Sauna (mit nachfolgender Kaltexposition)
  - Infrarot-A-Hyperthermie (»künstliches Fieber«)
  - Bürstenmassage der Haut (Selbstbehandlung nach Anleitung)
- Ausreichende Ernährung (Wärmeproduktion)

Alle Maßnahmen erfolgen als Serie von 6 oder 10 Behandlungen und werden in die regelmäßige häusliche Anwendung überführt. Bei schweren Störungen ist eine intensive Therapie z. B. durch eine Kneippkur sinnvoll. Auf eine adäquate Kleidung ist zu achten.

 Patienten müssen vor jeder therapeutischen Kälteexposition gut durchwärmt sein. Kein kaltes Wasser auf einen frierenden Patienten!

Verdauungssystem

Viele Schmerzpatienten haben im Rahmen der vegetativen Dysbalance funktionelle abdominelle Symptome wie Bauchschmerzen, Völlegefühl, Sodbrennen, Durchfälle, Blähungen und Obstipation. Hinzu kommen Veränderungen der Darmmotilität durch Medikamente. Wesentliche Therapieelemente sind:

Ernährung

Im Allgemeinen ist auf eine gesunde Ernährung mit ausreichender Zufuhr an Ballaststoffen und Flüssigkeit zu achten. Die Mahlzeiten sollten regelmäßig und nicht zu spät eingenommen werden. Die Energiezufuhr muss der körperlichen Belastung angepasst sein. In der initialen Therapie können Elemente wie Heilfasten, Schalttage (z. B. Obst- oder Reistage) oder eine Umstellung auf eine vegetarische Diät verwendet werden.

Bewegung

Die aufrechte Haltung und körperliche Aktivität stützen nicht nur das gesamte vegetative Nervensystem, sondern helfen auch dem Darmtransport. Tägliche Bewegung ist Therapie und Prophylaxe von Motilitätsstörungen im Verdauungssystem.

Reflexzonenbehandlung

Funktionelle und pathomorphologische Veränderungen der inneren Organe führen zu Veränderungen in den jeweiligen Reflexzonen (▶ Kap. 1). Therapeutisch lassen sich die Funktionsstörungen der inneren Organe durch Reflextherapien in den entsprechenden Segmenten behandeln. Beispiele für Reflextherapien sind Bindegewebsmassage, Segmentmassage, Quaddelbehandlung, Blutegel und Schröpfen (▶ Kap. 10).

Kolonmassage

Die Kolonmassage fördert die Darmmotilität und wirkt entspannend auf die glatte Muskulatur. Ähnliche Effekte lassen sich durch viszerale osteopathische Techniken erzielen. Die Kolonmassage können Patient oder Angehörige selbst erlernen.

❯❯ Die Störungen des vegetativen Nervensystems sind komplex. Sie beeinflussen Schmerzen negativ. Eine Behandlung führt zu einer geringeren Schmerzempfindlichkeit und zum gesteigerten Wohlbefinden. Die Therapiegrundsätze sind Rhythmus, Exposition, Bewegung und Entspannung. Die Therapie erfolgt zur Verbesserung der Adaptation und benötigt eine Serienbehandlung. Die meisten Behandlungen kann der Patient erlernen und im Alltag selbst anwenden.

Literatur

1. Napier LD, Stanfill A, Yoshishige DA, Jackson KE, Barron BA, Caffrey JL (1998) Autonomic control of heart rate in dogs treated chronically with morphine. Am J Physiol Heart Circ Physiol 275: 2199–2210
2. Busch AJ, Barber KA, Overend TJ, Peloso PM, Schachter CL (2007) Exercise for treating fibromyalgia syndrome. Cochrane Database Syst Rev. Oct 17; (4): CD003786
3. Glass JM, Lyden AK, Petzke F, Stein P, Whalen G, Ambrose K, Chrousos G, Clauw DJ (2004) The effect of brief exercise cessation on pain, fatigue and mood symptom development in healthy, fit individuals. J Psychosomatic Res 57 (4): 391–398
4. Duclos M, Corcuff JB, Rashedi M, Fougere V, Manier G (1997) Trained versus untrained men : different immediate postexercise responses of pituitary adrenal axis. A preliminary study. Eur J Appl Physiol Occup Physiol 75 (4): 343–350
5. Friedrich HC, Schellberg D, Mueller K, Bieber C, Zipfel S, Eich W (2005) Stress und autonome Dysregulation bei Patienten mit einem Fibromyalgiesyndrom. Schmerz 19: 184–194
6. Sack RL, Auckley D, Auger R, Carskadon MA, Wright KP, Vitiello MV, Zhdanova IV (2007) Circadian sleep disorder: Part I, Basic principles, shift work and jet lag disorders. An american Academie of sleep medicine review. Sleep 30 (11): 1460–1483
7. Leger D, Scheuermaier K, Philip P, Pailliard M, Guilleminault C (2001) SF-36: Evaluation of quality of life in severe and mild insomniacs compared with good sleepers. Psycho Med 63: 49–55
8. Kräuchi K, Wirz-Justice A (2001) Circadian clues to sleep onset mechanisms. Neuropsychophamacologiy 25 (S5): S92–S96

Insuffiziente Stabilisation der Wirbelsäule

Christine Hamilton

Die unzureichende muskuläre Stabilisierung der Wirbelsäule wird häufig als andauende Ursache von noziozeptiven Reizen im muskuloskelettalen System [41] betrachtet. Insbesondere die für segmentale Instabilitäten typischen unkontrollierten Bewegungen in der Neutralzone (▶ Kap. 1.5.1) können durch Überbelastung oder wiederholte Mikrotraumata zur Sensibilisierung der umliegenden osseoligamentären und neuralen Gewebe sowie zur Entstehung von Funktionsstörungen der Gelenke und Muskulatur beitragen [40]. Eine ausreichende Stabilität bietet daher einen wichtigen Schutz für diese Strukturen und Funktionen. Der Befund der segmentalen Stabilität ist eine wichtige Komponente der Untersuchung des muskuloskelettalen Systems. Ziel der Therapie ist die Wiederherstellung der Stabilität, um die Anfälligkeit für Schmerzen zu reduzieren und die Belastbarkeit zu verbessern.

Bei der Wirbelsäule bestehen drei Ebenen der Bewegung, die alle kontrolliert werden müssen, um Stabilität zu gewährleisten (◘ Abb. 21.1) [46]. In der aufrechten Haltung ist das passive System allein nicht in der Lage, die Wirbelsäule zu stabilisieren [5]. Daher ist Muskelsynergie für alle drei Ebenen zur Stabilisierung nötig. Die langen kräftigen oberflächigen Muskeln sind besonders geeignet, die Kontrolle des Körperschwerpunks und des Brustkorb-Beckens zu leisten. Dagegen sorgen die tiefen Muskeln für eine optimale segmentale Stabilität.

In den letzten Jahren war die Funktion der tiefen Muskeln, ihre Rolle für den segmentalen Schutz der Wirbelsäule und ihre Dysfunktion bei rezidiven Kreuzschmerzen von besonderem wissenschaftlichem Interesse (▶ Kap. 1.5.1) Mehrere randomisierte kontrollierte Studien zeigen, dass Rehabilitationsprogramme, die die aktive segmentale stabilisierende Funktion dieser tiefen Muskelsysteme berücksichtigen, die Anfälligkeit für Kreuzschmerzen und die funktionelle Beeinträchtigung effektiv vermindern [15, 20, 39]. Dieses Kapitel beschäftigt sich mit dem neuromuskulären Befund von Stabilität der Lendenwirbelsäule, ihre Befundsmaßnahmen und Therapiestrategien.

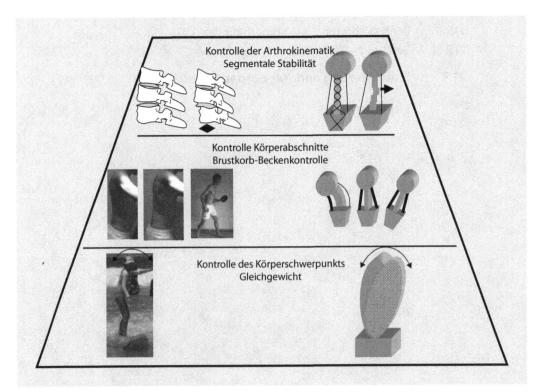

◘ **Abb. 21.1.**   Drei Ebenen der Stabilisierung

21.1 Befunderhebung

Gewöhnliche Muskelfunktionstestes sind für die tiefe Muskulatur nicht geeignet. Getestet wird die Fähigkeit des Patienten, das tiefe Muskelsystem willkürlich und gezielt anzusteuern. Diese spezifische Ansteuerung soll möglichst ohne Koaktivierung der oberflächigen Muskeln stattfinden. Danach wird die Ausdauerfähigkeit der Muskeln geprüft. Rückenschmerzpatienten fällt diese Ansteuerung, auch in schmerzfreien Phasen schwer. Sie brauchen viele Instruktionen, Hilfsmittel und Therapien, bis sie die tiefen Muskeln gezielt ansteuern können, und haben Defizite in der Muskelausdauer.

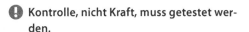

Kontrolle, nicht Kraft, muss getestet werden.

Testablauf für das tiefe Muskelsystem:
- Anspannung der zu untersuchenden Bereiche
- Halten der Muskelspannung
- Wiederholungen der Übung in gleicher Qualität

Klinische Testmethoden sind u. a. Palpation, diagnostischer Ultraschall oder messbarer Druck (Stabilizer, Chattanooga Pacific P/L, Australia). Der diagnostische Ultraschall ist die zuverlässigste, aber auch aufwendigste Form des Testens [11, 31, 58].

Bei jedem Testverfahren des tiefen Systems müssen Physiotherapeuten Fehlstrategien beachten. Folgende Fehlstrategien werden häufig beobachtet:
- Aktivierung der schrägen globalen Bauchmuskeln (Verdickung und Verhärtung der Bauchwand und der Taille)
- Beeinträchtigung der Atmung/Anhalten der Atmung
- Bewegung von Becken und/oder Brustkorb

Die Atmung anzuhalten ist entweder ein Zeichen von exzessiver globaler Koaktivierung oder der Versuch des Patienten, sich über eine Atmungsstrategie zu stabilisieren. Beides deutet auf eine verminderte segmentale Stabilität hin.

Fehlstrategien müssen bei der Testung vermieden werden.

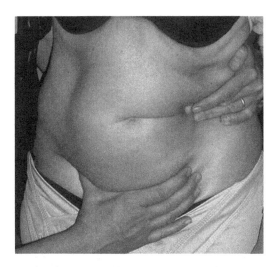

Abb. 21.2. Palpation des M. transversus abdominis

21.1.1 Palpation

M. transversus abdominis

Testablauf (Abb. 21.2):
1. Lage: Sitzen, Stehen oder Rückenlage; Bauchdecke möglichst entspannt
2. Palpation: Therapeut tastet mit einer Hand in der Taille. Die zweite Hand liegt kaudal auf der Bauchwand ca. 2 cm medial zum Spina iliaca anterior superior (SIAS)
3. Instruktion: Langsam und sanft die Bauchdecke von der unteren Hand des Therapeuten wegziehen
4. Beurteilung: Die Bauchdecke des Patienten zieht sich sanft ein und bewegt sich weich von der unteren Hand und von der Taillenhand des Therapeuten weg

Mm. multifidi

Testablauf (Abb. 21.3):
1. Lage: Bauchlage, evtl Bauch unterlagern
2. Palpation: Therapeut tastet mit zwei Fingern tief am Wirbelbogen der zu testenden Lendenwirbel
3. Instruktion: Der Patient soll versuchen, die tiefen Fasern des M. multifidus anschwellen zu lassen. Er versucht sich vorzustellen, die Mm. multifidi sind kleine Spanngurte, die den palpierten Wirbel an den nächsten Wirbel schieben

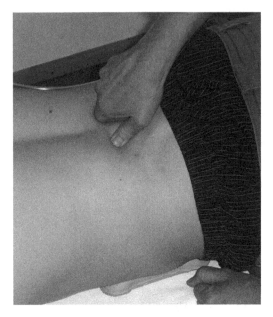

4. Beurteilung: Die tiefen Mm. multifidi schwellen sanft wie Hefeteig gegen die Finger des Therapeuten ohne die Koaktivierung der langen Rückenstrecker oder oberflächlichen Mm. multifidi (fühlt sich deutlich härter an)
5. Therapeut soll besonders auf das symptomatische Segment achten

21.1.2 Ultraschall

Ultraschall wird in der Diagnostik der Tiefenstabilisation und in der Therapie im Sinne des Biofeedback eingesetzt [9, 21, 54].

M. transversus abdominis
Testablauf (■ Abb. 21.4):
1. Lage: Sitzen, Stehen oder in Rückenlage, Bauchdecke möglichst entspannt
2. Positionierung des Ultraschallkopfes: Ultraschallkopf wird quer ca. in Bauchnabelhöhe platziert. Der Therapeut tastet mit einer Hand in der Taille. Die Koaktivierung des M. obliquus externus ist nicht sichtbar auf dem

Ultraschall, deswegen muss sie palpatorisch kontrolliert werden (Fehlmuster)
3. Instruktion: Möglichst langsam und sanft die Bauchdecke wegziehen
4. Beurteilung: Im Ultraschallbild verdickt sich der M. transversus abdominis um 30% [9] und die vordere abdomiale Faszie gleitet dorsal [54]. Eine Verdickung des Mm. obliquus internus abdominis im Ultraschallbild weist auf ein Fehlmuster hin
5. Auf möglichst komplette Entspannung zwischen den Kontraktionen achten

Mm. multifidi
Testablauf (■ Abb. 21.5):
1. Lage: Bauchlage, evtl. Bauch unterlagern
2. Ultraschallkopf längslaufend und paravertebral auf der Ebene des Fazettgelenks
3. Instruktion: Patient soll die tiefen Fasern des M. multifidus lumborum anschwellen lassen (s. klinische Testung)
4. Beurteilung: Der tiefe M. multifidus lumborum schwillt sanft und langsam an. Auf dem Ultraschallbild vergrößert sich der Abstand zwischen Haut und Zwischenwirbelgelenk
5. Ein gleichmäßiges Anschwellen rechts und links in allen fünf Segmenten spricht für eine gute segmentale Stabilisation. Der Therapeut soll besonders auf symptomatische Segmente achten

21.1.3 Stabilizer

M. transversus abdominis
Testbeschreibung (■ Abb. 21.6):
1. Lage: Bauchlage. Das Druckkissen (Stabilizer) wird quer unter dem Bauch gelagert, sodass der Patient mit Bauchnabel auf dem Mittelpunkt des Kissens liegt. Kissen wird auf einen Druck von 70 mmHg aufgepumpt
2. Palpation: Therapeut legt beide Zeigefinger um die Taille
3. Instruktion: Patient soll versuchen, die Bauchdecke langsam und sanft von den Druckkissen wegzuziehen
4. Beurteilung:

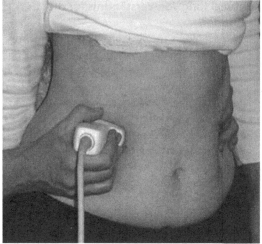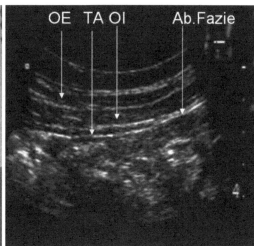

☐ **Abb. 21.4.** Ultraschall des M. transversus abdominis

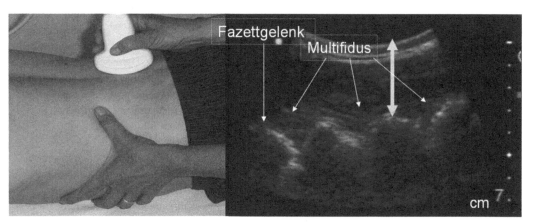

☐ **Abb. 21.5.** Ultraschall der Mm. multifidi

a) Der Druck im Kissen soll sich langsam um 2–6 mmHg verringern.

b) Eine Druckerhöhung bzw. keine Druckveränderung mit tastbarer Härte unter den Fingern in der Taille weist auf exzessive Koaktivierung der oberflächlichen schrägen Bauchmuskeln und eine Koordinationsstörung im M. transversus abdominis hin (Fehlmuster).

c) Keine Druckveränderung ohne tastbare Aktivität der schrägen Bauchmuskeln in der Taille deutet auf die richtige Ansteuerung, aber nicht ausreichende Kontrolle des M. transversus abdominis hin.

21.2 Therapie

Ziel der Behandlung ist die Wiederherstellung der Koordination und des Timing der stabilisierenden Muskulatur. In der Behandlung erlernen die Patienten die gezielte kognitive Ansteuerung der tiefen Muskulatur. Rückenschmerzpatienten brauchen viele therapeutische Hilfsmaßnahmen, um diese Ansteuerung zu lernen. Ist die motorische Kontrolle gelernt, müssen die Ausdauerkapazität und der Aufbau der Muskeln gefördert werden und das Erlernte in die Bewegungsabläufe und die täglichen Aktivitäten integriert werden. Anders gesagt, die Patienten müssen die Muskelfunktion wieder lernen, die Muskelausdauer trainieren und das tiefe

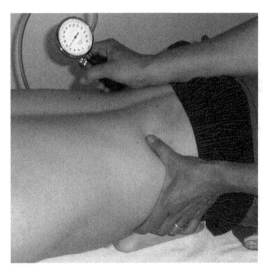

◘ Abb. 21.6.   Testen mit Stabilizer

Stabilisationssystem in Alltagsbewegungen einsetzen. (◘ Tab. 21.1).

Die Wiederherstellung der Koordination und des Timings verlangt eine präzise Ansteuerung des tiefen Systems. Diese Art von motorischem Training hat sich als besonders effizient in der Wiederherstellung der motorischen Kontrolle des M. transversus abdominis erwiesen und führt zu einer Verbesserung der lumbalen Stabilisation. Ein allgemeines Bauchmuskeltraining führt zur Verstärkung der koordinativen Defizite in der lumbalen Stabilisation [57]. In randomisierten Studien hat sich auch die Langzeiteffizienz der gezielten Behandlungen gezeigt [15, 20, 39].

21.2.1 Wiederherstellung von Koordination und Timing durch spezifische kognitive Ansteuerung

> Der Patient lernt zuerst, einzelne Muskeln des tiefen Systems anzusteuern. Mittelfristig müssen die einzelnen Muskeln des tiefen Systems in das Gesamtsystem integriert werden.

Entwicklung von Verständnis für die Übungen

Das Verständnis für die Aufgabe ist eine wichtige Komponente des motorischen Lernprozesses. Geringes Verständnis für die Aufgabe erzeugt auch schlechte Compliance. Anatomische und verbale Bilder kombiniert mit taktilen Reizen und eine Erklärung der Muskelfunktion sind entscheidend. Es folgen Erklärungsbeispiele in Patientensprache.

— M. transversus abdominis: »Sie haben ein äußeres und ein inneres Bauchmuskelkorsett. Das innere Korsett setzt direkt an Ihr Kreuz an und schützt es. Das Problem ist, dass dieses innere Korsett zu spät aktiviert wird, um Ihnen ausreichend Schutz zu bieten. Sie müssen wieder lernen, das innere Korsett ganz gezielt zu aktivieren.«

— Multifidus: »Dieser Muskel unter meinen Fingern ist wie ein kleiner Spanngurt, der die Wirbel aneinander hält. Wegen der Rückenschmerzen bietet der Muskel Ihnen nicht mehr ausreichend Schutz. Diese Schutzfunktion müssen wir extra trainieren. Von allein erholt sich dieser Muskel leider nicht wieder, auch wenn Sie momentan keinen Schmerz haben. Unser Ziel ist es, mit den Übungen neue Schmerzattacken zu verhindern.«

— Beckenboden: »Der Beckenboden liegt zwischen Ihrem Schambein und Sitzbein und ist gebaut wie ein Zirkuszelt. Zusammen mit Ihrem inneren Bauchkorsett bildet der Beckenboden eine wichtige Stütze nicht nur für Ihre Bauchorgane, sondern auch für Ihr Kreuz.«

Übungsablauf

Die Ansteuerung der Muskulatur wird in unterschiedlichen Ausgangsstellungen trainiert. Patienten müssen zuerst lernen, die Rumpfmuskeln zu entspannen. Daher ist in der akuten Phase das Training im Liegen zu bevorzugen. Training in aufrechten Haltungen (Sitzen, Stehen) führt oft zu einer besseren Compliance und die Schwerkraft steigert die Bereitschaft der tiefen Muskeln sich zu aktivieren. Gleichzeitig verbessert sich die Körperwahrnehmung [13, 48]. Eine weitgehende Schmerzfreiheit ist die Voraussetzung für das Training in der aufrechten Haltung.

☐ **Tabelle 21.1** Behandlungsplanung bei Insuffizienzen der Tiefenstabilisation	
Wiederherstellung der Koordination und Timing der tiefen Muskulatur	– Verständnis für die Aufgabe – Präzises motorisches Muster lernen – Motorischen Lernprozess fördern – Taktiles visuelles und verbales Feedback geben – Koaktivation der tiefen Muskeln fördern
Ausdauer verbessern	– 10 s × 10 Wiederholungen – Übungseinheiten 2- bis 5-mal täglich – Training: 6–10 Wochen
Eingliederung in die täglichen und/oder schmerzhaften Aktivitäten	– Patient übt in unterschiedlichen Ausgangsstellungen: von schmerzfrei zu schmerzhaft – Patient übt vor oder während sportlicher und beruflicher Aktivitäten – Ggf. multimodales/multidisziplinäres Schmerzmanagement (s. Komplexprogramme)
Eingliederung des Gelernten in die stabilisierenden Gesamtstrategien	– Ökonomische posturale Aufrichtung fördern – Brustkorb: Beckenkontrolle fördern – Gleichgewicht mittrainieren
Komorbiditäten berücksichtigen	– Störung der Kinästhesie (Positionswahrnehmung) – Pulmonale Erkrankungen – Inkontinenz
Beratung	– Alle Tätigkeiten vermeiden, die das tiefe Muskelsystem beeinträchtigen – Alle Tätigkeiten unterstützen, die das Muskelsystem begünstigen

Der Therapeut palpiert und instruiert genau wie beim Befund (s.o.). Die Patienten reagieren verschieden auf die unterschiedlichen Instruktionen. Es gibt viele verbale Variationen, um das Gleiche zu vermitteln. Der Patient muss verstehen, dass der Muskel sehr sanft und langsam angesteuert wird. Folgende Beispiele zeigen Varianten für den M. transversus abdominis, die tiefen Mm. multifidi und den Beckenboden.

━ M. transversus abdominis (☐ Abb. 21.2)
- »Es ist, als ob Sie das innere Bauchkorsett von der Haut vorsichtig ablösen wollen«
- »…als ob Sie mit einem Seidenfaden den Bauchnabel zur Wirbelsäule ziehen wollen«
- »…als ob Sie Ihren Beckenkamm zusammenziehen wollen«

━ Tiefe Mm. multifidi (☐ Abb. 21.3)
- »Stellen Sie sich vor, Sie wollen ein Mini-Hohlkreuz unter meinen Fingern machen«
- »Es ist, als ob die Muskeln unter meinen Fingern die Wirbel wie kleine Gummibänder zusammenziehen«

Vor dem Beüben der tiefen Mm. multifidi ist es oft hilfreich, Patienten die lumbale Extension vorab üben zu lassen. Dies schult die Wahrnehmung für die lordosierende Funktion der oberflächlichen Mm. multifidi und das Bewusstsein für das Muskelanschwellen, wenn sie sich anspannen. Danach versucht der Therapeut, die Muskelaktivität zu verlangsamen und die Bewegung so zu unterbinden, dass der Patient die erwünschte tiefe statische Kontraktion der tiefen Mm. multifidi vollbringt.

━ Beckenboden (☐ Abb. 21.2)
Die Ausgangstellung und Palpation ist wie beim M. transversus abdominis. Bei der Instruktion ist es wichtig, die Hebefunktion von M. levator ani zu betonen und die Sphinkterfunktion möglichst zu minimieren.
- »Stellen Sie sich vor, Sie ziehen das Zirkuszelt (den Beckenboden) mit einen Seidenfaden in Richtung Bauchnabel«
- »…Sie ziehen vorsichtig die Harnröhre hoch zu meinen Fingern«

Bei richtigem Verständnis und korrekter Durchführung erwartet der Physiotherapeut eine leichte Koaktivation von M. transversus abdominis. Die Bauchdecke zieht sich von den Fingern wie bei der Testung des M. transversus abdominis (s.o.) sanft weg.

Die Wirbelsäule ist optimal geschützt, wenn die gesamte tiefe Muskulatur gleichzeitig angesteuert wird. Daher sollen die Patienten diese koordinierte Ansteuerung der tiefen Muskeln erlernen. Die Koaktivierung der tiefen Muskeln kann in der Therapie der einzelnen Muskeln genutzt werden, da die Aktivierung eines Muskels die der anderen begünstigt.

Bestimmte Bewegungsmuster können unterstützend benutzt werden. So sind der M. transversus abdominis, das Diaphragma und die Mm. multifidi an der Erzeugung des intrabdominalen Drucks und an der forcierten Exspiration beteiligt. Daher fällt die Ansteuerung des M. transversus abdominis und des Beckenbodens den Patienten während der Exspiration oft leichter. Dennoch ist die therapeutische Nutzung der Exspiration problematisch, da die stabilisierende Funktion der tiefen Muskeln unabhängig vom Atmungsrhythmus bleiben muss [22, 23, 26].

21.2.2 Ausdauer verbessern

Zur Verbesserung der aeroben Ausdauer der tiefen Muskulatur ist ein aerobes Aufbautraining unbedingt erforderlich. Die Patienten werden aufgefordert, die lokale Kokontraktion immer länger aufrecht zu erhalten. Die Muskelkontraktion sollte in guter Qualität 10 s gehalten werden können. Gleichzeitig wird die Wiederholungszahl auf zehn erhöht. Am Anfang des Rehabilitationsprozesses ist es günstig, mehrmals (3- bis 5-mal/Tag) kleinere Übungseinheiten (z. B. 5 s, 6 Wiederholungen) durchzuführen, bis die motorische Kontrolle gefestigt ist. Danach soll der Patient 2-mal/Tag (10 s, 10 Wiederholungen) für 6–10 Wochen weiterüben.

21.2.3 Eingliederung in die täglichen und/oder schmerzhaften Aktivitäten

Während die Ausdauer aufgebaut wird, ist es sinnvoll, gleichzeitig die segmentale Stabilisation in verschiedenen Haltungen und Aktivitäten zu fördern. Am Anfang übt der Patient in der einfachsten und schmerzfreiesten Ausgangsstellung. Mit zunehmender motorischer Kontrolle wird in problematischeren Ausgangsstellungen geübt.

Ferner soll der Patient die Übungen in seine alltäglichen Verrichtungen (Arbeit, Sport etc.) eingliedern. Wenn die Sportart oder der Arbeitsplatz keine gezielte Ansteuerung zulässt, reicht es oft, wenn der Patient nur »mental« übt (die Übung intensiv denkt) oder die Übungen vor der Arbeit bzw. dem Sport durchführt [47].

Das Training der segmentalen Stabilisation wird häufig erfolgreich in ein multimodales oder multidiziplinäres Programm eingebaut [29, 33]. Die gezielte Ansteuerung lässt sich ins Gerätetraining oder ins »work hardening« einbeziehen. Außerdem kann die Vorstellung von der Kontrolle über das »innere Korsett« oder das tiefe Stabilisationssystem auch zum Abbau von Bewegungsangst beitragen.

21.2.4 Eingliederung des Gelernten in die stabilisierenden Gesamtstrategien

Posturale Aufrichtung

Normalerweise benötigt die neutrale aufrechte Haltung mit ihren kyphotischen und lordotischen Kurven keine exzessiven oberflächigen globalen Muskelaktivitäten. Die Wirbelsäule ist jedoch grundsätzlich segmental ohne Muskeln instabil und erfordert immer eine minimale Aktivierung der tiefen Muskeln. Rückenschmerzpatienten neigen entweder zu exzessiver globaler Muskelaktivität oder vermeiden die aufrechte Haltung [12, 38]. Eine aufrechte Sitzhaltung ist für Rückenschmerzpatienten ohne Hilfe schwerer zu erreichen und zu halten [12, 14]. Das aufrechte Sitzen regt jedoch über die lumbo-sakrale Lordose die tiefe Muskulatur an [14, 18, 37]. Dagegen scheint eine dauerhafte gebeugte Sitzhaltung die schützende Reflexaktivität der tiefen Muskeln zu hemmen [28]. Zusammengefasst kann man sagen, Patienten unterstützen ihr tiefes Muskelsystem, wenn sie immer wieder das Becken aufrichten.

> **Ziel des Haltungstrainings ist weniger der rigide aufrechte »Roboter«, sondern ökonomische Haltungsvariationen.**

Brustkorb-Becken-Kontrolle
Zu der stabilisierenden Gesamtstrategie gehört die Aufrichtung des Rumpfes. Die Kontrolle der Bewegung zwischen Brustkorb und Becken während der Belastung der Extremitäten trägt maßgeblich zur Gesamtstabilität bei. Rückenschmerzpatienten demonstrieren hier oft Defizite [17, 43]. Übungen für Brustkorb-Becken-Kontrolle sind schon lange in der Physiotherapie etabliert.

Das Grundprinzip besteht aus drei Schritten. Der Patient muss die Lordosen und die Kyphose der Wirbelsäule erlernen wahrzunehmen und diese Haltung während der progressiven Belastung kontrollieren. Beispiele für die progressive Belastung sind:

- Bewegung der Extremitäten mit zunehmender Geschwindigkeit
- Belastung der Extremitäten mit zunehmendem Gewicht
- Zunehmende Belastung des Rumpfes
- Zunehmend labile Unterlagen

Wegen der schlechten Wahrnehmung für die spinalen Kurven müssen die Patienten häufig ein Biofeedback für die Haltung als Hilfsmittel erhalten [4].

Gleichgewicht
Störungen der Kontrolle des Körperschwerpunktes und des Gleichgewichts sind bei Rückenschmerzpatienten häufig [1, 10, 32, 35, 42, 44, 50, 51]. Damit einher geht die Angst vor Stürzen und einem Verlust an Lebensqualität [49]. Übungen auf zunehmend labilen Unterlagen und/oder die therapeutische Störung der aufrechten Haltung durch Bewegungen oder Belastung der Extremitäten trainieren das Gleichgewicht und tragen zu mehr Sicherheitsgefühl und Lebensqualität von Patienten bei.

21.2.5 Berücksichtigung von Komorbiditäten

Störung der Kinästhesie
Patienten mit vertebragenen Schmerzsyndromen haben oft eine Wahrnehmungsstörung für Gelenkpositionen und eine deutlich schlechtere Wahrnehmung für die Ausprägung der lumbalen Lordose. Laut Brumagne et al. [3] liegt diese Störung der Kinästhesie an einer Muskelspindeldysfunktion der lumbalen Mm. multifidi. Diese Wahrnehmungsstörung kann zum Verlust der posturalen Kontrolle und zur Gleichgewichtsstörung beitragen. In der Behandlung von chronischen Nackenbeschwerden hat sich das Training mit Biofeedback für die Wahrnehmung von Bewegung und Position als erfolgreich erwiesen. Ein Beispiel für Biofeedback ist die Wahrnehmung von der Lordose lumbalis mit Stabilizer (◘ Abb. 21.6). Bei solchen Übungen werden gleichzeitig mehrere Aspekte der Stabilität trainiert. Es gliedert das tiefe System in die gesamte stabilisierende Strategie ein, fördert die Brustkorb-Becken-Kontrolle, die Kraftausdauer der Rumpfmuskeln und gibt den Patienten eine Rückkopplung (Biofeedback) für die Verbesserung der Kinästhesie.

Pulmonale Erkrankungen und Inkontinenz
Laut Smith et al. [53] sind Personen mit pulmonalen Erkrankungen und Inkontinenz eher anfällig für Kreuzschmerzen als Personen mit Übergewicht oder schweren körperlichen Belastungen. Asthma bronchiale allein erhöht die Chance von Kreuzschmerzen um das 1,5-Fache [27] und Inkontinenz um das 2- bis 3-Fache [34, 53]. Daher gehören Fragen nach solchen Komorbiditäten zur Anamnese.

In der Behandlung des tiefen Systems für Stabilität muss die Multifunktion von Diaphragma, Beckenboden und M. transversus abdominis berücksichtigt werden.

> **Bei Patienten mit Inkontinenz beeinträchtigt eine gefüllte Blase die stabilisierende Funktion des Beckenbodens [52].**

Bei pulmonalen Erkrankungen ist die inspiratorische exzentrische Kontrolle des M. transversus abdominis und des Beckenbodens und die exspiratorische Kontrolle des Diaphragma besonders wichtig [24]. So muss bei Patienten mit Störungen des Bewegungsmusters Atmung vor dem Training der segmentalen Ansteuerung der tiefen Muskulatur zuerst eine ökonomische Zwerchfellatmung etabliert werden.

Die Atmung und die stabilisierende Funktion des Zwerchfells müssen unabhängig voneinander gewährleistet sein. Kreuzschmerzpatienten neigen dazu, bei einfachen Aufgaben wie Beinanheben in Rückenlage unangemessen ihre Atmung anzuhalten [36]. Beim Training der Brustkorb-Becken-Kontrolle oder der Kraftausdauer sollen daher die Therapeuten immer beachten, dass die Belastung niedrig genug bleibt, um die Atmung weiter zu gewährleisten.

> Die Atemfunktion sollte beim Üben nicht beeinträchtigt sein.

21.2.6 Beratung

Vermeide alle Tätigkeiten, die das tiefe Muskelsystem beeinträchtigen

Dauerhafte Bettruhe, einseitige gebeugte Sitzhaltung [28] und offene Kettenbeschleunigungsübungen (z. B. schnelle Sit ups) scheinen das tiefe Muskelsystem zu beeinträchtigen und sollten möglichst vermieden werden. Falls diese Ausgangsbedingungen nicht ganz vermeidbar sind, sollte der Patient das tiefe System besonders häufig beüben. Athleten in Sportarten, die beschleunigte Rumpfbewegung verlangen, sind sehr anfällig für Kreuzschmerzen und Stressfrakturen. Sie benötigen ein besonderes Trainingsprogramm, in dem die Rumpfbeschleunigung durch das Training der tiefen Muskeln ausgeglichen wird.

Unterstütze alle Tätigkeiten, die das tiefe Muskelsystem begünstigen

Eine aufrechte Haltung und Haltungsvariationen, so wie geschlossene Kettenübungen mit vielen proprio-sensorischen Reizen (z. B. labilen Unterlagen) unterstützen das tiefe System [14].

21.3 Stabilisierung anderer Körperregionen

In anderen Körperregionen ist die Vorgehensweise ähnlich. Bei Problemen der HWS-Stabilisierung ist das Training der tiefen Nackenflexoren (Mm. longus colli und capitis) entscheidend [11, 16].
- Ausgangsstellung:
  - Rückenlage
  - Stabilizer gefaltet unter der oberen HWS, Druck 20 mmHg
- Übungsablauf
  - Der Patient soll den Kopf beugen (»Ja«-Bewegung). Der Stabilizer-Druck soll ohne die Hilfe der oberflächlichen Muskeln (Mm. sternocleidomastoideus, Mm. scaleni oder Kehlkopfmuskeln = Fehlmuster) gesteigert werden.
  - Ziel ist, 10 s eine Druckerhöhung von 6 mmHg zu halten und 10-mal zu wiederholen. Die posturale Aufrichtung im Sitzen begünstigt das tiefe Nackenmuskelsystem [13].

Weitere Maßnahmen sind das Training der Kinästhesie und der Augen-Kopf-Koordination. Diese Maßnahmen werden als besonders wichtig betrachtet, wenn die Nackenschmerzen von zervikogenem Schwindel begleitet werden [45, 55, 56].

Literatur

1. Bouche K, Stevens V, Cambier D et al. (2006) Comparison of postural control in unilateral stance between healthy controls and lumbar discectomy patients with and without pain. Eur Spine J. 15:423-432. Epub 2005 Aug 2018
2. Brumagne S, Cordo P, Lysens R et al. (2000) The role of paraspinal muscle spindles in lumbosacral position sense in individuals with and without low back pain. Spine 25:989–994
3. Brumagne S, Lysens R, Swinnen S et al. (1999) Effect of paraspinal muscle vibration on position sense of the lumbosacral spine. Spine 24:1328–1331
4. Brumagne S, Lysens R, Verschueren S et al. (1998) Effect of multifidus muscle vibration on position sense of the lumbosacral spine in men and women without low back pain. In: Vleeming A, Mooney V, Tilscher H, Dorman T, Snijders C (eds) Third interdisciplinary World Congress on Low Back and Pelvic Pain. Vienna, p 285–286

5. Cholewicki J, Panjabi MM, Khachatryan A (1997) Stabilizing function of trunk flexor-extensor muscles around a neutral spine posture. Spine 22:2207–2212

6. Cowan SM, Bennell KL, Crossley KM et al. (2002) Physical therapy alters recruitment of the vasti in patellofemoral pain syndrome. Med Sci Sports Exerc 34:1879–1885

7. Cowan SM, Bennell KL, Hodges PW et al. (2003) Simultaneous feedforward recruitment of the vasti in untrained postural tasks can be restored by physical therapy. J Orthop Res 21:553–558

8. Cowan SM, Hodges PW, Bennell KL et al. (2002) Altered vastii recruitment when people with patellofemoral pain syndrome complete a postural task. Arch Phys Med Rehabil 83:989–995

9. Critchley D, Coutts F (2002) Abdominal muscle function in chronic low back pain patients: measurement with real-time ultrasound scanning. Physiotherapy Canada 88:322–332

10. Della Volpe R, Popa T, Ginanneschi F et al. (2006) Changes in coordination of postural control during dynamic stance in chronic low back pain patients. Gait Posture. 24:349–355. Epub 2005 Nov 2028

11. Falla D (2004) Unravelling the complexity of muscle impairment in chronic neck pain. Man Ther 9:125–133

12. Falla D, Jull G, Russell T et al. (2007) Effect of neck exercise on sitting posture in patients with chronic neck pain. Phys Ther. 87:408–417. Epub 2007 Mar 2006

13. Falla D, O'Leary S, Fagan A et al. (2007) Recruitment of the deep cervical flexor muscles during a postural-correction exercise performed in sitting. Man Ther. 12:139–143. Epub 2006 Aug 2008

14. Falla D, O'Leary S, Fagan A et al. (2006) Recruitment of the deep cervical flexor muscles during a postural-correction exercise performed in sitting. Man Ther 7:7

15. Goldby LJ, Moore AP, Doust J et al. (2006) A randomized controlled trial investigating the efficiency of musculoskeletal physiotherapy on chronic low back disorder. Spine. 31:1083–1093

16. Hamilton C (2006) Physiotherapie bei Schleudertrauma (Beilage in physiopraxis 11–12 / 06). Physiopraxis 11–12

17. Hamilton CF, Richardson CA (1998) Active Control of the Neutral Lumbopelvic Posture: Comparison between Back Pain and Non Back Pain Subjects. In: Vleeming A, Mooney V, Tilscher H, Dorman T, Snijders C (eds) 3rd Interdisciplinary World Congress on Low back and Pelvic pain. Vienna, Austria

18. Hamilton Cf, Richardson Ca (1999) Stabilität eine vielfältige Aufgabe. In: Klein-Vogelbach S, Werbeck B, Spirgi-Gantert I (eds) Funktionelle Bewegungslehre. Springer, p 297–340

19. Hides J, Stokes M, Jull G et al. (1994) Evidence of lumbar spine multifidus muscle wasting ipsilateral to symptoms in patients with low back pain. Spine 19:165–172

20. Hides JA, Jull GA, Richardson CA (2001) Long-term effects of specific stabilizing exercises for first-episode low back pain. Spine 26:243–248

21. Hides JA, Miokovic T, Belavy DI et al. (2007) Ultrasound imaging assessment of abdominal muscle function during drawing-in of the abdominal wall: an intrarater reliability study. J Orthop Sports Phys Ther. 37:480–486

22. Hodges PW, Gandevia SC (2000) Changes in intra-abdominal pressure during postural and respiratory activation of the human diaphragm. J Appl Physiol 89:967–976

23. Hodges PW, Gandevia SC, Richardson CA (1997) Contractions of specific abdominal muscles in postural tasks are affected by respiratory maneuvers. J Appl Physiol 83:753–760

24. Hodges PW, Heijnen I, Gandevia SC (2001) Postural activity of the diaphragm is reduced in humans when respiratory demand increases. J Physiol 537:999–1008

25. Hodges PW, Richardson CA (1996e) Inefficient muscular stabilization of the lumbar spine associated with low back pain. Spine 21:2640–2650

26. Hodges PW, Sapsford R, Pengel LH (2007) Postural and respiratory functions of the pelvic floor muscles. Neurourol Urodyn. 26:362–371

27. Hurwitz EI, Morgenstern H (1999) Cross-sectional associations of asthma, hay fever, and other allergies with major depression and low-back pain among adults aged 20–39 years in the United States. Am J Epidemiology 150:1107–1116

28. Jackson M, Solomonow M, Zhou B et al. (2001) Multifidus EMG and tension-relaxation recovery after prolonged static lumbar flexion. Spine 26:715–723

29. Jull G, Sterling M, Kenardy J et al. (2007) Does the presence of sensory hypersensitivity influence outcomes of physical rehabilitation for chronic whiplash?–A preliminary RCT. Pain. 129:28–34. Epub 2007 Jan 2010

30. Jull G, Trott P, Potter H et al. (2002) A randomized controlled trial of exercise and manipulative therapy for cervicogenic headache. Spine 27:1835–1843

31. Jull GA, Richardson CA, Hamilton CF et al. (1995) Towards the validation of a clinical test for the deep abdominal muscles in back pain patients. In: Jull GA (ed) Ninth Biennial Conference of the Manipulative Physiotherapists Association of Australia. Manipulative Therapists Association of Australia, Gold Coast, Queensland, Australia, p 65–66

32. Mok NW, Brauer SG, Hodges PW (2004) Hip strategy for balance control in quiet standing is reduced in people with low back pain. Spine. 29:E107–112

33. Moseley L (2002) Combined physiotherapy and education is efficacious for chronic low back pain. Aust J Physiother 48:297–302

34. Nordin M, Hiebert R, Pietrek M et al. (2002) Association of comorbidity and outcome in episodes of nonspecific low back pain in occupational populations. J Occup Environ Med 44:677–684

35. O'Sullivan P, Dankaerts W, Burnett A et al. (2006) Lumbopelvic kinematics and trunk muscle activity during sitting on stable and unstable surfaces. J Orthop Sports Phys Ther. 36:19–25

36. O'Sullivan PB, Beales DJ, Beetham JA et al. (2002) Altered motor control strategies in subjects with sacroiliac joint pain during the active straight-leg-raise test. Spine 27:E1–8

37. O'Sullivan PB, Dankaerts W, Burnett AF et al. (2006) Effect of different upright sitting postures on spinal-pelvic curvature and trunk muscle activation in a pain-free population. Spine. 31:E707–712

38. O'Sullivan PB, Grahamslaw KM, Kendell M et al. (2002) The effect of different standing and sitting postures on trunk muscle activity in a pain-free population. Spine 27:1238–1244

39. O'Sullivan PB, Phyty GD, Twomey LT et al. (1997) Evaluation of specific stabilizing exercise in the treatment of chronic low back pain with radiologic diagnosis of spondylolysis or spondylolisthesis. Spine 22:2959–2967

40. Panjabi M (1992) The stabilising system of the spine. Part II. Neutral zone and stability hypothesis. Journal of Spinal Disorders 5:390–397

41. Panjabi MM (1992) The stabilizing system of the spine. Part I. Function, dysfunction, adaptation and enhancement. Journal of Spinal Disorders 5:383–389

42. Popa T, Bonifazi M, Della Volpe R et al. (2007) Adaptive changes in postural strategy selection in chronic low back pain. Exp Brain Res. 177:411–418

43. Radebold A, Cholewicki J, Polzhofer GK et al. (2001) Impaired postural control of the lumbar spine is associated with delayed muscle response times in patients with chronic idiopathic low back pain. Spine 26:724–730

44. Ratzon Nz, Froom P (2006) Postural control in nurses with and without low back pain. Work. 26:141–145

45. Revel M, Minguet M, Gregory P et al. (1994) Changes in cervicocephalic kinaesthesia after a proprioceptive rehabilitation program in patients with neck pain: A ramdomised control study. Archives of Physical Medicine and Rehabilitation 75:895–899

46. Richardson C, Jull G, Hodges P et al. (2004) Therapeutic Exercise for Spinal Segmental Stabilization in Low Back Pain: Scientific basis and clinical approach. Churchill Livingstone, London

47. Richardson CA, Snijders CJ, Hides JA et al. (2002) The relation between the transversus abdominis muscles, sacroiliac joint mechanics, and low back pain. Spine 27:399–405

48. Sapsford RR, Hodges PW, Richardson CA et al. (2001) Co-activation of the abdominal and pelvic floor muscles during voluntary exercises. Neurourol Urodyn 20:31–42

49. Scheffer AC, Schuurmans MJ, van Dijk N et al. (2008) Fear of falling: measurement strategy, prevalence, risk factors and consequences among older persons. Age Ageing. 37:19–24

50. Smith M, Coppieters MW, Hodges PW (2005) Effect of experimentally induced low back pain on postural sway with breathing. Exp Brain Res. 166:109–117. Epub 2005 Jul 2020

51. Smith MD, Coppieters MW, Hodges PW (2008) Is balance different in women with and without stress urinary incontinence? Neurourol Urodyn. 27:71–78

52. Smith MD, Coppieters MW, Hodges PW (2007) Postural response of the pelvic floor and abdominal muscles in women with and without incontinence. Neurourol Urodyn. 26:377–385

53. Smith MD, Russell A, Hodges PW (2006) Disorders of breathing and continence have a stronger association with back pain than obesity and physical activity. Aust J Physiother. 52:11–16

54. Teyhen DS, Gill NW, Whittaker JI et al. (2007) Rehabilitative ultrasound imaging of the abdominal muscles. J Orthop Sports Phys Ther. 37:450–466

55. Treleaven J, Jull G, Lowchoy N (2005) Smooth pursuit neck torsion test in whiplash-associated disorders: relationship to self-reports of neck pain and disability, dizziness and anxiety. J Rehabil Med. 37:219–223

56. Treleaven J, Jull G, Sterling M (2003) Dizziness and unsteadiness following whiplash injury: characteristic features and relationship with cervical joint position error. J Rehabil Med 35:36–43

57. Tsao H, Hodges PW (2007) Immediate changes in feedforward postural adjustments following voluntary motor training. Exp Brain Res 3:3

58. Tsao H, Hodges PW (2007) Persistence of improvements in postural strategies following motor control training in people with recurrent low back pain. J Electromyogr Kinesiol 1:1

59. Zhao WP, Kawaguchi Y, Matsui H et al. (2000) Histochemistry and morphology of the multifidus muscle in lumbar disc herniation: comparative study between diseased and normal sides. Spine 25:2191–2199

Versorgungsstrategie

Multimodale Komplexprogramme bei Rückenschmerzen

Dagmar Seeger

Chronische Rückenschmerzen stellen die Medizin vor eine besondere Herausforderung. Wie aus den Literaturreviews von van Tulder (1999) hervorgeht, ist die Therapie durch die Vielfalt der psychosozialen, funktionellen und morphologischen Störungen schwierig, die Wirksamkeitsnachweise gering und eine diagnostische Zuordnung oft problematisch. Daraus folgend haben sich in den 1990iger Jahren multidisziplinäre Rückenintensiv-Programme in Deutschland etabliert (Göttinger Rücken intensiv Programm, GRIP, Hildebrandt 1996). Das Vorbild für diese Programme ist das PRIDE-Institut in Dallas/USA (Productive Rehabilitation Institute of Dallas for Ergonomics). Tom Mayer und Robert Gatchel haben in den 1980iger Jahren ein Programm nach dem Prinzip des »functional restoration« entwickelt. Es gingen 80–90% der dort teilnehmenden, arbeitsunfähigen Patienten mit chronischen Rückenschmerzen nach Beendigung des Programms wieder einer Arbeit nach. Grundlage dieser Programme ist ein verhaltenstherapeutisch orientiertes Modell, welches die Angst vor (schmerzauslösender) Bewegung in den Mittelpunkt der Therapie stellt.

Der Vorteil der multimodalen (Anwendung einer Vielzahl von Therapie/Diagnostikmitteln) und interdisziplinären Programme liegt in der Vielfalt der therapeutischen Angebote und nicht zuletzt darin, dass den Patienten neben der Erfahrung einer Belastung im Alltag Stand zu halten, eine Struktur des alltäglichen Ablaufs wieder gegeben wird. Eine Arbeitsunfähigkeitsphase ist mit Schonung und Inaktivität verbunden, wobei ein Circulus virtiosus entsteht. Die Schmerzen bei Bewegung initiieren Schonung, um den Schmerz zu verringern. Diese Schonung an sich führt aber wiederum zum Abbau von körperlicher Leistungsfähigkeit, Verringerung der Beweglichkeit und Verlust von Vertrauen in die Funktionsfähigkeit des Körpers. Alles zusammen kann zu einem sozialen Rückzug führen, der die Schraube der Dekonditionierung und Chronifizierung weiter zudreht.

22.1   Therapieprogramme

Die Programme sind multimodal und multidisziplinär konzipiert. Das heißt, es werden verschiedene therapeutische Methoden (z. B. Krankengymnastik, Sporttherapie, Verhaltenstherapie) miteinander kombiniert (multimodal) und verschiedene Berufsgruppen an der Behandlung beteiligt (multidisziplinär). Den möglichen Defiziten zufolge werden folgende Berufsgruppen miteinbezogen:

- Medizinische Aspekte – Arzt
- Psychosoziale Faktoren – Psychologe
- Körperliche Dekonditionierung – Sportwissenschaftler
- Funktionelle Störungen und Defizite im Aktivitätsradius – Physiotherapeuten
- Organisatorische Fragen – Sekretärinnen, Arzthelferinnen
- Assistenzen – Sportstudenten, Physiotherapeuten

Je nach Schweregrad der Rückenschmerzerkrankung werden Programme mit unterschiedlichen Intensitäten angeboten (Tab. 22.1, 22.2, 22.3). Für arbeitsunfähige Patienten besteht das Programm aus 20 Terminen, die 4 Wochen lang täglich durchgeführt werden.

Für Patienten, die noch arbeiten können, jedoch häufiger wegen Rückenschmerzen ausfallen und deren Arbeitsfähigkeit gefährdet ist, wird das Programm über 10 Wochen 2-mal in der Woche durchgeführt.

Falls ein mehrstündiges Programm nicht ausreicht, wird dieses Konzept in tagesklinischer Form erweitert und die Gruppenprogramme durch einzeltherapeutische Maßnahmen ergänzt.

Zusätzlich zur Durchführung von Behandlungsprogrammen erscheint die Durchführung Präventionsmaßnahmen sinnvoll. So ist z. B. die Einführung von Kursangeboten in Betrieben z. B. im Rahmen von Fortbildungen oder betrieblichen Gesundheitsförderungen sinnvoll.

Eine Staffelung der verschiedenen Angebote von Prävention bis Komplextherapie sollte angestrebt werden:

- Gesundheitskurse
- Schulung berufsspezifischer Tätigkeiten
- Gesundheitszirkel
- Physiotherapeutisches Behandlungskonzept mit gruppentherapeutischen Angeboten
- Aktivprogramm für arbeitsfähige Patienten (GRAP)

◘ Tabelle 22.1 Stundenplan AU-Programm (Göttinger Rücken Intensiv Programm, GRIP)

8:00–9:00	Sport/Spiele/Herz-Kreislauf-Ausdauer/Koordination
9:30–10:30	Krafttraining/Workhardening/Dehnprogramm/Koordination
10:30–11:00	Pause
11:00–12:00	Psychologische Schmerztherapie/Edukation (Unterricht Arzt, Psychologe, Sportwissenschaftler, Physiotherapeuten)
12:00–12:30	Entspannungstraining

◘ Tabelle 22.2 Stundenplan des berufsbegleitenden Programms (Göttinger Rücken Aktiv Programm, GRAP)

17:00–18:00	Psychologische Schmerztherapie im Wechsel mit Workhardening/Rückenschule/Unterricht
18:00–19:30	Krafttraining/Herz-Kreislauf-Ausdauer/Koordination/Dehnprogramm

◘ Tabelle 22.3 Stundenplan der tagesklinischen Version

8:00–9:00	Sport/Spiele, Herz-Kreislauf-Ausdauer, Koordinationsschulung
9:30–10:30	Krafttraining/Workhardening/Dehnprogramm/Koordination
10:30–11:00	Pause
11:00–12:00	Psychologische Schmerztherapie/Edukation (Unterricht Arzt, Psychologe, Sportwissenschaftler, Physiotherapeuten)
12:00–12:30	Entspannungstraining (PMR, Progressive Muskelentspannung nach Jacobson)
12:45–13:45	Mittagspause, Spaziergang, Ruhepause
13:45–14:30	Edukation, Körperwahrnehmung in Theorie und Praxis/Alltagsbewegungen
14:30–15:30	Körperwahrnehmungsschulung in Ruhe und Bewegung (Atementspannung, Entspannung im Tranceformat, Eigenentspannung) – parallel optional Einzeltherapien

— Intensivprogramm für arbeitsunfähige Patienten (GRIP)
— Tagesklinische Schmerztherapie

Bei chronischen und chronifizierungsgefährdeten Patienten sollte die interdisziplinäre, multimodale Diagnostik über das geeignete Therapieprogramm entscheiden.

Im Folgenden wird der Schwerpunkt auf die funktionellen Aspekte der Komplextherapien gelegt.

22.2 Diagnostik

Nach der ärztlichen Diagnostik und der Differenzierung der Beschwerden in ein akutes oder ein chronisches Geschehen werden die ursächlichen Faktoren differenziert. Bei spezifischen Erkrankungen werden gezielte medizinische und therapeutische Maßnahmen verordnet.

Für eine Einordnung der Störung eignet sich als Klassifikationssystem die ICF (International Classification of Function) der WHO (◘ Abb. 24.1). Das Besondere dieser Klassifikation ist die Einbeziehung der persönlichen Bedingungen (psychosoziale Faktoren) und der Umwelt. Diagnostisch gehen wir auf die Ebene der Alltagsfunktionen,

Aktivität und Partizipation. Neben der neuroorthopädischen Befunderhebung werden die Strukturen in ihren Funktionen unter Belastung geprüft. Beispiele für Testverfahren sind die Ganganalyse, Ausdauertests sowie Tests von Alltagsbewegungen, Hebeleistung oder Kraft.

Am Ende der diagnostischen Verfahren entscheidet das interdisziplinäre Team gemeinsam, ob der Patient an einem Komplexprogramm teilnehmen kann. Folgende Faktoren sprechen für oder gegen die Teilnahme am Komplexprogramm:

Pro

- Gefährdete Arbeitsfähigkeit oder mehrfache Arbeitsunfähigkeit im vergangenen Jahr
- Einen oder mehrere erfolglose Therapieversuch/e
- Komplexe Funktionsstörung, die sich nicht eindeutig strukturell oder funktionell zuordnen lässt
- Einfluss psychosozialer Faktoren auf das Schmerzgeschehen
- Motivation zur Teilnahme
- Bereitschaft zur Übernahme von Eigenverantwortung

Kontra

- OP-Indikation
- Geringe Ausprägung der Beschwerden, Problem kann gezielt einzeltherapeutisch behandelt werden
- Spezifische Krankheitsursache
- Rentenbegehren
- Mangelnde Kenntnis der deutschen Sprache in Wort und Schrift
- Mangelnde Motivation zur Teilnahme

Wenn ein Patient grundsätzlich in ein Programm passen würde, jedoch aktuell nicht in der Lage ist teilzunehmen, sollte möglichst durch einen Therapeuten des Teams eine einzeltherapeutische Vorbereitung erfolgen.

22.3 Tests und therapeutische Konsequenzen

An dieser Stelle wird auf die Darstellung der allgemein üblichen Untersuchungsmethoden und Befunderhebung verzichtet, um sich ergänzenden Methoden zu widmen.

22.3.1 Ganganalyse

▶ Kap. 5.4.1

22.3.2 Kraft/Kraftausdauertests

Mit der herkömmlichen Methode der Muskelfunktionsprüfung kommt man bei intaktem Nerv-Muskel-Verhältnis diagnostisch nicht weiter. Hier bedarf es größeren Belastungsimpulsen. Die nächste Stufe von Tests der körperlichen Leistungsfähigkeit erfolgt häufig mit einer apparativen Ausstattung. In der internationalen Literatur wird der Test nach Sörensen für die Beurteilung der statischen Haltefähigkeit häufig zitiert (Normwert: 240 s Haltearbeit im Überhang von einer Behandlungsbank). In der alltäglichen praktischen Arbeit ist dieser Test für Patienten mit Rückenschmerzen kaum durchführbar, da er zum einen aufwendig in der Durchführung und Fixation, zum anderen belastend ist.

Die lokal, segmental, statische Leistungsfähigkeit wird überwiegend von der Kokontraktion der lokalen Mm. multifidi und dem M. transversus abdominis geleistet (Tiefenstabilisation). Die Prüfung dieser Kokontraktion erfolgt durch den geschulten Untersucher manuell (▶ Kap. 21, ◘ Abb. 21.2 und 21.3).

Für Alltagsbewegungen benötigen wir sowohl die Fähigkeit, große Kräfte zu entwickeln (Maximalkraft), als auch eine dynamische Ausdauerleistung für Bewegungswiederholungen (Kraftausdauer). Durch im Bewegungsausmaß limitierte »Sit ups« oder, modifiziert auf einem Kniestuhl, durchgeführte »Back ups« kann durch Bewegungswiederholungen die Muskulatur ermüdet und in Bezug auf Ausdauer in ihrer Leistungsfähigkeit beurteilt werden (◘ Abb. 22.1 und 22.2; Seeger 2001).

Abweichungen von den Normwerten (Spring 1997) motivieren die Patienten zu Aktivität und ermöglichen dem Therapeuten einen Erfolgsvergleich vor und nach der Therapie.

Maximalkrafttests ermöglichen bei entsprechender apparativer Ausstattung die Beurteilung der maximalen Leistung an einer definierten Stelle eines begrenzten Bewegungsweges. Es gibt Vergleichsdaten rückengesunder Personen entsprechenden Alters und es kann eine Beurteilung der Entwicklung eines Drehmoments der Rumpfmuskulatur erfolgen. Selbstverständlich sind diese Werte immer nur als Momentaufnahmen, die Schwankungen der Tagesform unterliegen, zu betrachten.

Bei Patienten mit chronischen Rückenschmerzen ist die Untersuchung zur Vorbereitung auf ein Komplexprogramm häufig eine edukative Einheit. Anhand der Tests und Untersuchungsgänge können die gute Funktion und Belastbarkeit des Patienten erläutert werden. Dies verringert die Angst vor Belastung und erhöht die Motivation, an der körperlichen Leistungsfähigkeit zu arbeiten.

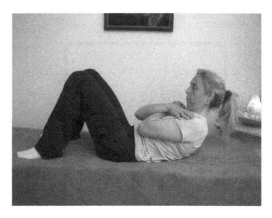

◘ **Abb. 22.1**   Sit ups mit Abheben der Schulterblattspitze

22.3.3 Aktivitätstests

Der PACT-Test (»performance activity capacity testing«, Matheson) ist ein Fragebogeninstrument, das durch 50 Items Alltagsbewegungen abfragt und so die Selbsteinschätzung der körperlichen Fähigkeiten bewerten hilft. Da hohe Belastungen und sehr niedere Belastungen abgefragt werden, kann anhand dieses Tests zusätzlich eine Tendenz zu Über- oder Unterforderung erkannt werden. Das Ergebnis dieses Instruments ist dabei behilflich zu beurteilen, ob ein Patient sich zutraut, wieder an den Arbeitsplatz zurückzukehren bzw. seinen häuslichen Alltag zu bewältigen. Der Fragebogen wurde von Experten entwickelt, indem aus 500 Fotografien 50 Bilder ausgewählt und dann grafisch dargestellt wurden. Es wurden Alltagsbewegungen gewählt, die auf jedermann zutreffen und auf Tätigkeiten im beruflichen Umfeld übertragbar sind. So konnte man die Vielfalt der beruflichen Tätigkeiten auf ein effektives Maß reduzieren. Die Objektivität und Reliabilität kann als gewährleistet angenom-

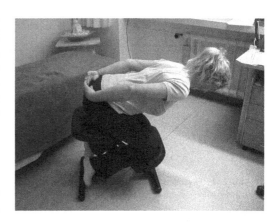

◘ **Abb. 22.2**   Streckung der Wirbelsäule in vorgeneigter Position (Back up) bis in die LWS-Lordose, da erst hier der M. erector spinae L5/S1 aktiviert wird

men werden. Die Testanweisungen sind ausführlich, klar und detailliert (◘ Abb. 22.3).

Der FfbH (Funktionsfragebogen Hannover, Kohlmann u. Raspe) ist ein kleines Fragebogeninstrument, das durch 12 Items Alltagstätigkeiten abfragt und sich die Funktionskapazität leicht errechnen lässt (◘ Abb. 22.4).

Beide Tests ermöglichen einen Prae-Post-Therapie-Vergleich und helfen dabei, die Wirksamkeit einer Maßnahme zu überprüfen bzw. im Gespräch mit dem Patienten eine Rückmeldung darüber zu liefern, woran er noch arbeiten kann.

Als aktiver Test eignet sich zur Überprüfung der Hebeleistung vor und nach Beendigung einer Therapieserie der PILE-Test (»progressive isoinertial

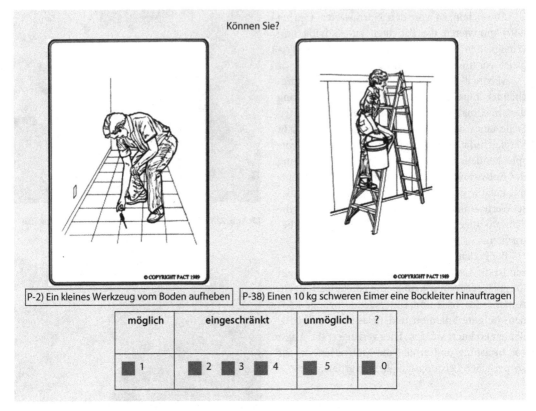

◘ Abb. 22.3 Fragebeispiele aus dem PACT-Test. (Mit freundlicher Genehmigung der Interessengemeinschaft Ergonomie der Schweizerischen Arbeitsgemeinschaft für Rehabilitation SAR (Fragebogenbezugsquelle: http://www.sar-gsr.ch))

lifting evaluation«; Seeger 2008). Bei diesem Hebeleistungstest werden folgende Parameter überprüft

1. Muskuläre Leistungsfähigkeit – Hebeleistung (Anzahl der Gewichte und Wiederholungen)
2. Herz-Kreislauf-Ausdauer (Pulsfrequenz)
3. Motivation

Bei diesem Test wird eine Kiste mit zu Beginn 4 kg bei Frauen und 6,5 kg bei Männern 4-mal in 20 s vom Boden auf ein Brett in Hüfthöhe bewegt. Nach einem Zyklus von 4 Bewegungen wird das Gewicht der Kiste um 2,5 kg erhöht. Ohne Pause wird die Kiste erneut 4-mal gehoben. Dieser Vorgang wird so lange wiederholt, bis eines der Abbruchkriterien erfüllt ist (◘ Tab. 22.4, ◘ Abb. 22.5).

Die Testergebnisse werden auf einem standardisierten Befundbogen dokumentiert, wobei auch die Bewegungsqualität erfasst wird. Bretthöhe und evtl. Besonderheiten werden ebenfalls dokumen-

tiert, damit eine Vergleichbarkeit beider Tests gewährleistet ist.

Als Ergänzung zum genannten Vorgehen dient die Beurteilung von Alltagsbewegungen. Aus der Arbeitsgruppe um Prof. J. Hildebrandt in Göttingen hat sich S. Lüder (2006) mit Aktivitätstests beschäftigt. Es wurde eine Testbatterie entwickelt, die die Aktivitätskapazität messen soll. Es werden Alltagsbewegungen wie Bücken, vorgebeugt Haare waschen, Socken anziehen, Treppe steigen, Heben, Aufstehen-Hinlegen geprüft und ihre verschiedenen Ausführungsvarianten bewertet.

❯ **Strukturen und Funktion auf Belastbarkeit prüfen:**
= **Palpation**
= **Provokation**
= **Belastung**

Funktionsfragebogen Hannover

Beeinträchtigung (FFbH-R)

Name des Patienten:

....

Datum:_____

U1 .....U2 ......U3

Behinderung durch die Rückenschmerzen
Wegen Ihrer Rückenschmerzen kann es für Sie schwierig geworden sein, alltägliche Tätigkeiten auszuführen. Kreuzen Sie bitte an, welche Feststellungen der nachfolgenden Liste für Sie zutrifft oder nicht.

	Ja	Ja, aber mit Mühe	Nein, oder nur mit fremder Hilfe
1. Können Sie sich strecken, um z.B. ein Buch von einem hohen Schrank oder Regal zu holen)	☐	☐	☐
2. Können Sie einen mindestens 10kh schweren Gegenstand (z.B. vollen Wassereimer oder Koffer) hochheben und 10 Meter weit tragen)	☐	☐	☐
3. Können Sie sich von Kopf bis Fuß waschen und abtrocknen?	☐	☐	☐
4. Können Sie sich bücken, um einen leichten Gegenstand (z.B. Geldstück oder Papier) vom Fußboden aufzuheben)	☐	☐	☐
5. Können Sie sich über dem Waschbecken die Haare waschen?	☐	☐	☐
6. Können Sie 1 Std. auf einem ungepolsterten Stuhl sitzen?	☐	☐	☐
7. Können sie 30 Min. ohne Unterbrechung stehen (z.B. Warteschlange)?	☐	☐	☐
8. Können Sie sich im Bett aus der Rückenlage aufsetzen?	☐	☐	☐
9. Können Sie sich Strümpfe an- und ausziehen)	☐	☐	☐
10. Können Sie im Sitzen einen kleinen heruntergefallenen Gegenstand (z.B. eine Münze) neben Ihrem Stuhl aufheben?	☐	☐	☐
11. Können Sie einen schweren Gegenstand (z.B. einen gefüllten Kasten Mineralwasser) vom Boden auf den Tisch stellen?	☐	☐	☐
12. Können sie 100 Meter schnell laufen (nicht gehen) etwa um einen Bus noch zu erreichen?	☐	☐	☐
	2	1	0

Auswertung: Bitte vom Therapeuten auswerten lassen!

$$\text{Funktionskapazität} = \frac{_____ \times 100}{24} = _____ \%$$

◘ **Abb. 22.4** FfbH-Fragebogen. (Aus: Kohlmann T, Raspe HH: Funktionsfragebogen Hannover zur alltagsnahen Diagnostik der Funktionsbeeinträchtigung durch Rückenschmerzen)

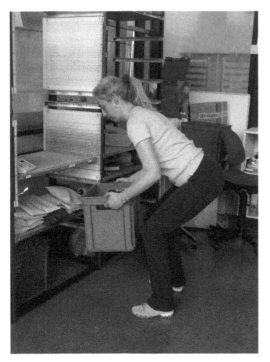

Abb. 22.5 PILE-Test

22.4   Therapiebestandteile

22.4.1 Sporttherapie/Muskelaufbau

Dem Sport kommt bei multidisziplinären Programmen eine wichtige Bedeutung zu. Die Basis dafür, eine »Rekonditionierung« zu erzielen, bildet ein systematisch aufgebautes Training, in das alle Aspekte einer trainingsrelevanten Konzeption eingebaut werden. Der erfolgt über die Erfassung der körperlichen Leistungsfähigkeit (s.o.).

Durch gezielte trainingstherapeutische Maßnahmen wird die Muskulatur quotenorientiert, d. h. auf Grundlage der Tests und Vorgabe der Therapeuten trainiert. Durch die »Quoten« wird eine Orientierung am Schmerz und Begrenzung des Trainings durch Schmerz umgangen. Die schmerzähnliche Empfindung der Muskelermüdung wird genutzt, um ein physiologisches Körpergefühl für Belastung und Ausbelastung bis hin zu trainingsrelevanten Reizen zu erarbeiten.

Das Training enthält verhaltenstherapeutische Aspekte, um die negative Konditionierung

»Schmerz = Schaden« umzuwandeln in die positive »Schmerz = physiologisches/normales Belastungsempfinden«. Sport/Spielvariationen sind wichtig, um ein unkontrolliertes Bewegungsverhalten zu trainieren und Bewegung mit Spaß/Freude zu erleben.

22.4.2 Workhardening

Therapeutisch wird im workhardening nach den Grundsätzen einer Komplextherapie verfahren. Einer gezielten Belastung folgt eine gezielte Entlastung. Anfangs werden Grundlagen des motorischen Lernens und Inhalte einer Rückenschule als Basis vermittelt. Aufbauend werden belastende Situationen simuliert und in einem Zirkeltraining Bewegungen wie Heben-Bücken-Tragen, Ziehen-Schieben, Über-Kopf-Arbeiten, Stehen und Sitzen trainiert. Um die Arbeitsplatzproblematik eines Patienten zu erfassen, finden eine Arbeitsplatzanalyse und ein berufsspezifisches Training statt. Dabei werden realistische Bewegungen aus dem Arbeitsalltag eines Patienten ausgeführt.

> Steigerung der Belastungsform:
> – Edukation – Rückenschule
> – Training von Alltagbewegungen – Automatisierung von Bewegungsabläufen
> – Erprobung der Bewegungsgrundlagen im berufsspezifischen Training

22.4.3 Entspannungsverfahren

Ausgleichend zu den trainingstherapeutischen Inhalten werden sowohl im psychologischen Teil als auch im physiotherapeutischen Teil Entspannungsverfahren eingesetzt. Patienten lernen hier, ihre Grenzen wahrzunehmen die Tonusregulation (nach unten) zu erweitern und Ruhephasen als Teil ihres Alltags anzunehmen. Zu Beginn schlafen Ungeübte häufig ein, da das Hinlegen des Körpers mit Einschlafen konditioniert ist. Mit zunehmender Übung werden die Einschlafphasen weniger und die aktive Entspannung im Sinne einer Tonusregulation oder Tiefenentspannung besser (► Kap. 14.2.4).

◨ **Tabelle 22.4**   Abbruchkriterien des PILE-Test

- Steigerung der Beschwerden über der Toleranzgrenze
- Psychophysische Erschöpfung
- Grenze der kardiopulmonalen Leistungsfähigkeit (Grenze der Pulsfrequenz: 220 – Lebensalter)
- Gewichtssicherheitsgrenze (55–60% des Körpergewichts (Übergewichtige)
- Idealgewicht, Untergewichtige – Realgewicht)
- Motivation des Patienten
- Bedenken des Therapeuten in Bezug auf die Qualität des Bewegungsablaufs

---

◆ Nach der Aktivität folgen Ruhe zur Erholung.
Variationen von Entspannungsverfahren erleichtern die Umsetzung im Alltag.

22.5 Multimodale monodisziplinäre Komplextherapie bei unspezifischen HWS-Beschwerden

Als Konsequenz der guten Erfahrungen mit aktivierenden Programmen bei Patienten mit chronischen Schmerzen am Haltungs- und Bewegungssystem findet zunehmend ein Transfer in andere physiotherapeutische Konzepte statt. Für Patienten mit Beschwerden an der Halswirbelsäule wurde in Göttingen ein Konzept auf Basis eines Heimprogramms entwickelt.

Aus den multidisziplinären Programmen wurden besondere Aspekte auf ein monodisziplinäres Konzept übertragen:

- Gruppenprogramm
- Aktivierende Maßnahmen
- Edukative Einheiten mit hohem informativem Charakter
- Hohe Eigenverantwortlichkeit
- Kräftigung von lokal nach global
- Übungsprogramme zur Verbesserung der Stabilität, globalen Kraft, Beweglichkeit, Koordination
- Training nach Quoten

Das Programm wird in 10 Einheiten à 60 min 2-mal/Woche in kleinen Gruppen von 2–6 Patienten ausgeführt.

Im Gegensatz zu den multidisziplinären Programmen, die auf der ICF-Ebene Aktivität–Partizipation angesiedelt sind, startet das HWS-Konzept mit der Ebene Strukturfunktion. Zunächst wird die lokale Stabilisation (▶ Kap. 21) erarbeitet. Parallel werden nach einem salutogenetischen Denkprinzip (▶ Kap. 24) individuelle Therapieziele definiert, sodass jeder Teilnehmer einer Gruppe einen individuellen Weg innerhalb eines standardisierten Programms gehen kann. Die ersten Einheiten werden von edukativen Inhalten begleitet, sodass die Hintergründe des Übungsprogramms transparent werden. Darauf aufbauend entwickeln sich die Übungen systematisch im Sinne einer globalen Bewegungskontrolle, Verbesserung der Gelenksbeweglichkeit, neuralen Gleit- und muskulären Dehnfähigkeit. Selbstmassage und Selbsthilfestrategien bei Schmerz, nach Aktivitäten, runden das Programm ab. Am Ende findet ein Trainingsprogramm der das Schulterblatt stabilisierenden Muskulatur statt, das mit einem gezielten Dehnprogramm kombiniert wird.

Patienten führen 4 Wochen lang die erlernten Übungen zu Hause alleine durch. Anschließend findet ein weiterer gemeinsamer Gruppentermin zur Kontrolle des bisherigen Effekts statt. Bei diesem Termin wird entschieden, wie weiter verfahren wird. Folgende Möglichkeiten bieten sich an:

- Besserung und Wiedererlangung der Arbeitsfähigkeit: Ende der Therapie und Fortsetzung der Übungen in Eigenregie. Wiedervorstellung bei Bedarf.
- Bei bestehenden relevanten funktionellen Störungen: Fortsetzung der Therapie als Einzel- oder Gruppentherapie.
- Wenig bis keine Veränderung von Befund und Beschwerden: erneute Diagnostik.

> ❯ **Auch monodisziplinär ist die Durchführung von multimodalen Behandlungsangeboten erfolgreich.**

Solche monodisziplinären, aber multimodalen Programme sind geeignet für Patienten, bei denen die Maßnahmen des Heilmittelkataloges (▶ Kap. 23.1) nicht ausreichen, jedoch nur geringe psychosoziale Störfaktoren bestehen. Auch durch diese Form der Komplextherapie ist es möglich, bestehende Arbeitsunfähigkeit zu reduzieren.

Literatur

Falla D (2006) Evidenz muskulärer Beeinträchtigung bei Patienten mit chronischen Nackenschmerzen. Manuelle Therapie 10:77–81

Hildebrandt J, Müller G, Pfingsten M (Hrsg) (2005) Lendenwirbelsäule

Hildebrandt J, Pfingsten M, Franz C, Seeger D, Saur P (1996), Das Göttinger Rücken Intensiv Programm (GRIP), Teil 1: Ergebnisse im Überblick. Schmerz 10:190–203

Interessengemeinschaft Ergonomie der Schweizerischen Arbeitsgemeinschaft für Rehabilitation SAR. Selbsteinschätzung der körperlichen Fähigkeiten (PACT Test). Bellikon, 1996

Kohlmann T, Raspe HH: Funktionsfragebogen Hannover zur alltagsnahen Diagnostik der Funktionsbeeinträchtigung durch Rückenschmerzen (FFbH-R)

Lüder et al. (2006) Kann die Aktivitätskapazität von Patienten mit Rückenschmerzen objektiv und reliabel gemessen werden? physioscience 4:147–155

May St, Littlewood Ch, Bishop A (2006) Reliability of procedures used in the physical examination of non-specific low back pain: A systematic review. Austr J of Physioth Vol. 52:91–102

Mayer TG, Gatchel RJ (1988) Functional Restoration for Spinal Disorders. Lea & Febiger, Philadelphia

Moseley L, Butler D (2005) Schmerzen verstehen, Springer, Heildelberg

Petersen T, Olsen St, Laslett M, Thorsen H, Manniche C, Ekdahl Ch, Jacobsen S (2004) Inter-tester reliability of a new diagnostik classification system for patients with non-specific low back pain. Austr J of Physioth Vol. 50:85–94

Seeger D (2001) Physiotherapie bei Rückenschmerzen – Indikationen und Grenzen. Schmerz 15:461-467

Seeger D (2008) Assessment: PILE-Test. Physiopraxis 2:36–37

Seeger D (2001) Neue Konzepte in der Physiotherapie bei Rückenschmerzen 113–130 in Leitlinien zum modernen Rückenmanagement

Spring H et al. (1997) Trainingstherapie, Beweglichkeit-Kraft-Ausdauer-Koordination. Thieme, Stuttgart

van Tulder MW et al. (1999) The effectiveness of conservative treatment of acute and chronic low back pain. EMGO Institute, Amsterdam

van Tulder MW et al. (2003) Exercise therapy for low back pain. the Cochrane Library. Oxford: Update Software Issue 3

Funktionelle Schmerztherapie in der ambulanten und stationären Versorgung

Erdmute Pioch und Wolfram Seidel

23.1   Funktionelle Schmerztherapie in der ambulanten Sprechstunde

Ein Hauptunterschied zwischen ambulanter und stationärer medizinischer Behandlung ist der Zeitfaktor. Während sich der stationäre Behandlungsplan in der Regel auf eine begrenzte Liegezeit mit einem definierten kurzfristigen Behandlungsauftrag bezieht, erstreckt sich die Therapieplanung in der ambulanten Sprechstunde über einen primär nicht begrenzten Zeitraum und ermöglicht langfristige therapeutische Beziehungen und Begleitung.

Grundvoraussetzung für einen Therapieplan, der bis zu einer salutogenetischen Lebensgestaltung geht (▶ Kap. 24.2), ist ein gemeinsames Krankheitsmodell. Der gemeinsame Blick von Arzt und Patient auf die vorliegende Störung, in seiner gesamten bio-psycho-sozialen Dimension ist der erste Schritt zur Therapie. Die Therapieziele sollten zwischen Arzt und Patient gemeinsam besprochen und ein Behandlungsauftrag formuliert werden. Dabei kann ein vollständiger Behandlungsplan im Laufe einer Arzt-Patienten-Beziehung wachsen, neue Ziele gewinnen und modifiziert werden.

◘ Tab. 23.1 gibt Hinweise, wie sich aus kurz-, mittel und langfristigen Behandlungszielen einzelne therapeutische Maßnahmen entwickeln können.

Zur Erreichung von kurzfristigen Behandlungszielen werden Maßnahmen angewandt, die das akute Leiden, seit kurzem bestehende Bewegungseinschränkungen und schwere alltagsrelevante Schmerzen abmildern sollen. Eine gute analgetische Versorgung unterbricht den Teufelskreis von Schmerz, Erhöhung des Muskeltonus, schmerzbedingter Bewegungseinschränkung, Muskelabschwächung sowie erneutem Schmerz; sie ermöglicht eine befundgerechte physiotherapeutische Behandlung.

Sind die kurzfristigen Zielsetzungen nicht in angemessener Zeit herzustellen (weniger als 6 Wochen), so ist, zur Vermeidung einer Chronifizierung, dringend an die Überweisung zur interdisziplinären Diagnostik zu denken. Interdisziplinäre Diagnostikprogramme, multimodale Behandlungsansätze, Schwerpunktpraxen, stationäre oder teilstationäre Behandlungsformen sind in Betracht zu ziehen.

In die mittelfristigen Zielstellungen sind die Kontextfaktoren, wie sie in der International Classification of Functioning (ICF, ▶ Kap. 24.1) beschrieben werden, einzubeziehen. Die häusliche Versorgung, die Mobilität, ggf. die Arbeitsplatzanpassung und die psychische Integrität müssen in ihrer Bedeutung für die Symptomatik beachtet werden. Auch wenn das Gesundheitssystem nicht zu jedem dieser Punkte eine Antwort anbietet, so ist doch das Wissen um pathologische Einflüsse an sich eine Ressource, die den Patient zu einem besseren Coping befähigen kann. Auf der körperlichen Ebene ist eine Stabilisierung der Funktionalität im Bewegungssystem als fortbestehendes Ziel anzustreben. Neben Erhalt oder Verbesserung der Gelenk- und Muskelfunktionen ist die Verbesserung von Stabilität, Koordination und Kondition wichtig.

Zu den langfristigen Therapiezielen gehört es, eine salutogenetische Lebensweise (▶ Kap. 24.2) zu fördern. Aktivierung zur Bewegung im Alltag, Körpervertrauen und Lebensfreude sind die wesentlichsten Kriterien, die bei Patienten mit Schmerzen im Bewegungssystem beachtet werden sollten.

Die Umsetzung dieser Vorüberlegungen bedarf nun einer eingehenden Kenntnis des deutschen Gesundheitssystems. Denn die Grundlagen der Verordnung von physiotherapeutischen Maßnahmen in der ambulanten Medizin unterliegen einem relativ komplexen Regelwerk der Krankenkassen. Hier soll auf die wichtigsten Maßnahmen und Möglichkeiten der derzeitigen Versorgungsstruktur hingewiesen werden, die zur Umsetzung der oben genannten Behandlungsvorstellungen eingesetzt werden können.

- Heilmittel: In der ambulanten kassenärztlichen Medizin ist der Heilmittelkatalog die Grundlage für die Verordnung von physikalischen, ergotherapeutischen, podologischen Maßnahmen sowie der Stimm-, Sprech- und Sprachtherapie. Der Heilmittelkatalog »… beschreibt, welche Heilmittel in welchen Mengen bei welchen Diagnosen (Diagnosengruppen) im Regelfall zu einer medizinisch angemessenen und wirtschaftlichen Versorgung führen« (Heilmittelkatalog 2004). Neben der Verordnung von Einzelmaßnahmen besteht insbesondere für komplexe Schädigungsbilder die Möglichkeit

⬛ Tabelle 23.1   Beispielhafter Behandlungsplan bei chronischem Schmerzsyndrom

	Zielstellung	Therapeutische Interventionen
Information	Krankheitskompetenz	Vermittlung eines Krankheitsmodells
Behandlungsauftrag	Abgleich der Zielstellung zwischen Behandler und Patient	Akzeptanz der möglichen Behandlungsmethoden
Kurzfristige Zielstellung	Schmerzreduktion	Analgetische Versorgung Interventionelle Therapien Manuelle Therapie Physikalische Maßnahmen
	Mobilisation	Krankengymnastik/MTT Hilfsmittel
Mittelfristige Zielstellung	Verbesserung der Funktionalität: (Gelenkbeweglichkeit, Tiefenstabilisation, Koordination, Kondition)	Aktivierende Krankengymnastik Eigenübungen
	Arbeitsfähigkeit	Arbeitsplatzanpassung Stationäre/ambulante Rehabilitation
	Psychische Integrität	Beratung/Aufklärung (▶ Kap. 15.2.1) Ggf. Planung Psychotherapie
	Wiederherstellung der AdL	Hilfsmittelversorgung Häusliche Versorgung
Langfristige Zielstellung	Wiederherstellung der Teilhabe	Aktivierung zu gesunder Lebensweise Rehasport/Funktionssport
	Sekundärprävention	Bewegung im Alltag

standardisierte Heilmittelkombinationen (z. B. Manuelle Therapie + Elektrotherapie + Krankengymnastik am Gerät) einzusetzen.

— Rehabilitationssport: Die Krankenkassen finanzieren Rehabilitationssport für Behinderte und von Behinderung bedrohte Menschen, um sie möglichst auf Dauer in die Gesellschaft und das Arbeitsleben einzugliedern. Rehabilitationssport umfasst 50 Übungsstunden, die in der Gruppe regelmäßig in einem Zeitraum von 18 Monaten (oder auch diagnosespezifisch 120 Übungseinheiten innerhalb von 36 Monaten) durchgeführt werden können. Als Rehabilitationssportarten kommen Gymnastik, Leichtathletik, Schwimmen und Bewegungsspiele in Betracht. Des Weiteren zählen Sportkegeln für Blinde, Bogenschießen für Rollstuhlfahrer und Herzsportgruppen dazu. Die Übungsgruppen stehen unter fachkundiger Leitung von Übungsleitern.

— Funktionstraining: Das Funktionstraining wird in gleicher Weise verordnet wie der Rehabilitationssport. Es bezieht sich vor allem auf Erkrankungen des rheumatischen Formenkreises und kann für 12–24 Monate verordnet werden. Funktionstrainingsarten sind Trocken- und Wassergymnastik. Die Zielstellung ist die gleiche wie im Rehabilitationssport (s.o.). Die Übungsgruppen stehen unter fachkundiger Leitung von Physiotherapeuten mit spezieller Fortbildung im Bereich rheumatischer Erkrankungen.

— Rehabilitationsmaßnahmen (▶ Kap. 24): Reicht die ambulante Behandlung unter Nutzung der Möglichkeiten von Einzelmaßnahmen aus dem Heilmittelkatalog, der Arznei- und/oder der Hilfsmittelversorgung zur Wiederherstellung der alltagsrelevanten Aktivität und Teilhabe nicht aus (Partizipationsstörungen), so kann und sollte über Rehabilitationsmaßnahmen nachgedacht werden. Zu entscheiden ist, ob eine ambulante Maßnahme oder ein stationäres Setting indiziert ist. Rehamaßnahmen kommen als eigenständiges interdisziplinäres Konzept in Betracht, welches Rehabilitationsdiagnose, Rehabilitationsplan und ein Rehabilitationsziel indikationsspezifisch umfasst. Die Einschätzung einer Leistungsfähigkeit am Arbeitsmarkt kann am Ende der Maßnahme stehen.

- IRENA: Die Intensive Rehabilitationsnachsorge (IRENA) ist ein Programm des Deutschen Rentenversicherung Bundes. Es kann im Anschluss an eine stationäre oder ganztägig ambulante Rehabilitation zum Ende des Aufenthaltes in der Rehabilitationseinrichtung empfohlen werden. Sie umfasst bei Erkrankungen des Bewegungssystems 24 Termine innerhalb eines halben Jahres nach der Rehamaßnahme. Es ist hilfreich, Patienten vor einer Rehamaßnahme auf diese Möglichkeit der Nachsorge-Verordnung durch die Reha-Einrichtung aufmerksam zu machen.
- Integrierte Versorgung: Im Rahmen der Integrierten Versorgung werden Spezialsprechstunden für bestimmte Krankheitsgruppen z. B. Rückenschmerz angeboten, die in direkter Kooperation zwischen stationärer und ambulanter Versorgung agieren. Hier kann ein stabiler Therapieplan mit langfristiger Perspektive für die Patienten erarbeitet werden.
- Fachärzte für Physikalische und Rehabilitative Medizin (PRM) stehen zur Verfügung, um funktionell orientierte Diagnosen zu erheben, fachübergreifende Behandlungspläne zu initiieren und Therapieziele unter kurativen und rehabilitativem Aspekt festzulegen. Ihre Spezialität ist u. a. eine längerfristige Betreuung von funktionellen Behandlungen bei Schmerzen im Bewegungssystem.

23.2 Funktionelle Schmerztherapie unter stationären Bedingungen

Die stationäre Behandlung von Erkrankungen des Bewegungssystems erfolgt im Akutkrankenhaus und in der Rehabilitationsklinik (Rehabilitation ▶ Kap. 24). Die Zahl der Krankenhausbehandlungen ist in Deutschland von 1994 bis 2005 von 1,02 Mio. auf 1,4 Mio. Behandlungsfälle pro Jahr deutlich gestiegen. Das entspricht einer Zunahme von 37% (Statistisches Bundesamt, 2007).

Die Indikationen für eine Krankenhausbehandlung lassen sich wie folgt zusammenfassen (Waddell 1998):

- Hoch akute Erkrankung mit Bedarf an Differenzialdiagnostik bei unklaren Pathologien. Bei Wirbelsäulenerkrankungen insbesondere die red flags (Hildebrandt J, Müller G, Pfingsten 2005).
- Persistierende, chronifizierungsgefährdete Erkrankungen mit gehäuften Risikofaktoren z. B. erfolgloser ambulanter und/oder rehabilitativer Therapie, noch unklare Diagnosen, psychische Komorbiditäten und/oder soziale Belastungen, anhaltende und wiederholte Arbeitsunfähigkeitszeiten.
- Chronifizierte Schmerzerkrankungen mit akuter Dekompensation, unklarer Therapiestrategie, erfolgloser ambulanter und/oder rehabilitativer Therapie, aber auch der Diskrepanz zwischen objektiver Behinderung, subjektiver Beeinträchtigung und geklagten Beschwerden. Auch bei Patienten mit hoher Inanspruchnahme von Gesundheitsdienstleistungen ohne Veränderungstendenz kann die Krankenhausbehandlung indiziert sein.
- Operationsvermeidung durch frühzeitige Intervention.

Voraussetzung für eine erfolgreiche nichtoperative Krankenhausbehandlung ist die integrierte und koordinierte Nutzung fachspezifischer Fähigkeiten und Erfahrungen auf Facharztebene (mehrere Fachrichtungen) mit Ergänzung durch Fähigkeiten in der funktionellen sowie speziellen Schmerztherapie und schmerzspezifische psychotherapeutischer Kompetenzen. Bei den therapeutischen Berufsgruppen wird ein Team von Physiotherapeuten, Krankengymnasten, Sporttherapeuten und

☐ Tabelle 23.2	Therapeutische Leistungen im interdisziplinären nichtoperativen Krankenhaussetting
Ärztliche Schmerztherapie	Medikamentöse Schmerztherapie einschließlich Anpassung, Umstellung und Entzug
	Interventionelle Schmerztherapie
Ärztliche und psychologische Therapieverfahren	Manuelle Medizin/Chirotherapie/Osteopathische Techniken
	Neuraltherapie, therapeutische Lokalanästhesie, Akupunktur
	Infiltrationsbehandlung einschließlich bildgebender Unterstützung
	Psychologische Schmerztherapie und psychologische Behandlung mittels anerkannter psychotherapeutischer Methoden
Therapeutische Leistungen	Manuelle Therapie und weitere neurophysiologische Krankengymnastiktechniken
	Medizinische Trainingstherapie
	Physikalische Therapie
	Entspannungsverfahren
	Evtl. Ergotherapie

z. T. Ergotherapeuten benötigt. Die Pflege mit algesiologischer Fachkompetenz ist Bestandteil der Teamarbeit.

Für die standardisierte diagnostische Befundbewertung im interdisziplinären Team werden von der Arbeitsgemeinschaft der nichtoperativen orthopädisch-manualmedizinischen Akutkrankenhäuser (ANOA) folgende Inhalte gefordert (Pszczolla, Seidel 2005):

1. Neuroorthopädische funktionelle Differenzialdiagnostik
2. Ärztliche und psychologische Schmerzdiagnostik
3. Apparative Funktionsdiagnostik
4. Spezielle psychologische Diagnostik

Dabei ist hervorzuheben, dass nach Befunderhebung die Wertung der einzelnen Faktoren hinsichtlich ihres aktuellen Einflusses auf das Krankheitsbild entscheidend für das Therapieziel und die Therapieinhalte ist.

In der Therapie werden zwei Zielstellungen unterschieden. Im Akutfall stehen Symptom- und Befundbeeinflussung im Vordergrund. Im Fall der chronischen Erkrankung werden Therapieinhalte erprobt und angepasst, um langfristig Befunde zu beeinflussen. Der Krankenhausaufenthalt ist in diesem Fall Teil einer weiterzuführenden Therapie.

Am Ende des Krankenhausaufenthaltes sollte es möglich sein, mit dem Patienten konkrete Weiterempfehlungen zu vereinbaren und den ambulant behandelnden Ärzten und Therapeuten zu übermitteln.

Um eine befundgerechte Behandlung umsetzen zu können, müssen drei Voraussetzungen erfüllt sein:

1. Wertende interdisziplinäre Diagnostik (s.o.)
2. Vorhaltung des erforderlichen Behandlungsspektrums (☐ Tab. 23.2)
3. Schwerpunktsetzung hinsichtlich therapeutischer Ziele und Inhalte für jeden Patienten (☐ Abb. 23.1)

In Deutschland existieren weniger als 20 Fachkrankenhäuser für die nichtoperative Behandlung von Erkrankungen des Bewegungssystems bzw. Schmerzkliniken mit diesem Spektrum. Der größte Teil der Patienten wird in neurologischen, internistischen, chirurgischen oder orthopädisch-chirurgischen Kliniken behandelt. Nicht selten ist dann das Hauptziel, die Akutsymptome zu mindern. Chronifizierungsprozesse finden keine oder unzureichende Beachtung. Die Forderung nach interdisziplinärer Fachkompetenz ist nicht ausreichend erfüllbar. Zudem warten Patienten Wochen bis Monate auf die spezialisierte Krankenhausbehandlung, sodass

Diagnostikphase	Pfad 1: Manualmedizinisch-orthopädischer (physiotherapeutischer) Behandlungspfad
1. Multimodale Befunderfassung, sowie Bewertung der relevanten morphologischen, funktionspathologischen, psychologischen und sozialen Befunde in ihrer Bedeutung für das Krankheitsbild.	Erkrankung des Bewegungssystems mit behandlungsbedürftigen muskuloskeletalen Befunden und drohender Immobilität. Behandlungsziel: Herstellung der ambulanten bzw. rehabilitativen Behandlungsfähigkeit. Manualtherapeutische und Physiotherapeutische Therapieschwerpunkte.
	Pfad 2: Manualmedizinisch - psychotherapeutischer Behandlungspfad Erkrankung des Bewegungssystems mit behandlungsbedürftigen muskuloskeletalen Befunden, drohender Immobilität und psychischer Komorbidität. Behandlungsziel: Herstellung der ambulanten bzw. rehabilitativen Behandlungsfähigkeit unter besonderer Berücksichtigung von individuellen psychophysiologischen und psychosozialen Zusammenhängen. Manualtherapeutische, physiotherapeutische und psychotherapeutische Therapieschwerpunkte.
2. Interdisziplinäre Bestimmung therapeutischer Zielstellungen.	
3. Festlegung des Behandlungspfades mit einem standardisierten therapeutischen Procedere und Therapievereinbarung mit dem Patienten.	**Pfad 3: pharmakologisch-invasiv-schmerztherapeutischer Behandlungspfad** Akute Schmerzsyndrome und therapieresistente Schmerzerkrankungen des Bewegungssystems. Behandlungsziel: Optimierung der Schmerzbehandlung, Schmerzbeeinflussung, Vermeidung operativer Intervention, Überleitung in Pfad I/II bzw. Herstellung der ambulaten bzw. rehabilitativen Behandlungsfähigkeit.
	Pfad 4: Erweiterte Verlaufsdiagnostik multifakorielle Befundkonstellationen mit unklaren therapeutischen Konsequenzen Inhalt: Verlaufsdiagnostik zur Entwicklung einer Therapiestrategie, Überleitung in Pfad 1/2/3

Abb. 23.1 Klinische Pfade als Beispiel für standardisierte Schwerpunktsetzung für Patienten mit chronischen Schmerzen des Bewegungssystems

während dieser Zeit Chronifizierungsprozesse ablaufen.

Die Umsetzung und Finanzierung im Rahmen des DRG-Systems ist seit 2005 durch Aufnahme von Komplexbehandlungsziffern in den Katalog der Operationen- und Prozedurenschlüssel (OPS) möglich. Im Kapitel »Anästhesie und Schmerztherapie« sind die multimodale Schmerztherapie sowie Akutschmerzbehandlungen als OPS-Komplexziffern (8–918 und folgende) unter Einbeziehung von Psychotherapie und mehreren anderen Therapieverfahren verankert. Seit 2005 existiert eine OPS-Komplexziffer für die Differenzialdiagnostik und Behandlung von Schmerzerkrankungen des Bewegungssystems (8–977), die alle Anforderungen an das klinische Setting für diese Patientengruppe erfüllt. Die Finanzierung erfolgt über ein Zusatzentgelt. Zusätzlich sind Komplexbehandlungen für rheumatologische Patienten und für eine naturheilkundlich anthroposophische Therapie einsetzbar.

Literatur

Adler RH et al. (2008) Uexküll Psychosomatische Medizin. Urban und Fischer

Heilmittelkatalog 2004, Nachschlagewerk zur Ermittlungsverordnungsfähiger Heilmittel entsprechend der Indikation, Ausgabe 2004 Version 3.01 IntelliMed GmbH Verlag + Medien

Hildebrandt J, Müller G, Pfingsten M (2005) Lendenwirbelsäule. Urban und Fischer

Lindena G, Marnitz U, Bienek K, Seidel W, Kippe-Sack U (2008) Pain related and socioeconomic results after multimodal interdisciplinary assessment and treatment in patients with back pain. Poster 12th World Congress on Pain Glasgow

Ludwigsburg Lange A (2003) Physikalische Medizin. Springer, Heidelberg

Pioch E (2003) Manuelle Medizin bei chronischen Schmerzen. Evaluation eines stationären Behandlungskonzeptes. Der Schmerz 17:34–43

Pioch E, Seidel W (2003) Manuelle Medizin in der Behandlung chronischer Schmerzsyndrome: Zwei-Jahres-Katamnese zu einem Behandlungskonzept im Krankenhaus. Manuelle Medizin 41(2):92–104

Psczolla M, Seidel W (2005) Bericht über das Treffen der ANOA. Manuelle Medizin 43:116–118

Richtlinien des gemeinsamen Bundesausschusses über Leistungen zur medizinischen Rehabilitation in der Fassung vom 16. März 2004, zuletzt geändert am 21.02.2006 Sozialgesetzbuch V

Seidel W, Ritz W, Niemier K (2003) Das Sommerfelder Staging – ein Instrument zur multimodalen Diagnostik und Behandlungsplanung akuter, chronifizierungsgefährdeter und chronischer Erkrankungen des Bewegungssystems. Schmerz 17. Supp. 1: 83–84

Statistisches Bundesamt (2007) Diagnosedaten der Patienten und Patientinnen in Krankenhäusern 2005. Wiesbaden. http://www-ec.destatis.de/

Waddell G (1998) The back pain revolution. Churchill Livingstone, 85

Rehabilitation

Volker Liefring

Die Rehabilitation von Patienten mit Schmerzen im Bewegungssystem, insbesondere mit chronischen Rückenschmerzen oder Fibromyalgiesyndromen, stellt eine besondere Herausforderung dar.

In den meisten Fällen sind verschiedenartige akutmedizinische Interventionen, z. B. lokale Injektionen, Operationen, ambulante Physiotherapieserien usw., vorausgegangen. Die Patienten haben eine längere Schmerzkarriere hinter sich, suchen verschiedene Ärzte und Physiotherapeuten auf, haben längere Krankschreibungen und entwickeln sich in der Arzt-Patienten-Beziehung problematisch.

Eine rechtzeitig eingeleitete Rehabilitation eröffnet oft neue Handlungsspielräume, da der Denkansatz vom reinen Gesundheitsschaden weggeht und stattdessen den Bewältigungsprozess, die Aktivitäten und vor allem das Ziel einer aktiven Teilhabe in den Mittelpunkt stellt. Die Rehabilitation stellt also einen therapeutischen Baustein dar, der nach entsprechender Indikationsstellung rechtzeitig in das individuelle Therapiekonzept der Patienten eingebaut werden sollte.

Die Rehabilitation bildet einen eigenständigen Zweig des Gesundheitssystems. Rehabilitation ist vom lateinischen Wort »rehabilitare« abgeleitet und beinhaltet die Wiederbefähigung des Menschen zu einem eigenständigen und selbstverantwortlichen Leben mit Teilhabe in Familie, Beruf und Gesellschaft. In der Rehabilitation geht es um den Menschen in seiner konkreten Lebenssituation und Umwelt, der trotz Behinderung oder Einschränkungen möglichst gut mit den Anforderungen des Alltags zurechtkommen und sozial integriert bleiben kann (Teilhabe).

Im WHO-Modell »International Classification of Functioning« (ICF) sind daher »activity« (Aktivitäten) und »participation« (Teilhabe) die zentralen Zielgrößen (◘ Abb. 24.1).

Die individuelle Bewältigungsstrategie einer chronischen Krankheit oder Behinderung bildet einen zentralen Ansatzpunkt in der Rehabilitation. Wesentlichen Einfluss haben dabei die personenbezogenen und umweltbezogenen Kontextfaktoren (WHO-Modell 2001).

In Deutschland regelt das Sozialgesetzbuch (SGB IX, 2003) die Rehabilitation und Teilhabe behinderter Menschen. Leistungen zur Teilhabe haben Vorrang vor Rentenleistungen und kommen auch zur Anwendung, um Pflegebedürftigkeit zu vermeiden.

In den Industriestaaten wächst die Bedeutung der Rehabilitation durch die demographische Entwicklung mit einer Zunahme älterer und behinderter Menschen, chronischer Krankheiten und Schmerzpatienten kontinuierlich. Bei zunehmendem Reha-Bedarf gewinnt daher eine rechtzeitige Indikationsstellung unter Berücksichtigung von Reha-Bedürftigkeit, Reha-Fähigkeit und Motivation des Patienten eine große Bedeutung, um Unter- bzw. Überversorgung zu vermeiden und die vorhandenen Ressourcen möglichst zielgerichtet einzusetzen.

> **Ziel der Rehabilitation ist die Teilhabe des Menschen.**

24.1   Diagnostik und Ziele

Voraussetzung für eine Rehabilitationsmaßnahme (Reha) ist eine gründliche somatische und psychologische Differenzialdiagnostik. Die Reha-Diagnostik orientiert sich am ICF-Modell. Der Reha-Check sollte die folgenden 8 Ebenen umfassen (Liefring 2005):

- Somatischer Status
- Funktionsstatus
- Schmerz
- Somatische Nebenerkrankungen
- Psychologischer Status
- Sozialer Status
- Beruflicher Status
- Selbstmanagement

Ein multiprofessionelles Reha-Team aus Arzt, Krankengymnasten, Sport- und Ergotherapeuten sowie Sozialarbeitern ermöglicht diese Diagnostik.

Der Reha-Arzt hat dabei eine wichtige koordinierende Funktion. Zu seinen Aufgaben zählen:

- Somatische und funktionelle Diagnostik inklusive Differenzialdiagnostik
- Erarbeiten einer vertrauensvollen Arzt-Patienten-Beziehung

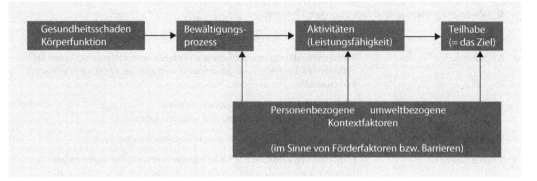

⬛ Abb. 24.1 International Classification of Functioning (ICF)

— Salutogenetische Gesprächsführung mit Herausarbeitung der Reha-Ziele und notwendiger Zwischenschritte
— Koordination der multiprofessionellen Aktivitäten

Aus der Reha-Diagnostik ergeben sich individuelle Reha-Ziele, die mit dem Patienten in den ärztlichen Einzelgesprächen schrittweise abgestimmt werden. Entscheidend sind dabei die konkreten patientenbezogenen Fragestellungen (⬛ Tab. 24.1).
— Was will der Patient selbst?
— In welcher konkreten Lebens- und beruflichen Situation befindet sich der Patient?
— Welche persönlichen Ziele verfolgt der Mensch in seiner Freizeit und in seinem familiären Umfeld?

In regelmäßigen Teamgesprächen werden diese vielfältigen Informationen zusammengeführt und der Reha-Status sowie die Reha-Ziele (⬛ Tab. 24.1) des Patienten im laufenden Prozess fortlaufend präzisiert.

Anhand dieser Reha-Ziele wird mit dem Patienten ein persönlicher Reha-Plan aufgestellt.

Wichtig ist in dieser Phase der Reha-Planung, dass der Patient versteht, welche Befunde erhoben wurden und welche Therapieschritte sinnvoll sind. Durch Vertrauen ist es dem Patienten möglich, Ängste abzubauen und aktiv mitzuwirken.

Über die rehabilitativen Grundsätze muss Einigkeit im Reha-Team bestehen, sodass alle beteiligten Berufsgruppen in ihrem speziellen Arbeitsgebiet gemeinsam darauf hinarbeiten.

24.2 Selbstmanagement und Salutogenese (Antonovsky)

Seit 1970 beschäftigen sich verschiedene Wissenschaftler mit dem Phänomen Gesundheit, aktives Gesundheitsverhalten, Maßnahmen zur Gesundheitsförderung und Kriterien für eine aktive Gesundung und Überwindung von schweren Krankheitssituationen und psychosozialen Problemen.

Der amerikanisch-jüdische Medizinsoziologe Antonovsky untersuchte die Lebensverhältnisse und Bewältigungsmechanismen von Frauen, die die Gefangenschaft in deutschen Konzentrationslagern überlebt hatten. Er schuf den Begriff »Kohärenzgefühl«, der durch die drei Kriterien Handhabbarkeit, Verstehbarkeit und Sinnhaftigkeit von Lebensereignissen charakterisiert wird. Das Konzept nannte er »Salutogenese« abgeleitet vom lateinischen »Salus« = heil/gesund und Genese = Entwicklung. Dies ist ein völlig anderer Denkansatz als in der klassischen Medizin, in der es um die Pathogenese, also um die Krankheitsentstehung, Erkennung und Therapie von Krankheiten geht.

In der Salutogenese dagegen stehen die Fragen: Was macht einen kranken Menschen wieder gesund, was hält ihn gesund, welche Verhaltensweisen und Einstellungen fördern diesen lebenslangen Prozess hin zur Gesundheit?

Grossarth-Maticek untersuchte unabhängig von Antonovsky seit 1970 Kriterien für Gesundheit, den Gesundheitszustand im Alter und Überlebensraten sowie Lebensqualität bei krebskranken Menschen. Dabei fand er heraus, dass eine gute Selbstregulation einen hohen Stellenwert für ein

◪ **Tabelle 24.1** Typische Reha-Ziele nach dem ICF-Modell	
1. Funktion:	Verbesserung der Beweglichkeit, Muskelkraft, Koordination, Ausdauer
2. Schmerz:	Schmerzreduktion, besserer Umgang und eigene Interventionsmöglichkeit bei auftretenden Schmerzen, Abbau der damit verbundenen Angst, Verunsicherung und Frustration
3. Aktivitäten:	Eigenständige Mobilität, Selbstversorgung, AdL Verbesserung der Kommunikation im sozialen Umfeld
4. Teilhabe:	Familie, gesellschaftliche Aktivitäten, Ehrenämter, Vereine, Beruf
5. Kontextfaktoren:	Förderfaktoren aufbauen z. B. Selbstmanagement und positive Kommunikationsfähigkeit; Barrieren abbauen z. B. Ängste, negative Kognitionen, Resignation, Motivationsdefizite
6. Selbstmanagement:	Konstruktive Kommunikation und Selbstwahrnehmung des körperlichen Zustandes

gesundes und glückliches Leben hat, dass damit die Anfälligkeit für viele Krankheiten sinkt und die Chance der Überwindung schwerer Krankheiten steigt.

In den folgenden vier Bereichen können die Menschen im Sinne der Salutogenese für sich aktiv werden:

- Ausreichende Bewegung mit den Komponenten Kraft, Ausdauer, Koordination und Beweglichkeit
- Gesunde und maßvolle Ernährung
- Bewusste Entspannung und psychosoziale Stabilität
- Achtsamer Umgang mit sich selbst, mit den Mitmenschen und der Umwelt

In diesem Zusammenhang erweist sich die Erarbeitung eines individuellen Reha-Planes durch den Patienten selbst günstig. Der Patient wird aufgefordert, seine eigenen Kontextfaktoren bezüglich Problemen, Arbeit, Alltag und Freizeit sowie die entsprechenden Lösungs- und Veränderungsmöglichkeiten zu analysieren. Hierzu muss der Patient durch eine vertrauensvolle Gesprächsführung von Ärzten und Psychologen ermuntert werden, Lösungsmöglichkeiten für sich schriftlich zu fixieren und nach der Rehabilitation schrittweise umzusetzen (◪ Abb. 24.2).

24.3   Patientenschulung

Die Patientenschulung hat sich neben der Diagnostik und Therapie zu einem gleichrangigen Behandlungsmodul entwickelt.

Nur durch eine umfassende Aufklärung, Motivation und Einbeziehung der betroffenen Menschen gelingt bei chronischen Schmerzpatienten eine Verbesserung ihrer Lebensqualität, Aktivität und Teilhabe im gesellschaftlichen Leben.

Die Rentenversicherung und verschiedene Fachgesellschaften entwickelten gut strukturierte und didaktisch ausgereifte Schulungsprogramme für Gelenkerkrankungen, Rückenschulen und chronische Rückenschmerzpatienten.

Diese Schulungen berücksichtigen drei Schritte:

1. Vermittlung von Wissen und Fertigkeiten, um trotz schmerzbedingter Einschränkungen aktiv zu leben.
2. Erarbeitung einer positiven Einstellung zur aktiven Mitarbeit in der Rehabilitation und zu gesundheitsförderndem Verhalten.
3. Eigenverantwortung im Verhalten des Schmerzpatienten.

Jeder Mensch hat in seinem eigenen Leben vielfach die Erfahrung gemacht, wie schwierig und langwierig Verhaltensänderungen sein können. Moerchel hat das in einer Stufenleiter der persön-

Probleme Kritische Anforderungen im Beruf Anforderungen in Alltag und Freizeit	Lösungsmöglichkeiten geplante Veränderung Training
in der Woche	- Dehnungsübungen
- versteiftes Aufstehen ohne Hektik	- 10 min früher aufstehen - Haltung achten
- 3/4 h Autofahren, hin und zurück zur Arbeit - Büro ständiges Sitzen	- Stühle wechseln, auf Höhe von Stuhl und Tisch achten, mehrmals aufstehen auch beim Telefonieren, öfter über Flur und Treppe laufen, Haltung achten
- Mittagspause -> einkaufen	- Mittagspause zum Laufen nutzen
	- ohne Stress, nein sagen üben
- Feierabend - Abendbrot, Wäsche, einkaufen, Arzttermine, Veranstaltungen, Mutter betreuen	- Abendbrot ruhig vorbereiten und genießen - in der Woche darauf achten, dass wöchentlich an 2 Abenden etwas anliegt
erst ab 20.30 - 21.00 Uhr zur Ruhe kommen	- Familie mehr einbeziehen, um mich zu entlasten - ab 20.00 Uhr keine häuslichen Arbeiten mehr - Drenkow und PMR regelmäßig machen - mit Hund spazieren gehen
kritische Anforderungen am Wochenende	- Familie mehr einbeziehen
- Haushalt / Haus	- bessere Einteilung - mit bewusster Ruhe- und Entspannungsphase
- Garten	- nein sagen üben
- Wäsche	- Sport - Spazierengehen
- Betreuung der Mutter (körperlich u. depressiv)	- nicht alles gleichzeitig machen, auch mal etwas liegen lassen können - bewusst sitzen, stehen, heben, laufen - die negative Einstellung der Mutter nicht an sich heranlassen (fehlender Lebensmut) - positiv denken

Abb. 24.2 Individueller Reha-Plan/Selbstmanagement einer 43-jährigen Schmerzpatientin, Büroangestellte, Fünfpersonenhaushalt. Diesen Plan hat die Patientin für sich erarbeitet. Beide Tabellen enthalten jeweils Probleme und Lösungsmöglichkeiten

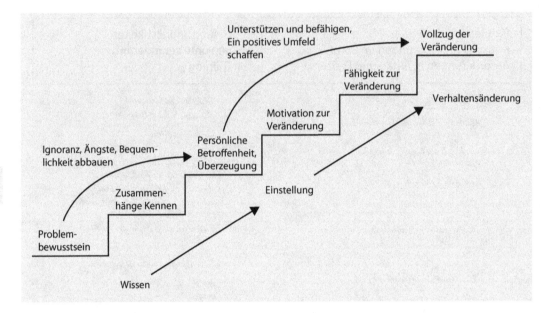

Unterstützen und befähigen,
Ein positives Umfeld
schaffen

Vollzug der
Veränderung

Fähigkeit zur
Veränderung

Verhaltensänderung

Motivation zur
Veränderung

Ignoranz, Ängste, Bequem-
lichkeit abbauen

Persönliche
Betroffenheit,
Überzeugung

Zusammen-
hänge Kennen

Einstellung

Problem-
bewusstsein

Wissen

◘ Abb. 24.3 Die Stufenleiter der persönlichen Verhaltensänderung. (Mod. nach Moerchel, mit freundlicher Genehmigung der ecomed-Verlagsgesellschaft)

lichen Verhaltensänderung anschaulich dargestellt (◘ Abb. 24.3).

Diese Hierarchie verdeutlicht, dass das äußerlich sichtbare Verhalten der Menschen tatsächlich nur die äußere Schicht darstellt, hinter der sich Kognitionen und Emotionen verbergen.

Die Patientenschulungsprogramme für chronische Schmerzpatienten sind multiprofessionell. Die verschiedenen Berufsgruppen vermitteln in ihren Schulungsmodulen Wissen, Einstellungen und Handlungskompetenz. In der Rehabilitation können zunächst nur positive Impulse gesetzt werden, die dann in längerfristigen Nachsorgekonzepten stabilisiert werden müssen.

24.4 Medizinisch-Berufliche Orientierung (MBO)

Die berufliche Leistungsfähigkeit sollte auf vier Ebenen eingeschätzt werden:
- Internistisch-kardiopulmonal (◘ Tab. 24.2; Baur et al. 1999)
- Orthopädisch-funktionell
- Neuropsychologisch-psychiatrisch
- Kognitiv-sozial-kommunikativ

Da die heutige Arbeitswelt auch hohe Anforderungen an den sozialen und kommunikativen Bereich stellt, sollte dieser frühzeitig mit berücksichtigt und entwickelt werden.

Die tabellarischen Ausführungen beziehen sich insbesondere auf den internistisch-kardialen und den orthopädisch-funktionellen Bereich der Leistungsfähigkeit (Baur et al. 1999).

Ziel der MBO ist die frühzeitige Verknüpfung des medizinischen Befundes mit den speziellen beruflichen Anforderungen des Patienten. Der Patient muss in seiner allgemeinen körperlichen Leistungsfähigkeit durch die funktionelle und andere Therapien ausreichend vorbereitet sein. Anschließend kann ein gezieltes Arbeitsplatztraining erfolgen.

MBO umfasst folgende Instrumente:
- Reha-Check als Situationsanalyse (s.o.)
- EFL (Evaluation funktioneller Leistungsfähigkeit nach Susan Isernhagen)
- Ergotherapeutischer berufsspezifischer Kurz-Check
- Arbeitstraining als Einzeltherapie
- Arbeitstraining als Gruppentherapie an verschiedenen Stationen im Sinne eines Zirkeltrainings

☐ Tabelle 24.2   Kardiovaskuläre Leistungsanforderungen an Tätigkeiten und Berufe

Kardiopulmonale Leistungsfähigkeit	Mögliche Tätigkeiten (beispielhaft)	Mögliche berufliche Tätigkeiten (beispielhaft)
25 W	– Spaziergang in der Ebene (keine Treppen, keine Anstiege) – Leichte sitzende Tätigkeit	Keine Berufsfähigkeit
50 W	– Gemächliches Treppensteigen – Leichte Arbeit im Sitzen – Heben und Tragen bis 10 kg, – Gehen und Stehen	Keine Berufsfähigkeit (nur noch in Ausnahmefällen)
75 W	– Gewöhnliches Treppensteigen – Heben und Tragen von 20 kg	Kaufmännische Berufe im Sitzen
100 W	– Schnelles Treppensteigen – Heben und Tragen von 20–30 kg	Lehrer, Verkäufer, Taxifahrer, aufsichtsführende Berufe
125 W	– Gartenumgraben – Heben und Tragen von 31–38 kg	Briefträger, Handelsvertreter, leichte Pflegeberufe
150 W	– Dauerlauf – Schwere Arbeit – Heben und Tragen von 39–45 kg	Handwerker, Bauberufe, Montagearbeiter
200 W	– Schnelles Laufen – Sehr schwere Arbeit	Zimmermann, Straßenbau
250 W	Schwerstarbeit	Bergmann, Möbelpacker
300 W	Wettkampfsport	Berufssportler, Hochgebirgsführer

– ABE (Arbeits- und Belastungserprobung) in regionalen Firmen in der Umgebung der Reha-Klinik

Der EFL-Test umfasst 29 definierte motorische Testabläufe zur standardisierten Einschätzung des Patienten. Folgende Belastungskategorien sind enthalten:

– Bewegen von Lasten/Kraft: z. B. Heben von Boden zu Taillenhöhe, Heben von Taillenhöhe zu Kopfhöhe, horizontales Heben, Schieben und Ziehen, einseitiges Tragen, Handkraft rechts/links.
– Haltung/Beweglichkeit: Überkopfarbeiten, vorgeneigtes Stehen und Sitzen, rotiertes Stehen und Sitzen, Kriechen, Knien, Hocken, wiederholte Kniebeugen, längeres Sitzen und Stehen.
– Fortbewegung mit Gehen, Treppensteigen, Leitersteigen und Gleichgewichtsfähigkeit.
– Handkoordination.

Die EFL-Akademie in Braunschweig ist die Ausbildungsstätte in Deutschland.

Im Arbeitstraining trainieren die Patienten entsprechend ihrer individuellen beruflichen Anforderungen typische Arbeitsabläufe. Im MBO-Basistraining werden grundlegende arbeitsmotorische Fertigkeiten trainiert, wie z. B. Heben und Tragen von Lasten in verschiedenen Körperhöhen, Schieben und Ziehen von Lasten, Treppe und Leiter steigen, Überkopfarbeiten sowie Stehen und Sitzen in verschiedenen Ausgangspositionen.

Zusätzlich werden spezielle Handwerkertätigkeiten im MBO-Innenbereich (☐ Abb. 13.4.) bzw. im MBO-Außenbereich (☐ Abb. 24.4) erlernt und geübt. Dazu zählen:

– Elektrikerarbeiten mit Verlegen von Kabeln in verschiedenen Höhen
– Holzarbeiten mit Schrauben und Bohren in verschiedenen Höhen und Zwangshaltungen
– Feinmechanische Tätigkeiten in Zwangshaltungen

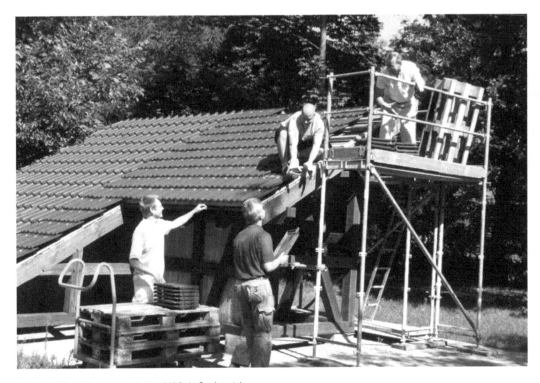

◘ Abb. 24.4   Patiententraining im MBO-Außenbereich

— Training der Feinkoordination
— Besteigen von Gerüsten mit Lasten sowie Gerüstbauarbeiten
— Zimmermanns- und Dachdeckertätigkeiten an
einem Schleppdach
— Pflaster- und Schachtarbeiten

24.5   Organisation und Zugangswege

Indikationen zur Rehabilitation sind deutliche
Funktionseinschränkungen mit daraus resultierenden gehäuften und längeren Arbeitsunfähigkeiten (Teilhabestörung). In diesen Fällen sollte
rechtzeitig durch den niedergelassenen Arzt bzw.
Krankenhausarzt eine Rehabilitation eingeleitet
werden. Voraussetzung sind eine allgemeine Reha-
Fähigkeit des Patienten und eine Motivation zur
aktiven Mitarbeit. Kostenträger für die Rehabilitation sind bei berufstätigen Patienten die Deutsche
Rentenversicherung, bei Arbeitsunfällen bzw. Berufskrankheiten die gesetzliche Unfallversicherung

(Berufsgenossenschaften bzw. Unfallkassen) und
bei Rentnern die Krankenversicherung.

Reha-Bedürftigkeit besteht bei massiver Einschränkung der Funktion und Aktivität des Patienten.

Bei chronischen Schmerzpatienten ist zu prüfen, ob eine orthopädische oder psychosomatische
Rehabilitation zielführender ist. Bei orthopädischen und funktionellen manualmedizinischen
Problemen wird eine orthopädische Rehabilitation
beantragt. Auch hier ist eine psychologische Mitbehandlung, jedoch keine psychosomatische Behandlung im engeren Sinne gewährleistet. Wenn
neben der chronischen Schmerzsymptomatik massive psychische bzw. psychiatrische Erkrankungen
vorliegen, sollte nach entsprechender Vordiagnostik eine psychosomatische Rehabilitation eingeleitet werden. Hier ist jedoch darauf zu achten, dass
gleichzeitig die relevanten Funktionsstörungen
mitbehandelt werden.

Neben den stationären Behandlungsmöglichkeiten in den traditionellen Reha-Kliniken wurden
seit dem Jahr 2000 verstärkt ambulante Reha-An-

gebote in den Großstädten geschaffen. Die ambulante/teilstationäre Rehabilitation unterliegt den gleichen Qualitätsanforderungen und Behandlungsstandards wie die stationäre Rehabilitation und hat den Vorteil, dass der Patient in seinem gewohnten sozialen Umfeld verbleiben kann und notwendige Verhaltensänderungen besser schon während der Reha integriert werden können. Ein zusätzlicher Vorteil ist die engere Einbeziehung der Familie bzw. der Arbeitsplatzsituation und ggf. des Betriebsarztes. Der Vorteil der stationären Rehabilitation ist dagegen die bewusste Herauslösung des Patienten aus seinem möglicherweise krankmachenden und chronifizierenden Lebensumfeld.

In jedem Falle sollte nach Abschluss der im Durchschnitt 3- bis 5-wöchigen Rehabilitation ein Nachbehandlungskonzept erarbeitet werden. Möglichkeiten bieten hier das IRENA-Programm (Intensive Reha-Nachsorge, 8 Wochen) bzw. ein einjähriges Reha-Sportprogramm.

Literatur

Baur X, Sieger C (1999) Die Beurteilung der Restleistungsfähigkeit mittels Lungenfunktionsuntersuchung, Versicherungsmedizin 51, Heft 3. 106–110

Bengel J, Koch U (2000) Grundlagen der Rehabilitationswissenschaften, Springer, Berlin

Brock FE (1998) Handbuch der Naturheilkundlichen Medizin, ecomed, Landsberg

Hildebrand J, Müller G, Pfingsten M (2005) Lendenwirbelsäule, Urban und Fischer, München

Liefring V, Mann CH, Ullah R, Herm F, Zinck ST (2005) Sommerfelder Reha-Check und Reha-Pathways im Reha-Management Unfallverletzter, Phys Med Rehab Kuror 15:250

Lindström B, Eriksson M (2006) Contextualising salutogenesis and Antonovsky in public health development, Health Promotion International; 21: 238–244

Müller WD, Bak P, Lohsträter A, Smolenski UC (2007) Ergebnisse der beruflich orientierten stationären Rehabilitation bei Industriearbeitern mit Rückenschmerzen, Phys Med Rehab Kuror 17:231

Schoenle C (2004) Rehabilitation, Thieme, Stuttgart

Schumacher I, Wilz G, Gunzelmann T, Brähler E (2000) Sense of coherence scale of Antonovsky, PPmP; 50: 472–382

Stein V, Greitemann B (2005) Rehabilitation in Orthopädie und Unfallchirurgie. Springer, Heidelberg

Abrechnungswesen

Zur GOÄ-Abrechnung schmerztherapeutischer Leistungen

P. Hoffmann

Schmerztherapie wird von den unterschiedlichsten Fachdisziplinen durchgeführt und dementsprechend auch abgerechnet. Wünschenswert wäre es, dass jeder, der diese Behandlungen durchführt, auch über die von der jeweils zuständigen Ärztekammer vergebene Zusatzbezeichnung »Spezielle Schmerztherapie« verfügt. Im Bereich der privaten Krankenversicherungen ist ein solcher Qualifikationsnachweis aber (noch) nicht erforderlich.

Es gibt bei der Abrechnung nach der GOÄ immer wieder Probleme zwischen Leistungserbringern und Kostenträgern, die oftmals langwierige Streitfälle zur Folge haben. Nach langjähriger gutachterlicher Tätigkeit auf diesem Gebiet muss leider festgestellt werden, dass die häufigsten Fehlermöglichkeiten immer die gleichen sind:

- Es werden medizinisch nicht notwendige, d. h. für die Heilung oder Besserung der jeweiligen Erkrankung nicht geeignete Methoden angewendet.
- Es werden fehlerhafte GOÄ-Nummern oder nicht zutreffende Analogberechnungen angewendet.
- Es werden überhöhte Steigerungssätze ohne entsprechend passende, individuell zutreffende Begründung angewendet.
- Es werden zusätzliche Maßnahmen berechnet, die nicht notwendig sind oder deren medizinischer Nutzen nicht nachweisbar ist, z. B. ausgedehntes Monitoring, zusätzliche Infusionstherapie oder ungeeignete Behandlungskombinationen, z. B. Akupunktur in gleicher Sitzung mit invasiven Schmerzblockaden.

25.1 Grundforderungen der GOÄ

25.1.1 Medizinische Notwendigkeit

Im § 1 der Vorbemerkungen zur GOÄ wird unter (2) gefordert:

»Vergütungen darf der Arzt nur für Leistungen berechnen, die nach den Regeln der ärztlichen Kunst für eine medizinisch notwendige Versorgung erforderlich sind.«

Damit ist gesagt, dass für Behandlungstechniken, für die ein wissenschaftlicher Ansatz oder ein

Wirknachweis nicht erkennbar ist und bei denen eine positive Einwirkung auf das Krankheitsbild nicht objektivierbar ist, eine Kostenerstattung ausgeschlossen ist.

Diese Bestimmung korrespondiert mit § 12 SGB V, in dem für den Bereich der kassenärztlichen Leistungen bestimmt wird, dass die Leistungen ausreichend, zweckmäßig und wirtschaftlich sein müssen und das Maß des Notwendigen nicht überschreiten dürfen.

Für sog. »Außenseitermethoden«, besonders auch im Bereich der ganzheitlichen oder naturheilkundlichen Schmerztherapie, für die es in der bekanntermaßen hoffnungslos veralteten GOÄ keine Leistungspositionen gibt, kann der Arzt eine Analogbewertung nach § 6 GOÄ (s. dort) vornehmen. Ihm obliegt dabei aber die volle Darlegungs- und Beweislast für die medizinische Notwendigkeit und Angemessenheit der jeweiligen Maßnahme.

Für etliche alternativmedizinische Maßnahmen, von der Magnetfeldbehandlung bis zur Bachblütentherapie, gibt es aber keine Abrechnungsmöglichkeiten, auch nicht nach Analogpositionen.

25.1.2 Selbstständige Leistung

In § 4 GOÄ heißt es unter (2):
- »Der Arzt kann Gebühren nur für selbstständige ärztliche Leistungen berechnen, die er selbst erbracht hat oder die unter seiner Aufsicht nach fachlicher Weisung erbracht worden sind.«

Hiermit ist gesagt, dass das Verhältnis von Leistung und Gegenleistung erfordert, dass der privat liquidierende Arzt die in Rechnung gestellte Leistung entweder höchstpersönlich erbringt oder ihr durch sein Tätigwerden (z. B. die Aufstellung von Richtlinien und Handlungsanweisungen und deren Kontrolle) sein persönliches Gepräge geben muss.

In der Formulierung »nach fachlicher Weisung« wird vorausgesetzt, dass eigene Fachkunde oder mindestens eine durch fachliche Weisung geprägte Mitwirkung an der Leistung im Einzelfall erforderlich ist. Ohne Vorliegen entsprechender fachlicher Qualifikation dürfen erbrachte Leistungen nicht in Rechnung gestellt werden.

Obwohl die einzelnen Abschnitte der Gebührenordnung z. T. speziellen Fachgruppen zugeordnet sind, bedeutet das nicht, dass sie medizinisch und gebührenrechtlich nicht auch von Fachvertretern anderer Gebiete erbracht und berechnet werden dürfen. Wird dementsprechend ein Facharzt außerhalb seiner Fachgebietsgrenzen tätig, so berechtigt das den Patienten nicht zur Zahlungsverweigerung. Tritt allerdings ein Misserfolg bei der Behandlung ein oder kommt es sogar zu einer Notfallsituation, so muss sich der durchführende Arzt an den Leistungsanforderungen des Fachgebietes messen lassen, in dessen Bereich er tätig geworden ist.

> Werden also von Nichtanästhesiologen invasive Schmerztherapien durchgeführt, so müssen sich die jeweiligen Fachkollegen bei der Erkennung und Bewältigung von Notfallsituationen an den Anforderungen eines erfahrenen Facharztes für Anästhesiologie messen lassen.

25.2 Steigerungsfaktoren

Der § 5 GOÄ sagt:
- (1) »Die Höhe der einzelnen Gebühr bemisst sich… nach dem Einfachen bis Dreieinhalbfachen des Gebührensatzes.«
- (2) »Innerhalb des Gebührenrahmens sind die Gebühren unter Berücksichtigung des Schwierigkeitsgrades, des Zeitaufwandes der einzelnen Leistung sowie der Umstände bei der Ausführung nach billigem Ermessen zu bestimmen. Die Schwierigkeit der Leistung kann auch durch die Schwierigkeit des Krankheitsfalles begründet sein.«

Die GOÄ fordert, dass bei einem Überschreiten des Schwellenwertes von 2,3 bei ärztlichen Leistungen oder 1,8 bei technischen Leistungen eine individuelle, auf den Einzelfall bezogene und für den Patienten nachvollziehbare Begründung gegeben werden muss. Eine solche »Schwierigkeit der Leistung im Einzelfall« kann bedingt sein durch:

- Erschwernis der Leistungserbringung bei einem besonders schweren Krankheitsbild oder durch schwere Vorerkrankungen
- Vorliegen komplizierender Begleiterkrankungen
- Besondere Erschwernisse bei der zu erbringenden Leistung, z. B. anatomische Besonderheiten, extremer Zeitaufwand, Notfallsituation o. Ä.

Im Bereich schmerztherapeutischer Leistungen könnten Begründungen für erhöhte Steigerungssätze, ohne Anspruch auf Vollständigkeit, z. B. die folgenden sein:

- Steigerung der Gesprächs-, Untersuchungs- und Behandlungsnummern wegen eines sehr schweren Krankheitsbildes oder wegen gravierender Vorerkrankungen
- Steigerung der GOÄ-Nummern im Bereich invasiver Schmerzblockaden oder Injektionen wegen schwieriger anatomischer Verhältnisse, z. B. erheblicher Fettsucht, Veränderungen an der Wirbelsäule bei rückenmarknahen Blockaden oder bei Allergieneigung
- Steigerung der Infusions- und Injektionsnummern bei schwierigen Venenverhältnissen
- Steigerung der Injektionsnummern bei Injektion stark wirkender und potenziell gefährlicher Medikamente, z. B. von starken Kreislaufmitteln
- Steigerung der Untersuchungs- und Beratungsnummern bei besonderem zeitlichem Aufwand oder bestehenden Kommunikationsproblemen
- Steigerung von Schmerztherapienummern bei besonders schwieriger Lokalisation und Medikamentendosierung

25.3 Analogbewertungen

In § 6 GOÄ heißt es unter (2):
- »Selbstständige ärztliche Leistungen, die in das Gebührenverzeichnis nicht aufgenommen sind, können entsprechend einer nach Art, Kosten und Zeitaufwand gleichwertigen Leistung berechnet werden.«

Die GOÄ verlangt »Gleichwertigkeit« und nicht »Gleichartigkeit« der Leistung. Die analog zu bewertende Tätigkeit muss sich in der Schwierigkeit der Leistung und dem für sie notwendigen Zeitaufwand widerspruchslos in das Gesamtgefüge der GOÄ, besonders innerhalb des jeweiligen Fachgebietes, einfügen.

Ein gelungenes Beispiel für eine korrekte Analogbewertung stellt die mittlerweile anerkannte GOÄ-Nummer A30 dar. Nach der Nummer A30 wird die »Erhebung der schmerztherapeutischen Erstanamnese mit einer Mindestdauer von einer Stunde…« abgebildet. Nachdem es schon jahrzehntelang die GOÄ-Nummer 30 mit dem Leistungsinhalt der »Erhebung der homöopathischen Erstanamnese…« gegeben hatte, war es nur konsequent, diese Kernleistung der Schmerztherapie mit einer entsprechend hoch bewerteten Analogziffer darzustellen.

Korrespondierend zur Nummer A30 gibt es die GOÄ-Nummer A31, mit der die »schmerztherapeutische Folgeanamnese mit einer Mindestdauer von 30 Minuten unter laufender Behandlung…« abgebildet wird.

Diese Analognummern sind nicht beliebig oft ansetzbar: Die Nummer A30 darf innerhalb eines Jahres nur einmal, die Nummer A31 innerhalb von 6 Monaten höchstens dreimal berechnet werden.

Die wichtigsten und meist auch anerkannten schmerztherapeutischen Analognummern sind in ◘ Tab. 25.1 aufgeführt.

Zusätzlich zu diesen bei entsprechender Begründung in der Regel anerkannten Analogbewertungen gibt es verschiedene, von den einzelnen Berufsverbänden bzw. von Interessengruppen herausgegebene Sammlungen analoger Bewertungen, wie z. B. die von der Deutschen Gesellschaft für Osteopathische Medizin herausgegebene Liste zur Abrechnung osteopathischer Leistungen. Diese sind aber noch nicht allgemein anerkannt und werden gelegentlich durch die Kostenträger beanstandet.

25.4   Fälligkeit der Vergütung

In § 12 GOÄ ist festgelegt:

- (1) »Die Vergütung wird fällig, wenn dem Zahlungspflichtigen eine dieser Verordnung entsprechende Rechnung erteilt worden ist.
- (2) Die Rechnung muss insbesondere enthalten:
  - das Datum der Erbringung der Leistung
  - bei Gebühren die Nummer und die Bezeichnung der einzelnen berechneten Leistung, einschließlich einer in der Leistungsbeschreibung ggf. genannten Mindestdauer, sowie den jeweiligen Betrag und den Steigerungsfaktor
  - bei Gebühren für vollstationäre, teilstationäre sowie vor- oder nachstationäre privatärztliche Leistungen zusätzlich den Minderungsbetrag nach § 6a
  - bei Entschädigungen nach den §§ 7–9 den Betrag, die Art der Entschädigung und die Berechnung
  - bei Ersatz von Auslagen nach § 10 den Betrag und die Art der Auslage«

Demnach wird die Vergütung dann fällig, wenn der Arzt dem Zahlungspflichtigen eine für ihn selbst nachprüfbare, nach den oben genannten Kriterien erstellte Rechnung erteilt hat. Entspricht die Rechnung nicht den durch die GOÄ festgelegten Kriterien, wird die Vergütung trotz Liquidationserstellung nicht fällig, ein Schuldnerverzug kann nicht eintreten.

Die 2-jährige Verjährungsfrist beginnt zum Zeitpunkt der Fälligkeit, d. h. der Übersendung einer den Regeln entsprechenden Rechnung, und endet mit dem Ende des 2. Jahres nach Fälligkeit. Eine im März 2012 ordnungsgemäß erstellte Rechnung verjährt danach am 31.12.2014.

Der Kopf einer ordnungsgemäß erstellten Rechnung könnte etwa folgende Punkte beinhalten:

- Behandlungsdatum
- GOÄ-Nummer
- GOÄ-Bezeichnung
- Leistungssatz
- Steigerung/Minderung Regelsatz
- Begründung für Überschreitung/Minderung

◻ Tabelle 25.1 Häufige GOÄ Analognummern

Analognummer	Leistung
A36	Strukturierte Schulung einer Einzelperson mit einer Mindestdauer von 20 min bei Asthma bronchiale, Hypertonie, …chronischer Schmerzkrankheit, je Sitzung, analog zu GOÄ-Nummer 33
A476	Plexuskatheter (axillär, supraklavikulär, interskalenär) zur Schmerztherapie – Überwachung und Inspektion einer Armplexusanästhesie, einschließlich Kontrolle und Nachinjektionen, ggf. mit Ganganalyse, im Anschluss an die Leistung nach Nummer 476/477, je Tag
A477	Medikamentenpumpe zur Schmerztherapie – Überwachung und Inspektion einer externen Medikamentenpumpe einschließlich Kontrolle der Pumpenfunktion, ggf. mit Ganganalyse und Umprogrammierung, im Anschluss an die Leistung nach Nummer 784 (Erstanlage 1. Tag) für den 2. und jeden weiteren Tag, je Tag
A494	Erstanlage der transkutanen elektrischen Nervenstimulation (TENS), ggf. mit Anleitung des Patienten zur Selbstbehandlung
A496	3-in-1-Block, Knie- oder Fußblock, analog GOÄ-Nummer 476
A551	Behandlung mit der transkutanen elektrischen Nervenstimulation, je Sitzung

25.5 Behandlungsfall

— »Als Behandlungsfall gilt für die Behandlung derselben Erkrankung der Zeitraum eines Monats nach der jeweils ersten Inanspruchnahme des Arztes«

Durch diese zeitliche Zäsur unterscheidet sich die GOÄ vom Einheitlichen Bewertungsmaßstab EBM, der auf das Quartal abstellt. Viele GOÄ-Nummern dürfen innerhalb eines Behandlungsfalles nur einmal berechnet werden.

Jeder Behandlungsfall beginnt mit der ersten Inanspruchnahme des Arztes. Dauert die Behandlung länger als einen Monat, so beginnt mit der ersten erneuten Inanspruchnahme des Arztes nach Ablauf der Monatsfrist ein zweiter, neuer Behandlungsfall.

Diese Einschränkung ist besonders im Bereich der chronischen Schmerztherapie ausgesprochen problematisch. Deswegen sind hier einige Konstellationen denkbar, die eine Verkürzung der Monatsfrist für die Definition eines Behandlungsfalles vorsehen:

— Auftreten zusätzlicher Beschwerden
— Veränderung der ursprünglich bestehenden Schmerzen
— Nebenreaktionen auf die durchgeführten Schmerztherapiemaßnahmen

— Wirkungslosigkeit eines Behandlungskonzeptes und Änderung der Vorgehensweise

25.6 »Sprechende« Medizin

Im Bereich der Schmerztherapie muss der »sprechenden Medizin« eine herausragende Bedeutung eingeräumt werden. Die gebührenrechtliche Benachteiligung von Gesprächs-, Beratungs- und Untersuchungsnummern führt aber leider dazu, dass in zunehmendem Maße invasive Schmerztherapieverfahren, oftmals auch in einer Sitzung, vielfach untereinander kombiniert und sich in ihrer Wirkung überlagernd, angewendet und berechnet werden.

Eine solche schmerztherapeutische »Schrotschusstherapie« ist in vielen Fällen nicht nur medizinisch unsinnig, sondern trägt geradezu zu einer Chronifizierung der Schmerzkrankheit bei. Viel sinnvoller sind Vorgehensweisen, die auf der Basis einer angepassten medikamentösen Schmerztherapie die patienteneigene Schmerzbewältigung unterstützen, z. B. durch eine enge, vertrauensvolle Patientenführung, durch Entspannungsverfahren, Biofeedback und andere, die Patientenaktivität und -autonomie unterstützende Verfahren. Invasive Schmerzblockaden sollten akuten Verschlimmerungen der Schmerzkrankheit und anderen akuten Situationen vorbehalten sein.

Die Abrechnungsmöglichkeiten sind auch bei korrekter Anwendung der GOÄ und Verzicht auf multiple Schmerzblockaden ausreichend.

25.6.1 Beratungsnummern

Zu Beginn der Behandlung eines unter chronischem Schmerz leidenden Patienten kann die Analognummer A30 für die schmerztherapeutische Erstanamnese mit einer Mindestdauer von 1 h angewendet werden. Diese Leistung umfasst neben der Anamnese eine detaillierte Analyse der derzeitigen Schmerzsituation und der bisherigen Schmerzentwicklung, auch und besonders unter Anwendung geeigneter Fragebögen. Neben somatischen Symptomen und Befunden müssen hierbei auch das psychosoziale Umfeld und die spezifische Verarbeitungssituation des Patienten einbezogen werden. Diese aufwändige Beschäftigung mit der Erkrankung des Patienten und seinen oft vielfachen Vorbehandlungen nimmt in der Regel deutlich mehr als 1 h in Anspruch.

 Die relativ hoch bewertete Nummer A30 darf nur einmal pro Jahr berechnet werden.

Mit dieser Nummer A30 korrespondiert die Nummer A31, die bei einer Mindestdauer von 30 min die schmerztherapeutische Folgeanamnese abbildet. Diese Nummer darf dreimal im halben Jahr berechnet werden.

Alle anderen Beratungs- und Untersuchungsnummern sind deutlich niedriger bewertet, lassen sich aber durchaus bei einer personenbezogenen Schmerztherapie in ausreichendem Maße abrechnen.

Die Nummer 1 GOÄ »Beratung, auch mittels Fernsprecher« unterscheidet sich von der Nummer 3 GOÄ »Eingehende, das gewöhnliche Maß übersteigende Beratung, auch mittels Fernsprecher« nur durch die Intensität und die Dauer der Leistung: Wird die Nummer 3 berechnet, so muss ein aufwändiges und eingehendes Beratungsgespräch mit einer Mindestdauer von 10 min stattgefunden haben.

Typische Situationen, die die Berechnung der Nummer 3 rechtfertigen, sind z. B.:
- Erhebung der ausführlichen Anamnese außerhalb der Berechnung der Ziffern A30 und A31
- gezielte Befragung nach Beschwerden oder Beschwerdeänderungen
- Befundmitteilung nach technischen Untersuchungen und ggf. Erläuterung von Behandlungsmaßnahmen
- ausführliches Besprechen von Medikamentengabe, -einnahme und ggf. -nebenwirkungen
- Erklärung einer geplanten ausgedehnten Untersuchung oder eines invasiven Schmerztherapieverfahrens (»Risiko- und Alternativaufklärung«)
- Aufklärung über alternative oder zusätzliche Möglichkeiten einer Schmerztherapie
- Beratung bei Anträgen an die Versicherung

Die Zusatzbestimmung der GOÄ zur Nummer 3 sieht vor, dass diese Nummer nur allein, d. h. als einzige Leistung, oder nur zusammen mit einer Untersuchung nach den Nummern 5, 6, 7, 8, 800 oder 801 berechnet werden darf. Diese erhebliche Einschränkung benachteiligt die »sprechende« Schmerztherapie ganz erheblich; sie kann umgangen werden, indem der Arzt zwischen Beratung und den folgenden Leistungen einen zeitlichen Zwischenraum »einbaut«. Er muss dann allerdings jeweils durch eine Zeitangabe beweisen, dass der Ansatz der Nummer 3 zeitlich getrennt von den übrigen erbrachten Leistungen erfolgt ist.

Gelegentlich kann im Rahmen der Schmerztherapie, aber besonders auch im Rahmen palliativmedizinischer Behandlungen, die Nummer 4 GOÄ mit dem Inhalt »Erhebung der Fremdanamnese über einen Kranken und/oder Unterweisung der Bezugsperson(en) – im Zusammenhang mit der Behandlung eines Kranken« angewendet werden. Immer dann, wenn der Patient nicht ausreichend kommunizieren kann und anamnestische Angaben über Dritte eingeholt werden müssen, darf diese Nummer angewendet werden.

In Ausnahmefällen kann auch im Rahmen der Behandlung chronischer Schmerzpatienten die Nummer 34 GOÄ mit dem Inhalt »Erörterung

(Dauer mindestens 20 min) der Auswirkungen einer Krankheit auf die Lebensgestaltung in unmittelbarem Zusammenhang mit der Feststellung oder erheblichen Verschlimmerung einer nachhaltig lebensverändernden oder lebensbedrohenden Erkrankung – ggf. einschließlich Planung eines operativen Eingriffes und Abwägung seiner Konsequenzen und Risiken – einschließlich Beratung, ggf. unter Einbeziehung von Bezugspersonen« angewendet werden.

Diese Nummer sollte allerdings den wirklich lebensbedrohlichen oder lebensverändernden Krankheitsbildern vorbehalten sein. Ein chronischer Knieschmerz oder ein unspezifischer Rückenschmerz erfüllt die Bedingungen zur Berechnung dieser Nummer nicht.

25.6.2 Untersuchungsnummern

Mit den GOÄ-Nummern 5, 6, 7 und 8 werden Untersuchungen mit einem recht unterschiedlichen Umfang und Zeitaufwand abgebildet.

Die symptombezogene Untersuchung nach Nummer 5 GOÄ ist die kürzeste der genannten Untersuchungsleistungen, sie ist aber, wie auch die Beratungsleistung nach Nummer 1 oder 3, mit der sie sehr oft zusammen berechnet wird, nur einmal pro Behandlungsfall anzusetzen. Auch die einfache Inspektion der Haut, z. B. bei einem liegenden Epidural- oder Plexuskatheter, rechtfertigt den Ansatz der Nummer 5.

Die Nummer 6 GOÄ hat die »vollständige körperliche Untersuchung mindestens eines Organsystems« zum Inhalt und ist meist den spezifischen unterschiedlichen Fachrichtungen vorbehalten.

Umfassender und im Rahmen der Schmerztherapie sinnvoller ist die Nummer 7 GOÄ mit dem Leistungsinhalt »Vollständige körperliche Untersuchung mindestens eines der folgenden Organsysteme: das gesamte Hautorgan, die Stütz- und Bewegungsorgane, alle Brustorgane, alle Bauchorgane, der gesamte weibliche Genitaltrakt, ggf. einschl. Dokumentation«.

Dies ist die typische Nummer bei größerem Untersuchungsaufwand, z. B. vor einer geplanten invasiven Schmerztherapiemaßnahme wie der Anlage eines Epiduralkatheters.

Noch mehr zeitlichen und organgebundenen Aufwand erfordert die Berechnung der Nummer 8 GOÄ mit dem Inhalt »Untersuchung zur Erhebung des Ganzkörperstatus, ggf. einschl. Dokumentation (Untersuchung der Haut, der sichtbaren Schleimhäute, der Brust- und Bauchorgane, der Stütz- und Bewegungsorgane, sowie eine orientierende neurologische Untersuchung«).

Dies ist die typische Untersuchung zu Beginn einer Schmerztherapie, um sich ein umfassendes Bild des zu behandelnden Patienten machen zu können. Aus dem gleichen Grunde kann diese Untersuchung nicht allzu häufig durchgeführt und berechnet werden. In der Regel sollte hier eine Beschränkung auf 1–2 solcher Untersuchungen pro Jahr erfolgen.

Die deutlich aufwendigeren neurologischen und psychiatrischen Untersuchungen nach den Nummern 800 »Eingehende neurologische Untersuchung« und 801 »Eingehende psychiatrische Untersuchung« können sowohl nebeneinander als auch neben Leistungen nach den Nummern 5, 6, 7 und 8 berechnet werden.

Hier muss allerdings mit Nachdruck darauf hingewiesen werden, dass z. B. die Nummer 800 nicht bei der täglichen Kontrolle eines Epiduralkatheters oder ähnlichen Kurzuntersuchungen angewendet werden darf. Im Rahmen der Schmerztherapie sind die fachspezifischen Untersuchungen nach den Nummern 800 und 801 nur sehr eingeschränkt berechnungsfähig.

Normalerweise können die Untersuchungsleistungen nach den Nummern 5–8 nur einmal am gleichen Tag abgerechnet werden. Speziell im Rahmen der Schmerztherapie kann es aber notwendig sein, mehr als eine Untersuchung zu unterschiedlichen Zeiten am gleichen Tag durchzuführen. Es muss dann aber die jeweilige Uhrzeit der Untersuchung in der Rechnung angegeben werden.

Begründungen für das Notwendigwerden einer weiteren Untersuchungsleistung am gleichen Tag:

- Neu aufgetretene Erkrankung
- Verschlimmerung der bereits bestehenden Erkrankung
- Notwendige Kontrolluntersuchung im Tagesverlauf, z. B. nach invasiver Schmerztherapie oder besonderer Medikamentengabe

25.7   Spezielle GOÄ-Nummern im Rahmen der Schmerztherapie

- **Nummer 15 GOÄ**

Einleitung und Koordinierung flankierender therapeutischer und sozialer Maßnahmen während der kontinuierlichen ambulanten Betreuung eines chronisch kranken Patienten.

Diese Nummer darf nur einmal im Kalenderjahr berechnet werden und umfasst die koordinierenden Tätigkeiten des schmerztherapeutisch tätigen Arztes im Zusammenhang mit Vor- und Nachbereitung von Klinikaufenthalten, Kontakten zu sozialen Einrichtungen oder Versicherungsträgern, Beantragung und Verschreibung von Schmerzpumpen sowie Pflege- und Betreuungsmaßnahmen im Bereich der Palliativmedizin.

- **Nummer 20 GOÄ**

Beratungsgespräch in Gruppen von 4–12 Teilnehmern im Rahmen der Behandlung von chronischen Krankheiten, je Teilnehmer und Sitzung (Dauer mindestens 50 min).

Diese Nummer kann für die Beratung und Schulung chronischer Schmerzpatienten angewendet werden, z. B. bei der Schulung der Progressiven Muskelrelaxation nach Jacobson. Die Zahl von 4–12 Patienten ist unabhängig vom Status des Versicherten. Die Anzahl der Sitzungen wird durch den Text der GOÄ nicht begrenzt.

Im Zusammenhang mit dieser Berechnungsnummer sollen noch die Nummern 846 und 847 GOÄ erwähnt werden: »Übende Verfahren (z. B. autogenes Training) in Einzelbehandlung, Dauer mindestens 20 min« bzw. »Übende Verfahren in Gruppenbehandlung mit höchstens 12 Teilnehmern, Dauer mindestens 20 min, je Teilnehmer«.

Diese Nummer kann beispielsweise auch für die Anleitung zur Progressiven Muskelrelaxation nach Jacobson angewendet werden.

- **Nummer 21 GOÄ**

Eingehende humangenetische Beratung, je angefangene halbe Stunde und Sitzung.

Diese GOÄ-Nummer kann analog für sehr ausgedehnte schmerztherapeutische Beratungen angesetzt werden. Pro Sitzung kann sie in Einzelfällen durchaus zweimal angesetzt werden, wenn diese

Beratung mehr als 30 min dauert. Bei der Berechnungsmöglichkeit dieser Nummer ist allerdings eine wichtige Einschränkung gemacht: »Die Leistung nach Nummer 21 ist innerhalb eines halben Jahres nach Beginn des Beratungsfalles nicht mehr als viermal berechnungsfähig.«

Analog der Möglichkeit, dass in der humangenetischen Beratung aufgrund neuer Tatsachen und Erkenntnisse ein weiterer Beratungsfall innerhalb des halben Jahres entstehen kann, darf auch bei schmerztherapeutischer Beratung, z. B. aufgrund eines Wechsels der Schmerzcharakteristik oder -ausprägung ein zweiter Beratungsfall entstehen, der auch entsprechend berechnet werden darf.

> ❯ **Ausreichende Begründung und Erklärung der Zusammenhänge in der Rechnung sind wichtig, damit diese Analogbewertung erkannt und akzeptiert wird.**

25.8   Psychosomatische Aspekte der Schmerztherapie

Hier bieten sich einige wenige Nummern aus dem Bereich der Abrechnung primär psychiatrisch-psychosomatischer Leistungen an, da es keine spezifisch psychosomatischen Abrechnungsnummern in der GOÄ gibt.

Generell ist zum Gebrauch dieser primär psychiatrischen Leistungsnummern aber zu sagen, dass sie nur eingeschränkt im Rahmen der Schmerztherapie anwendbar sind. Die Bundesärztekammer hat hierzu festgestellt, dass »es sich nicht nur um eine besondere Ausführung der Beratung handelt«. Man sagt dort weiter: »Werden Leistungspositionen nach 800er-Nummern der GOÄ bei entsprechender Diagnose, fachgerechter und vollständiger Leistungslegende erbracht, so sind diese von Ärzten aller Fachrichtungen berechnungsfähig.« Diese Voraussetzungen hinsichtlich Diagnose des Patienten und fachspezifischer Kenntnisse des Arztes müssen daher gewährleistet sein.

Nummer 804 GOÄ Psychiatrische Behandlung durch eingehendes therapeutisches Gespräch – auch mit gezielter Exploration.

Dies kann eine typische Beratungsnummer bei Vorliegen erheblicher psychischer bzw. psychosomatischer Aspekte in der Genese und Unterhaltung des chronischen Schmerzsyndroms sein. Eine Mindestdauer wird nicht angegeben.

Nummer 806 GOÄ Psychiatrische Behandlung durch gezielte Exploration und eingehendes therapeutische Gespräch, auch in akuter Konfliktsituation – ggf. unter Einschluss eines eingehenden situationsregulierenden Kontaktgesprächs mit Dritten, Mindestdauer 20 min.

Im Gegensatz zur Leistung nach Nummer 804 wird hier eine Mindestdauer von 20 min gefordert.

Nummer 849 GOÄ Psychotherapeutische Behandlung bei psychoreaktiven, psychosomatischen oder neurotischen Störungen, Dauer mindestens 20 min.

Diese Nummer stellt die Kernleistung der psychosomatischen Grundversorgung dar. Folgende Erkrankungen und Zustandsbilder können Gegenstand der psychosomatischen Grundversorgung sein:

- Seelische Krankheiten mit psychischer Symptomatik unterschiedlicher Ursache (Depressionen)
- Neurotische Erkrankungen mit Zwangs- und Angstsymptomatik
- Seelische Krankheiten mit funktioneller Symptomatik und Organbeschwerden, denen keine organisch fassbare Ursache zugrunde liegt (z. B. Oberbauchbeschwerden, funktionelle Herzbeschwerden)
- Typische psychosomatische Erkrankungen, bei denen eine psychische Verursachung oder zumindest Mitbeteiligung nach ärztlicher Auffassung wahrscheinlich ist (z. B. Anorexia nervosa, Bulämie, Asthma bronchiale)
- Nicht oder nicht vorherrschend organisch bedingte chronische Schmerzsymptomatik mit vermuteter psychosomatischer Ursache

Im Bereich der Beihilfestellen wird die Zahl der beihilfefähigen Leistungen auf 10 Sitzungen je Krankheitsfall beschränkt. Eigenartigerweise haben die Beihilfestellen die Abrechnungsmöglichkeit dieser Nummer auf nur einige Fachgebiete beschränkt, zu denen zwar Allgemeinmediziner und praktische Ärzte ebenso gehören wie Urologen und Augenärzte, wo aber beispielsweise keine Orthopäden und Anästhesisten aufgeführt sind. Diese Regelung ist unter berufsrechtlichen Grundsätzen aber keineswegs verbindlich und medizinisch gesehen gar nicht haltbar. Der enorme Stellenwert psychosomatischer Zusammenhänge für Beschwerden des Bewegungsapparates, besonders im Rücken- und Nackenbereich, und für unterschiedlichste Schmerzlokalisationen andererseits, die gerade von Orthopäden und Anästhesiologen häufig behandelt werden, lässt sich auch durch Beihilfevorschriften dieser Art nicht wegdiskutieren.

25.9 Schmerzblockaden (invasive Schmerztherapie)

Im Abschnitt D der GOÄ werden »Anästhesieleistungen« aufgeführt, die naturgemäß ihre besondere Bedeutung für den Bereich der invasiven Schmerztherapiemaßnahmen haben. Diese Behandlungen unterscheiden sich von den in Abschnitt B der GOÄ erwähnten Infiltrationen und Injektionen durch die Verwendung von Lokalanästhetika, wie Bupivacain oder Ropivacain.

Eine sehr wichtige Vorgabe bei Anwendung von Anästhesieverfahren zur Schmerztherapie: »Bei der Anwendung mehrerer Narkose- oder Anästhesieverfahren nebeneinander ist nur die jeweils höchstbewertete dieser Leistungen berechnungsfähig; eine erforderliche Prämedikation ist Bestandteil dieser Leistung«.

Diese Leistungsbeschränkung bezieht sich naturgemäß nur auf Verfahren, die auf denselben nervalen Versorgungsbereich abzielen. So sind eine Leitungsanästhesie im Bereich des Arms und eine Leitungsanästhesie am Bein oder Fuß ebenso nebeneinander zu berechnen wie eine Blockade des Ganglion stellatum und eine Anästhesie im Bereich des N. femoralis.

Nicht möglich ist es dagegen, Regionalanästhesieverfahren gleichzeitig zu berechnen, die sich in ihrer Wirkung überdecken bzw. überlagern. Als Beispiel sei eine Epiduralanästhesie im Lumbalbereich und gleichzeitig durchgeführte Blockaden des N. femoralis und des N. ischiadicus genannt.

Hier darf lediglich die Epiduralanästhesie berechnet werden.

Auch eine anästhesieunabhängige Leistung darf berechnet werden, so z. B. die Lokalanästhesie vor einer Venenpunktion nach Nummer 490 GOÄ. Die gleiche Nummer 490 darf aber nicht für die Stichkanalanästhesie vor der Punktion zur Epiduralanästhesie berechnet werden.

Bei ambulanter Durchführung von Schmerztherapieleistungen nach Abschnitt D der GOÄ können, ebenso wie bei der Anwendung dieser Anästhesietechniken für operative Eingriffe, die Zuschläge zu ambulanten Anästhesieleistungen nach den Nummern 446 und 447 GOÄ berechnet werden.

25.9.1 Rückenmarknahe Blockaden

Die für die Schmerztherapie wichtigsten rückenmarknahen Regionalanästhesien sind im Folgenden aufgeführt.

Nummer 472 GOÄ Einleitung und Überwachung einer einzeitigen subarachnoidalen Spinalanästhesie (Lumbalanästhesie) oder einzeitigen periduralen (epiduralen) Anästhesie bei mehr als 2 h Dauer.

Nummer 473 GOÄ Einleitung und Überwachung einer kontinuierlichen subarachnoidalen Spinalanästhesie (Lumbalanästhesie) oder periduralen (epiduralen) Anästhesie mit Katheter, bis zu 5 h Dauer.

Nummer 474 GOÄ Einleitung und Überwachung einer kontinuierlichen subarachnoidalen Spinalanästhesie (Lumbalanästhesie) oder periduralen (epiduralen) Anästhesie bei mehr als 5 h Dauer.

Bei den Nummern 473 und 474 sind die Injektionen von Lokalanästhetika und Opioiden in den Katheter im Leistungsinhalt enthalten. Anatomische Schwierigkeiten bei der Punktion bzw. ein besonderer Zugangsweg für die rückenmarknahe Blockade (z. B. bei thorakaler Epiduralanästhesie) rechtfertigen einen erhöhten Steigerungssatz.

Nummer 475 GOÄ Überwachung einer kontinuierlichen subarachnoidalen Spinalanästhesie (Lumbalanästhesie) oder periduralen (epiduralen) Anästhesie mit Katheter, zusätzlich zur Leistung nach Nummer 474, für den zweiten und jeden weiteren Tag, je Tag

Neben der Nummer 475 können Visiten nach Nummer 45 und 46 GOÄ berechnet werden. Hierbei sind Zeitangaben sowie die Führung eines Schmerztherapieprotokolls obligat.

Die zahllosen Varianten der kontinuierlichen Epiduralanästhesie, u. a. auch die Kathetertechnik nach Racz, sowie die diversen mehr oder minder obskuren Techniken mit Epiduroskopie und »gezielter« Entquellung protrudierter Bandscheibengewebes sind ebenfalls ausnahmslos nach den Nummern 474 und 475 abzurechnen.

Die von einigen Schmerztherapeuten geübte Praxis, unspezifische Rückenschmerzen, bei denen epidurale Adhäsionen vermutet oder epiduroskopisch gesehen werden, durch sog. Laser-Adhäsiolysen und epidurale Spülungen behandeln zu wollen und für diese »mikrochirurgischen« Techniken die Analognummer 2577A berechnen zu wollen, ist nicht akzeptabel. Wenn man überlegt, dass der Text der Nummer 2577 die »Entfernung eines raumbeengenden intra- oder extraspinalen Prozesses« ist und dass eine solche Operation die Eröffnung des Wirbelkanals voraussetzt, bewegen sich solche und ähnliche Rechnungsstellungen hart an der Grenze zum Abrechnungsbetrug.

Nummer 476 GOÄ Einleitung und Überwachung einer supraklavikulären oder axillären Armplexus- oder Paravertebralanästhesie, bis zu 1 h Dauer.

Nummer 477 GOÄ Überwachung einer supraklavikulären oder axillären Armplexus- oder Paravertebralanästhesie, jede weitere angefangene Stunde.

Diese beiden Nummern werden sowohl für Armplexusblockaden als auch in der Form der Paravertebralanästhesie für Schmerztherapieindikationen angewendet.

Die Paravertebralanästhesie ist eine regionale Schmerzausschaltung im zervikalen, thorakalen oder lumbosakralen Bereich durch gezielte paravertebrale Applikation (Injektion oder Infiltration) eines Lokalanästhetikums an die Spinalwurzel, das Spinalganglion und den Ramus communicans des Sympathikus.

Hierbei handelt es sich also um eine durchaus gezielte und an feste anatomische Strukturen gebundene Applikation. Eine einfache paravertebrale Infiltration entspricht nicht diesen Kriterien. Sie kann daher auch nur nach Nummer 491 und nicht nach Nummer 476 abgerechnet werden.

Es gibt keinen ausdrücklichen Berechnungsausschluss für Paravertebralblockaden in unterschiedlichen Segmenten und auf beiden Seiten der Wirbelsäule. Aus gebührenrechtlicher Sicht ist eine mehr als viermalige Berechnung dieser Nummer in der gleichen Sitzung aber nicht nachvollziehbar.

Ebenso abzulehnen ist die gleichzeitige Durchführung von Epidural- und Paravertebralblockaden im Lumbal- oder im Thorakalbereich, da sich die Wirkungen überdecken.

Wird ein Armplexuskatheter zur Schmerztherapie oder auch zur Mobilisationsbehandlung in der Orthopädie gelegt, so kann für den zweiten und jeden weiteren Tag die Nummer 477 mit einem höheren Steigerungsfaktor angesetzt werden. Der Berufsverband Deutscher Anästhesisten schlägt für diese Leistung die Berechnung der Nummer 476 analog vor, was sinnvoller und dem Aufwand angemessener ist.

25.9.2 Weitere Schmerzblockaden mit Lokalanästhetika

Nummer 490 GOÄ Infiltrationsanästhesie kleiner Bezirke.

Nummer 491 GOÄ Infiltrationsanästhesie großer Bezirke.

Beide Nummern sind nur als eigenständige Zielleistung berechnungsfähig, nicht als Teilleistung einer anderen, höher bewerteten Lokal- oder Regionalanästhesie, z. B. als Stichkanalanästhesie vor einer Epiduralanästhesie.

Die Bezeichnungen »kleiner Bezirk« und »großer Bezirk« sind ungenau und daher der subjektiven Einschätzung des Arztes überlassen. Bei entsprechender schmerztherapeutischer Indikation sind auch mehrfache Injektionen nach den Nummern 490 und 491 berechnungsfähig. Beide Nummern sind typische Beispiele für die bei manchen GOÄ-Nummern fehlende Möglichkeit, bei einer

ärztlichen Leistung den Schwellenwert von 2,3 zu überschreiten, da bei der Erbringung dieser Leistung keine erschwerenden Faktoren denkbar sind.

Nummer 493 GOÄ Leitungsanästhesie, perineural, auch nach Oberst.

Bei dieser Technik wird das Lokalanästhetikum in die mehr oder weniger unmittelbare Umgebung eines Nervs injiziert. Ein Beispiel hierfür kann die Interkostalblockade sein.

Die Nummer 493 ist je durchgeführte Lokalanästhesie einmal berechnungsfähig. Je Finger und Zehe ist sie bei der Anästhesie nach Oberst je zweimal zu berechnen.

Nummer 494 GOÄ Leitungsanästhesie, endoneural, auch Pudendusanästhesie.

Hier wird das Lokalanästhetikum direkt in die Nervenscheide injiziert, die Bezeichnung »endoneural« ist unglücklich gewählt.

Voraussetzung für die Berechnung der Nummer 494 ist die gezielte und an bestimmte nervale Strukturen gebundene Injektion des Lokalanästhetikums. Eine mehr oder weniger ungezielte Infiltration um den Nerv herum muss nach Nummer 493 berechnet werden.

Nummer 496A GOÄ 3-in-1-Block, Knieblock oder Fußblock.

Diese Abrechnungsnummer ist in das Analognummernverzeichnis der BÄK aufgenommen worden.

Nummer 497 GOÄ Blockade des Truncus sympathicus (lumbaler Grenzstrang oder Ganglion stellatum) mittels Anästhetika.

Nummer 498 GOÄ Blockade des Truncus sympathicus (thorakaler Grenzstrang oder Plexus solaris) mittels Anästhetika.

Sympathikusblockaden können bei unterschiedlichen Schmerzzuständen indiziert sein und werden sowohl als diagnostische wie auch als therapeutische Blockaden angewendet. Werden in derselben Sitzung eine lumbale Grenzstrangblockade und eine Blockade des Ganglion stellatum durchgeführt, so kann zweimal die Nummer 497 berechnet werden.

Eine doppelseitige Grenzstrangblockade ist möglich und kann ebenfalls durch zweimaligen Ansatz der Nummern 497 bzw. 498 berechnet werden.

25.9.3 Infiltrationen und Injektionen

Hier werden einige Techniken auftauchen, die bereits bei den Anästhesieverfahren erwähnt worden sind. Bei den hier genannten Nummern aus dem Abschnitt B der GOÄ werden jedoch keine Lokalanästhetika, sondern andere Medikamente angewendet: In erster Linie Opioide, Kortikoide und andere Nichtlokalanästhetika.

Nummer 252 GOÄ Injektion subkutan, submukös, intrakutan oder intramuskulär.

Nicht für die intrakutane Reiztherapie (Quaddelbehandlung) nach Nummer 266 oder für intrakutane Testungen nach Nummer 390/391 berechnungsfähig.

Nummer 255 GOÄ Injektion, intraartikulär oder perineural.

Dies ist die zutreffende Abrechnungsposition für alle intraartikulären Injektionen, unabhängig vom jeweiligen Gelenk. Erfolgt eine Punktion mit Entnahme von Gelenkflüssigkeit zu diagnostischen oder therapeutischen Zwecken, kann die Berechnung nach den (höher bewerteten) Nummern 300–302 GOÄ erfolgen.

Ist es aus medizinischen Gesichtspunkten notwendig, erst zu punktieren und anschließend eine intraartikuläre Injektion durchzuführen, können die Nummern 255 und 300–302 nebeneinander berechnet werden.

Die Nummer 255 GOÄ darf nur für die Injektion von Nichtlokalanästhetika angesetzt werden. Werden Lokalanästhetika appliziert, muss die (niedriger bewertete) Nummer 493 GOÄ verwendet werden.

Für eine erforderliche Lokalanästhesie des Stichkanals kann die Nummer 490 GOÄ zusätzlich zur Injektionsleistung nach Nummer 255 GOÄ angesetzt werden.

Manche Schmerztherapeuten setzen die Nummer 255 mehrfach, bis zu 20-mal in einer Sitzung,

an für die sog. Facettengelenkinjektionen. Ohne Anwendung bildgebender Verfahren ist das nicht möglich, da die Punktion dieser Strukturen perkutan nicht sicher genug durchzuführen ist und die Injektion unter diesen Bedingungen lediglich einer »Medikamentösen Infiltrationsbehandlung im Bereich mehrerer Körperregionen« nach Nummer 267 GOÄ entspricht.

Ist im Anschluss an die Injektion ein Kompressionsverband notwendig, kann dieser über die Nummer 204 GOÄ abgerechnet werden.

Nummer 256 GOÄ Injektion in den Periduralraum.

Nummer 257 GOÄ Injektion in den Subarachnoidalraum.

Beide Nummern dürfen nur für die Injektion von Nichtlokalanästhetika verwendet werden. Sie können nur bei Single-shot-Technik angesetzt werden, die aus medizinischer Sicht aber wenig Sinn macht.

Wird ein Periduralkatheter angelegt, muss die Nummer 473 oder 474 angewendet werden.

Nummer 259 GOÄ Legen eines Periduralkatheters – in Verbindung mit der Anlage eines subkutanen Medikamentenreservoirs.

Diese Nummer steht für die Anlage eines Periduralkatheters mit gleichzeitiger subkutaner Implantation eines Portsystems zur Dauerschmerztherapie, ggf. über eine vom Patienten zu bedienende Pumpe.

Wird der Periduralkatheter untertunnelt, was aus Sicherheitsgründen zu empfehlen ist, darf die Nummer 259 wegen des deutlich höheren zeitlichen Aufwandes auf den maximalen Steigerungssatz erhöht werden.

Neben der Nummer 259 GOÄ dürfen die Nummern 470–474 nicht angewendet werden.

Eng mit der Nummer 259 verbunden ist die Nummer 265.

Nummer 265 GOÄ Auffüllen eines subkutanen Medikamentenreservoirs oder Spülung eines Ports, je Sitzung.

Mit dieser Nummer wird die Betreuung des zur Schmerztherapie gelegten periduralen Ports berechnet. Je nach Zeitaufwand darf auch diese Nummer gesteigert werden.

Nummer 266 GOÄ Intrakutane Reiztherapie (Quaddelbehandlung), je Sitzung.

Die Nummer 266 kann pro Sitzung nur einmal abgerechnet werden, unabhängig von der Anzahl der gesetzten Quaddeln. Eine sehr zeitaufwendige Behandlung kann durch die Wahl eines höheren Steigerungsfaktors berücksichtigt werden.

Bei der Quaddelbehandlung dürfen auch Lokalanästhetika verwendet werden, da es keine entsprechende Nummer im Abschnitt D der GOÄ gibt.

Nummer 267 GOÄ Medikamentöse Infiltrationsbehandlung im Bereich einer Körperregion, auch paravertebrale oder perineurale oder perikapsuläre oder retrobulbäre Injektion und/oder Infiltration, je Sitzung.

Nummer 268 GOÄ Medikamentöse Infiltrationsbehandlung im Bereich einer Körperregion, auch paravertebrale oder perineurale oder perikapsuläre oder retrobulbäre Injektion und/oder Infiltration, je Sitzung.

Die Nummer 267 GOÄ darf, unabhängig von der Anzahl der Injektionen, pro Körperregion und Sitzung nur einmal berechnet werden. Werden mehrere Körperregionen behandelt, kann die Nummer 268 GOÄ berechnet werden.

Die Infiltrationsbehandlung erfolgt in der Regel durch Injektion in die Haut oder das Subkutangewebe, sie kann aber auch paravertebral in den Bereich der kleinen Wirbelgelenke, perineural um einen Nerv herum oder perikapsulär, um eine Gelenkkapsel herum, erfolgen.

Die Leistung nach Nummer 268 kann bei medikamentöser Infiltrationsbehandlung mehrerer, ausreichend weit voreinander entfernt liegender Körperareale angesetzt werden. Ein typisches Beispiel sind beidseitige Infiltrationen im paravertebralen HWS-Bereich bei Spannungskopfschmerz oder bei HWS-Schmerzen.

Werden Lokalanästhetika verwendet, so können die entsprechenden Nummern 490, 491 oder 476 GOÄ angesetzt werden.

Nummer 269 GOÄ Akupunktur (Nadelstichtechnik) zur Behandlung von Schmerzen, je Sitzung.

Nummer 269a GOÄ Akupunktur (Nadelstichtechnik) mit einer Mindestdauer von 20 min, zur Behandlung von Schmerzen, je Sitzung.

Der Ansatz dieser Nummern ist unabhängig von der Lokalisation oder der Anzahl der gesetzte Nadeln und einer evtl. erfolgenden manuellen oder elektrischen Stimulation. Ein erhöhter Aufwand kann durch die Wahl des Steigerungsfaktors berücksichtigt werden.

Akupunktur zur Schmerztherapie sollte in Form von Behandlungsserien durchgeführt werden, wobei die Sitzungen in Abständen von 2–3 Tagen und in Serien von 10–12 Behandlungen durchgeführt werden sollten. Akupunktur ist keine Dauertherapie.

Als Gegenirritationsverfahren kann Akupunktur nur wirksam sein, wenn keinerlei andere Medikamente oder gar Schmerzblockaden auf den Körper einwirken. Gleichzeitige Durchführung von Akupunktur und invasiven Schmerztherapiemaßnahmen in derselben Sitzung verbieten sich daher.

Die häufig unter der Nummer 269a abgerechnete Laser-Akupunktur soll wegen des deutlich geringeren Aufwandes nur zum einfachen Satz abgerechnet werden.

25.9.4 Seltener gebrauchte Nummern zur Schmerztherapie

Nummer 2570 GOÄ Implantation von Reizelektroden zur Dauerstimulation des Rückenmarks, ggf. einschließlich Implantation des Empfangsgerätes.

Diese Nummer kann für die Implantation eines SCS-Systems (SCS = »spinal cord stimulation«) angewendet werden. Da hierbei in der Regel keine Eröffnung des Wirbelkanals erfolgt, sollte der Steigerungssatz zurückhaltend gewählt werden. Auch die Indikation für dieses Verfahren sollte auf therapieresistente Schmerzen beschränkt bleiben.

Nummer 2597 GOÄ Verödung oder Verkochung des Ganglion Gasseri.

Nummer 2598 GOÄ Stereotaktische Thermokoagulation des Ganglion Gasseri.

Die Nummer 2598 kann als Analogbewertung auch für die Facettenrhizotomie angewendet werden.

Nummer 2599 GOÄ Blockade eines Nervs im Bereich der Schädelbasis.

Als Beispiele für diese Blockaden sind das Ganglion pterygopalatinum und das Ganglion cervicale superius zu nennen.

Nummer 3305 GOÄ Chiropraktische Wirbelsäulenmobilisierung.

Nummer 3306 GOÄ Chirotherapeutischer Eingriff an der Wirbelsäule.

Mit der Nummer 3305 wird eine ungezielte und unspezifische Mobilisierung der Wirbelsäule beschrieben, die pro Sitzung nur einmal zu berechnen ist.

Die Nummer 3306 ist ebenfalls nur einmal im zeitlichen Zusammenhang berechnungsfähig. Durch gezielte manualtherapeutische Eingriffe sollen die von Bewegungsstörungen der Wirbelgelenke ausgehenden reflektorischen Fehlhaltungen der Wirbelsäulenmuskulatur beseitigt werden.

25.9.5 Berechnung von Monitoring-Nummern

Einige invasive Schmerzblockaden, besonders bei Verwendung von Opioiden oder Lokalanästhetika, können durchaus Auswirkungen auf das Herz-Kreislauf-System und die Atmung haben. Bei entsprechender Indikation kann daher bei rückenmarknahen Anästhesien oder bei Sympathikusblockaden durchaus eine EKG-Schreibung nach Nummer 650 GOÄ und eine pulsoxymetrische Überwachung nach Nummer 602 GOÄ notwendig sein und dementsprechend auch berechnet werden.

Nach einigen invasiven Blockaden kann auch eine postinterventionelle Überwachung notwendig sein. Hierfür bietet sich die Nummer 448 GOÄ an.

Nummer 448 GOÄ Beobachtung und Betreuung eines Kranken über mehr als 2 h während der Auf-

wach- und/oder Erholungszeit bis zum Eintritt der Transportfähigkeit nach zuschlagsberechtigten ambulanten operativen Leistungen bei Durchführung unter zuschlagsberechtigten ambulanten Anästhesien bzw. Narkosen.

Dieser Zuschlag ist je Behandlungstag nur einmal ansetzbar. Er gilt auch bei Schmerztherapien, nicht nur im Zusammenhang mit ambulanten Operationen. Bei stationären Schmerzpatienten kann diese Nummer nicht angewendet werden. Hier können dann die Monitoring-Maßnahmen, wie EKG und Pulsoxymetrie, erneut angesetzt werden.

Versuchsweise kann auch die Nummer 56 als Analognummer angesetzt werden, dann allerdings ohne weitere Berechnung der Monitoring-Maßnahmen. Diese Analogberechnung wird aber von etlichen Kostenträgern nicht anerkannt.

25.9.6 Röntgen- oder CT-kontrollierte Schmerztherapie

Nummer 5295 GOÄ Durchleuchtung(en), als selbstständige Leistung.

Nummer 5378 GOÄ Computergesteuerte Tomographie zur Bestrahlungsplanung oder zu interventionellen Maßnahmen.

Strahlenbelastung und Kosten lassen eine routinemäßige Kontrolle verschiedener Schmerztherapietechniken durch Röntgen- oder CT-Untersuchungen, speziell im Bereich der Wirbelsäule und der Sympathikusganglien, als nicht angemessen erscheinen.

Es gibt einige Ausnahmen, bei denen bildgebende Verfahren als Sicherung bei den Verfahren der invasiven Schmerztherapie angewendet werden können:

- Wirbelsäulendeformitäten
- Erheblicher Weichteilmantel
- Verwendung neurotoxischer Medikamente
- Intradiskale Injektion zur Chemonukleolyse

25.10 Fazit

Die Schmerztherapie umfasst einen Bereich der
Patientenversorgung, der vom Arzt mit größter
Aufmerksamkeit und hohem Engagement durchgeführt werden muss. Es ist demnach nur selbstverständlich, dass er seine Leistungen auch adäquat
vergütet bekommen muss.

Um berechtigte Ansprüche anmelden und
durchsetzen zu können, sollten die Vorschriften
und Bestimmungen der GOÄ strikt eingehalten
werden und keine nachweislich fehlerhaften Be-
rechnungen und Steigerungssätze angewendet werden. Nur so kann die leider erkennbare Entwicklung aufgehalten werden, dass die Kostenträger
den Leistungserbringern mit immer größeren Vorbehalten und oftmals mit erheblichem Misstrauen
entgegentreten.

Stichwortverzeichnis

A

Abdominelle Symptome,
funktionelle 219, 220
Achillodynie 43, 180
Adaptation 90
AdL (Activity of daily Life) 144
Akupunkturmassage 114
Allodynie 27, 185
Analog-Skala
– numerische 67
– visuelle 67
Analogbewertung ärztlicher
Leistungen 267–269
Anamnese 66, 67
ANOA (Arbeitsgemeinschaft der
nichtoperativen orthopädisch-
manualmedizinischen Akut-
krankenhäuser) 249
Apprehension-Test 39
Arbeitsgemeinschaft der nicht-
operativen orthopädisch-ma-
nualmedizinischen
Akutkrankenhäuser 249
Arbeitsplatzgestaltung 57, 145
Arterielle Verschlusskrankheit,
periphere
– Bindegewebsmassage 110
– Lymphdrainage 113
Arteriitistemporalis 51
Arthritis
– idiopathische, juvenile 49
– psoriatica 50
  – Diagnostik 195
  – Therapie 199
– reaktive 50
– rheumatoide 48–50
  – ACR/EULAR-Kriterien 48, 50
  – Diagnostik 195
  – Therapie 197, 198
Arthron 5, 6, 126
Arthrose 38
Arthrosisdeformans 38
Arzt-Patienten-Beziehung 67
Assimilationsbecken, hohes 13
Auflage, heiße 95
Aufrichtung, posturale 228, 229
Ausdauertraining 134–136, 217, 218
– Belastungsintensität 136
– Steuerung 135
– Dauermethode 135
– Intervallmethode 136
– Außenseitermethode 266
Autogenes Training 153
Autoimmunerkrankung 48

B

Bäder 99
– temperaturansteigende 96
Baker-Zyste 43
Balance Pad 121, 124
Bänder 29
Becken 13
– Schmerzsyndrom 158–172, 168
– Funktionsstörung 171
Beckenboden 23
Beckendysfunktion 25, 26
Beckeninstabilität 26
Beckenneigungswinkel 13
Beckenschiefstand 10–13
Beckenstabilisierung 25, 26
Beckenstellung 72, 73
Beckenverwringung 13
Behandlung, stationäre 248–250
Behandlungsfall (GOÄ) 269
Behandlungsziel 246, 247
Bewegungsbäder 99
Bewegungsprüfung 73
Bindegewebe, Funktionsstö-
rung 27
Bindegewebsmassage 110
– Wirkung 108, 110
Bindegewebszonen 78, 107
Blockierung 126, 127
Blutegel 103
Borg-Skala 135
Bouchard-Arthrose 40
Brustkorb-Becken-
Kontrolle 222, 229
Brustwirbelsäule, mittlere 10
Bursitis subacromialis 7, 38
– Therapieplan 92

C

Chronic fatigue syndrome 31
Chronic multisymptomillness 31
Claudicatiospinalis 184, 186
Complex regional pain syn-
drome (CRPS) 186–191
– Lymphdrainage 113, 189
– Symptomatik 191
Corticotropin Releasing Factor 33,
34
Coxasaltans 42
Coxitisfugax 42
CRF (Corticotropin Releasing
Factor) 33, 34
CRPS s. Complex regional pain
syndrome

D

Dampfstrahl 96
Dekonditionierung 204
Dermatom 27, 28
Dermographismus 27
Deutscher Schmerzfragebo-
gen (DSF) 67
Dezimeterwelle 102
Diathermie 97, 98, 101, 102
DRG-System 250
Druck, intraabdominaler 23
Dual-X-Ray-Absorptiometrie 209
Duchenne-Zeichen 26
Dupuytren-Kontraktur 41
DVO-Leitlinien 210
DXA (Dual-X-Ray-Absorptiomet-
rie) 209
Dysbalance, vegetative/autono-
me 216–220
– bei Fibromyalgie 203
– Symptome 217
Dysfunktion
– muskuläre 15–17
– segmentale 126, 127

E

EFL (Evaluation funktioneller
Leistungsfähigkeit) 258–260
Elektrotherapie 100
Ellbogenregion, Schmerz 176, 177
Entspannung 218
Epicondylitis
– radialis 39
– ulnaris 39
Epikondylalgie 7, 39
Epiphyseolysiscapitisfemoris 41
Ergonomie 57
Ergotherapie 144–146

F

Facettensyndrom 46, 165
– lumbales 172
Faszie 30
Fersensporn 44, 180
FfbH (Funktionsfragebogen
Hannover) 239, 241
Fibromyalgie 31, 202–205
– Diagnostik 203, 204
– Therapie 204, 205
Fibromyoblasten 30
Fingerschmerz 176, 177

Printed in the United States
By Bookmasters